Aandacht voor astma en COPD

# Aandacht voor astma en COPD

B.P. Ponsioen

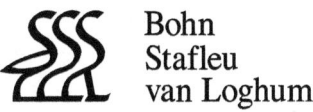
Bohn
Stafleu
van Loghum

Springer Media

Houten 2010

© 2010 Bohn Stafleu van Loghum, onderdeel van Springer Uitgeverij
Alle rechten voorbehouden. Niets uit deze uitgave mag worden verveelvoudigd, opgeslagen in een geautomatiseerd gegevensbestand, of openbaar gemaakt, in enige vorm of op enige wijze, hetzij elektronisch, mechanisch, door fotokopieën of opnamen, hetzij op enige andere manier, zonder voorafgaande schriftelijke toestemming van de uitgever.

Voor zover het maken van kopieën uit deze uitgave is toegestaan op grond van artikel 16b Auteurswet j° het Besluit van 20 juni 1974, Stb. 351, zoals gewijzigd bij Besluit van 23 augustus 1985, Stb. 471 en artikel 17 Auteurswet, dient men de daarvoor wettelijk verschuldigde vergoedingen te voldoen aan de Stichting Reprorecht (Postbus 3051, 2130 KB Hoofddorp). Voor het overnemen van (een) gedeelte(n) uit deze uitgave in bloemlezingen, readers en andere compilatiewerken (artikel 16 Auteurswet) dient men zich tot de uitgever te wenden.

Samensteller(s) en uitgever zijn zich volledig bewust van hun taak een betrouwbare uitgave te verzorgen. Niettemin kunnen zij geen aansprakelijkheid aanvaarden voor drukfouten en andere onjuistheden die eventueel in deze uitgave voorkomen.

ISBN 978 90 313 5224 1
NUR 870/876

Ontwerp omslag: TEFF
Ontwerp binnenwerk: Studio Bassa, Culemborg
Automatische opmaak: Cross Media Solutions - Ten Brink, Alphen aan den Rijn

Bohn Stafleu van Loghum
Het Spoor 2
Postbus 246
3990 GA Houten

www.bsl.nl

# Inhoud

| | | |
|---|---|---|
| | Over de auteur | 9 |
| | Woord vooraf | 11 |
| **1** | **Inleiding** | **12** |
| 1.1 | Opzet van het boek | 12 |
| 1.2 | De plaats van de praktijkondersteuner bij astma/COPD | 13 |
| 1.3 | Verantwoordelijkheid | 15 |
| 1.4 | Tevredenheidsonderzoek | 15 |
| 1.5 | Protocollen | 16 |
| 1.6 | Tot slot | 17 |
| **2** | **Wat is astma en COPD?** | **19** |
| 2.1 | Inleiding | 19 |
| 2.2 | Historie | 20 |
| 2.3 | Begripsbepaling astma en COPD | 21 |
| 2.4 | Anatomie en (patho)fysiologie | 21 |
| 2.5 | Oorzaken chronische luchtwegobstructie | 32 |
| 2.6 | Gevolgen chronische luchtwegobstructie | 33 |
| 2.7 | Anamnese | 34 |
| 2.8 | Voorgeschiedenis en risicofactoren | 35 |
| 2.9 | Diagnostiek | 37 |
| 2.10 | Differentiaaldiagnose van astma en COPD | 40 |
| 2.11 | Prevalentie | 41 |
| 2.12 | Comorbiditeit bij astma en COPD | 43 |
| 2.13 | Het spirogram | 47 |
| 2.14 | $FEV_1/FVC$ ofwel FER | 49 |
| **3** | **Praktijk- en patiëntenpopulatie** | **54** |
| 3.1 | Inleiding | 54 |
| 3.2 | Prevalentie astma/COPD | 54 |

| | | |
|---|---|---|
| 3.3 | De patiëntenpopulatie in kaart brengen | 58 |
| **4** | **Het onderzoek van de patiënt** | **62** |
| 4.1 | Inleiding | 62 |
| 4.2 | Lichamelijk onderzoek | 62 |
| 4.3 | Spirometrisch onderzoek | 63 |
| 4.4 | Spirometrie in de huisartsenpraktijk | 68 |
| 4.5 | X-thorax | 75 |
| 4.6 | Allergietests | 76 |
| **5** | **Medicamenteuze behandeling** | **78** |
| 5.1 | Inleiding | 78 |
| 5.2 | Luchtwegverwijders | 79 |
| 5.3 | Anti-inflammatoire middelen | 81 |
| 5.4 | Inhalatiemedicatie en invloed van de deeltjesgrootte | 82 |
| 5.5 | Valkuilen medicamenteuze therapie | 88 |
| 5.6 | Medicamenteus stappenplan bij astma | 88 |
| 5.7 | Medicamenteus stappenplan bij COPD | 93 |
| 5.8 | Overzicht van de beschikbare medicatie bij astma/COPD | 98 |
| **6** | **Niet-medicamenteuze behandeling** | **104** |
| 6.1 | Inleiding | 104 |
| 6.2 | Interventies | 104 |
| 6.3 | Stoppen met roken bij COPD en astma | 112 |
| 6.4 | Minimale interventiestrategie (MIS) | 115 |
| 6.5 | De NHG-Standaard Stoppen met roken en de CBO-richtlijn Tabaksverslaving | 120 |
| 6.6 | Totaalplan en preventie | 128 |
| **7** | **Astma bij kinderen** | **137** |
| 7.1 | Inleiding | 137 |
| 7.2 | Omgaan met kinderen met astma en hun ouders | 137 |
| 7.3 | Fenotypen van astma bij kinderen | 139 |
| 7.4 | Spirometrie bij kinderen vanaf zeven jaar | 140 |
| 7.5 | Rokende kinderen met astma | 145 |
| 7.6 | Intermitterende of continue behandeling met ICS | 148 |
| 7.7 | 'Astma' bij kinderen jonger dan vijf jaar | 150 |
| **8** | **Beleid bij exacerbaties** | **158** |
| 8.1 | Inleiding | 158 |

| | | |
|---|---|---|
| 8.2 | Definities exacerbatie bij COPD | 159 |
| 8.3 | Oorzaken exacerbatie bij COPD | 160 |
| 8.4 | Beleid in de huisartspraktijk | 161 |
| 8.5 | Indicatie voor beoordeling door de longarts of opname | 165 |
| 8.6 | Beleid longarts | 166 |
| 8.7 | Rol praktijkondersteuner bij acute exacerbaties en zelfzorg | 167 |

| | | |
|---|---|---|
| **9** | **Follow-up** | **171** |
| 9.1 | Inleiding | 171 |
| 9.2 | Doel van de werkzaamheden praktijkondersteuner | 172 |
| 9.3 | Aanpak follow-up | 174 |

| | | |
|---|---|---|
| **10** | **Kwaliteit van astma- en COPD-zorg** | **182** |
| 10.1 | Inleiding | 182 |
| 10.2 | Zorgverlening bij astma volgens NHG-Standaarden | 182 |
| 10.3 | Zorgverlening bij COPD volgens NHG-Standaarden | 184 |
| 10.4 | Protocollair werken | 185 |
| 10.5 | Indicatoren COPD-zorg | 186 |
| 10.6 | Kwaliteitsmeting | 188 |

| | | |
|---|---|---|
| **11** | **Zorgverlening in de praktijk** | **194** |
| 11.1 | Inleiding | 194 |
| 11.2 | Verantwoordelijkheid en aansprakelijkheid | 194 |
| 11.3 | Juridische aspecten | 197 |
| 11.4 | Aanpak opzetten longspreekuur | 198 |
| 11.5 | Kwaliteitsplan | 204 |
| 11.6 | Supervisie, intervisie en samenwerking | 205 |

| | | |
|---|---|---|
| **12** | **De zorgstandaard COPD: een DBC in ontwikkeling** | **211** |
| 12.1 | Inleiding | 211 |
| 12.2 | Welke patiënten vallen onder de zorgstandaard COPD? | 212 |
| 12.3 | Hoe wordt de zorg voor deze patiënten georganiseerd? | 214 |
| 12.4 | Hoe ziet de zorg voor de individuele COPD-patiënt eruit? | 218 |
| 12.5 | Toetsing kwaliteit van de zorg | 223 |

| | | |
|---|---|---|
| | **Literatuur** | **225** |
| | **Uitwerking casuïstiek** | **229** |

| | |
|---|---:|
| **Bijlagen** | 245 |
| **Adviesraad** | 257 |
| **Register** | 258 |

## Over de auteur

Ben Ponsioen studeerde geneeskunde in Leiden. Na het artsexamen was hij één jaar arts in militaire dienst en volgde de opleiding tot sociaal geneeskundige. Aansluitend was hij gedurende 36 jaar werkzaam als huisarts in Brielle en gedurende die tijd betrokken bij de huisartsopleiding in Rotterdam. Hij publiceerde onder meer over palliatieve zorg en over aan astma en COPD gerelateerde onderwerpen, zoals stoppen met roken en spirometrie, en deed onderzoek naar de werkzaamheid van inhalatiesteroïden bij hoesten. Hij is betrokken bij de opleiding tot praktijkondersteuner in Rotterdam, lid van de CAHAG en actief binnen zorggroepen COPD en astma. Hij publiceert korte stukjes over diverse onderwerpen in *Huisarts en Wetenschap*, in het *Tijdschrift voor Praktijkondersteuning* en in het *Nederlands Tijdschrift voor Geneeskunde* (NTvG).

# Woord vooraf

Het boek gaat over een schijnbaar eenvoudig onderwerp: de met luchtwegvernauwing (obstructie) gepaard gaande aandoeningen 'astma' en 'COPD' in de huisartspraktijk. Het onderwerp echter is complex en nog altijd sterk in ontwikkeling, juist ook door de opkomst van de praktijkondersteuner in de huisartspraktijk. Ik dank de patiënten die model hebben gestaan voor de vele casussen die dit boek rijk is. Casuïstiek is onmisbaar bij het leerproces van medische zorgverlening aan patiënten met astma en COPD. Mijn dank gaat eveneens uit naar de lezer(es) die de moed heeft om aan dit boek te beginnen. Ook dank ik mijn doktersassistentes/ondersteuners Rita van de Polder en Hanneke van Eldik voor hun jarenlange, dagelijkse front- en backofficeactiviteiten, waaronder die bij astma en COPD. Hun werkzaamheden hebben wezenlijk bijgedragen aan de inhoud van dit boek. Tot slot dank ik de leden van de redactieraad voor hun aanwijzingen en ondersteuning.

# Inleiding

## 1.1 Opzet van het boek

De hoofdstukindeling van dit boek is als volgt. Hoofdstuk 2 'Wat is astma en COPD?' gaat, na een inleiding over astma, COPD en chronische luchtwegobstructie, over de anatomie en pathofysiologie bij astma en COPD. Tevens wordt ingegaan op de diagnostiek bij astma en COPD. Het hoofdstuk eindigt met het klassieke 'spirogram', dat gezien kan worden als een samenvatting van wat spirometrie te bieden heeft bij astma en COPD. Hoofdstuk 2 is daarmee een complex, samenvattend hoofdstuk dat herlezing verdient door de beginnende praktijkondersteuner, na bestudering van het hele boek. Hoofdstuk 3 'Praktijk- en patiëntenpopulatie' wijst op de mogelijkheid van het in kaart brengen van de patiëntenpopulatie. Dit biedt de mogelijkheid tot kwaliteitscontrole van de werkzaamheden rond astma en COPD in uw praktijk. Het onderzoek van de patiënt, van anamnese tot en met aanvullend spirometrisch onderzoek en laboratoriumonderzoek, komt in hoofdstuk 4 'Het onderzoek van de patiënt' aan bod. De medicatie bij astma en COPD, inclusief de onvermijdelijke overlap in de behandeling van astma en COPD en de diverse toedieningsvormen, wordt besproken in hoofdstuk 5 'Medicamenteuze behandeling'. Daarna volgen in hoofdstuk 6 'Niet-medicamenteuze behandeling' de niet-medicamenteuze maatregelen die bij astma en COPD genomen worden. Hierbij wordt uitvoerig ingegaan op stoppen met roken, want stoppen met roken staat model voor de mogelijkheden en beperkingen van de huisartspraktijk voor wat betreft leefstijlaanpassing of 'gedragsverandering'. Van de praktijkondersteuner wordt veel verwacht rond leefstijladviezen en gedragsverandering bij de patiënt. 'Leeftijl' is echter grotendeels niet specifiek voor astma en COPD. 'Dagelijks bewegen', 'gezonde voeding' en 'niet roken' zijn

factoren die de gezondheid van eenieder, ziek of gezond, in hoge mate beïnvloeden. Daarom werd afgezien van een apart hoofdstuk over 'leefstijl' in dit boek.
Hoofdstuk 7 'Astma bij kinderen' is geheel gewijd aan astma bij kinderen. Maar een overlap met onderwerpen als 'astma bij volwassenen', 'spirometrie' en 'stoppen met roken' is in dit hoofdstuk niet uit de weg gegaan. Er bestaan nu eenmaal grote overeenkomsten tussen astma bij kinderen en astma bij volwassenen. Hoofdstuk 8 'Beleid bij exacerbaties' gaat over exacerbaties bij astma en COPD. Het accent ligt in dit hoofdstuk op COPD. Exacerbaties bij astma komen meer naar voren in hoofdstuk 9 'Follow-up', dat over de follow-up bij astma en COPD gaat. Hoofdstuk 10 'Kwaliteit van astma- en COPD-zorg' behandelt de kwaliteit van zorg bij astma en COPD conform de NHG-Standaarden (zie ook bijlage 3 en 4). Praktijkondersteuning en taakherschikking bij astma en COPD in de huisartspraktijk komt aan bod in hoofdstuk 11 'Zorgverlening in de praktijk'. Dit hoofdstuk gaat dieper in op de formele kanten van de werkrelatie praktijkondersteuner en huisarts. Hoofdstuk 12 'De zorgstandaard COPD: een DBC in ontwikkeling' tot slot, bespreekt de in ontwikkeling zijnde zorgstandaard COPD en de 'functionele bekostiging van de COPD-zorg'. Eén en ander als voorloper op de toekomstige diagnose-behandel-combinatie (DBC)-COPD. In de hoofdstukken is er tevens ruime aandacht voor casuïstiek. De uitwerking van de casuïstiek is achter in het boek opgenomen.

## 1.2 De plaats van de praktijkondersteuner bij astma/COPD

Bij de intrede van de praktijkondersteuner (POH) in 1999 was het doel de werkdruk bij huisartsen te verminderen, samenwerking binnen de eerste lijn te stimuleren en de zorg voor specifieke chronische patiëntengroepen te verbeteren. De groep astma- en COPD-patiënten is een van deze specifieke patiëntengroepen. In het algemeen kan gesteld worden dat de praktijkondersteuner de zorg voor astma- en COPD-patiënten in de volle breedte uitvoert en de patiënten controleert, informeert en begeleidt bij de dagelijkse omgang met hun ziekte. Opsporing van nieuwe gevallen van astma en COPD in de risicogroepen (case finding) zou eveneens een taak van de praktijkondersteuner kunnen zijn. Hoewel deze taakomschrijving duidelijk genoeg lijkt, variëren de taken van de praktijkondersteuner per huisarts. De praktijkondersteuner die de zorg voor astma- en COPD-patiënten op zich gaat nemen, doet er daarom goed aan te inventariseren hoe het er in de huisartsenpraktijk voorstaat, wie welke taken heeft bij de zorg voor de astma- en COPD-patiënt, wat er eventueel aanwezig is aan folders en andere materialen en of er contactpersonen zijn waarnaar wordt verwezen. Iedere praktijkondersteuner kan natuurlijk informeren bij andere (ervaren) praktijkondersteuners hoe de gang van zaken in hun praktijk is.

In de huisartsenpraktijk vervult de praktijkondersteuner inmiddels verschillende rollen, zoals die van:
- *zorgverlener*: als professional binnen de huisartsenzorg;
- *coach*: als begeleider van patiënten, collega's en andere zorgverleners;
- *collega*: in samenwerking met huisartsen, andere praktijkondersteuners en doktersassistentes (DA);
- *regisseur*: als coördinator van de zorg voor de patiënt, planmatige aanpak;
- *gezondheidsdeskundige*: als expert op het gebied van astma/COPD;
- *beroepsbeoefenaar*: helpt mee de beroepsgroep te profileren en te ontwikkelen;
- *student*: houdt de ontwikkelingen bij, reflecteert op eigen kennen en kunnen (zie ook het Competentieprofiel 2009, te vinden op: lhv.artsennet.nl).

Dit boek is bedoeld voor zowel de praktijkondersteuner in opleiding, als de praktijkondersteuner die zich reeds bezighoudt met astma en COPD in de huisartspraktijk. De in dit boek opgenomen casuïstiek is bruikbaar in het leerproces van de praktijkondersteuner, omdat deze daarmee – naast kennis over astma en COPD – een aantal specifieke maar uiteenlopende vaardigheden kan oefenen. De uitwerking op de casuïstiek is achter in het boek opgenomen. Daarbij valt te denken aan voorlichting over astma/COPD, doelmatig gebruik van medicatie, longfunctiemetingen en gedragsverandering (zoals meer bewegen en stoppen met roken).

Daarnaast wil dit boek een hulpmiddel zijn voor de huisarts die het werk van de praktijkondersteuner superviseert of begeleidt. Ook kan dit boek als naslagwerk fungeren voor de doktersassistente die een praktijkondersteuner astma/COPD 'in de buurt' heeft. Immers, eenduidige informatie en adviezen van de huisarts, doktersassistente en praktijkondersteuner bevorderen de zorg en zelfzorg bij astma/COPD. Het is wenselijk dat ook de longarts kennis heeft van het werkterrein van de huisarts omdat samenwerking met de longarts essentieel is bij astma/COPD. Daarom is dit boek niet alleen gebaseerd op de NHG-Standaarden over astma en COPD. Ook is de CBO-richtlijn COPD van huis- en longartsen gezamenlijk erin verwerkt. Daarnaast is rekening gehouden met internationale richtlijnen, zoals GOLD voor COPD, GINA voor astma, de Britse *National Institute for Clinical Excellence* (NICE)-*guidelines* en de richtlijnen van de Europese (ERS) en Amerikaanse (ATS) longartsen. Verder zijn in deze handleiding – waar mogelijk – de nieuwste inzichten uit de literatuur over diagnostiek en behandeling van astma en COPD verwerkt.

## 1.3 Verantwoordelijkheid

De praktijkondersteuner is in dienst bij één of meer huisartsen, werkt volgens de NHG-Standaarden en binnen het team dat huisartsenzorg verleent. Zij of hij werkt met grote mate van zelfstandigheid vanuit een eigen spreekuur en draagt verantwoordelijkheid voor de uitgevoerde taken. De NHG-Standaarden zijn de basis voor de informatie die de praktijkondersteuner aan astma/COPD-patiënten geeft over medicatie, behandeldoelen en leefstijl. Daarnaast heeft of ontwikkelt elke praktijkondersteuner een eigen stijl bij het gebruik van die standaarden in de communicatie met de patiënt.

De huisarts blijft eindverantwoordelijk, is aansprakelijk en is samen met specialisten verantwoordelijk voor de medische zorg voor patiënten met astma en een chronisch obstructieve longziekte (COPD). In Nederland diagnosticeert en behandelt de huisarts het grootste deel van de patiënten met astma en COPD. De basis daarvoor is gelegd in de NHG-Standaarden astma/COPD die sinds 1991 met enige regelmaat verschijnen: over astma bij volwassenen en kinderen, over COPD en over de medicamenteuze therapie bij astma en COPD.

## 1.4 Tevredenheidsonderzoek

Het Nederlands instituut voor onderzoek van de gezondheidszorg (NIVEL) doet jaarlijks onderzoek naar de zorg- en leefsituatie van mensen met astma en mensen met COPD. Het blijkt dat het percentage mensen met astma of COPD dat contact heeft met de praktijkondersteuner, in drie jaar bijna is vertienvoudigd. In 2003 had slechts vier procent van de mensen met astma en zes procent van de mensen met COPD contact met de praktijkondersteuner. Dit percentage steeg in 2006 naar 30 respectievelijk 42 procent en mogelijk is sprake van een verdere stijging sindsdien.

Uit het artikel *Astma- en COPD-patiënt zeer tevreden met praktijkondersteuner* (Heijmans, 2009) blijkt dat de patiënten uiterst tevreden zijn over hun contact met de praktijkondersteuner astma/COPD, en vooral ook over de toegankelijkheid van de praktijkondersteuner. Het ziet ernaar uit dat een praktijkondersteuner met een zelfstandig 'longspreekuur' in de huisartspraktijk een toegevoegde waarde heeft voor de eigen ontwikkeling van de praktijkondersteuner, de patiëntenzorg en de huisartspraktijk als geheel. In hoofdstuk 12 'De Zorgstandaard COPD', kunt u nalezen tot hoever de protocollen bij COPD ontwikkeld zijn.

## 1.5 Protocollen

De praktijkondersteuner werkt ook via taakdelegatie en protocollen, maar bij de zorg voor astma- en COPD-patiënten is (nog) geen protocollair systeem beschikbaar zoals dit bijvoorbeeld bij diabetes mellitus wel het geval is. Dat heeft onder andere te maken met de wijze waarop de huisarts bij astma en COPD de diagnose stelt: dit gaat volgens een stappenplan (beslisboom of algoritme), ontleend aan de NHG-Standaarden. De vaste stappen die bij een protocol achtereenvolgens genomen moeten worden (op straffe van...), dulden minder onzekerheden dan een stappenplan. Als de praktijkondersteuner in de diagnostische fase van astma en COPD wordt ingeschakeld, kan hij of zij in samenspraak met de huisarts hiervoor een protocol ontwikkelen. De follow-up bij astma en COPD leent zich gemakkelijker voor (het ontwikkelen van) protocollen dan de diagnostische fase. Een aantal ijkpunten voor het maken van een protocol zijn te vinden in de hoofdstukken 9, 10 en 11. Het veelgehoorde bezwaar tegen het ontbreken van 'duidelijke' protocollen luidt 'dat iedereen toch niet steeds opnieuw het wiel moet uitvinden'. Daar tegenover staat dat een door de praktijkondersteuner en huisarts zelf ontwikkeld plan meer kans geeft op succesvolle interactie met de patiënt, dan het periodiek plichtmatig afvinken van rijtjes met een onbestemd doel.

## 1.6 Tot slot

In dit boek wordt veel aandacht besteed aan COPD. Hiervoor zijn verschillende redenen. De impact van COPD op gezondheid en overleving is groter dan die van astma. Daarnaast is COPD een gemakkelijker te 'vatten' ziektebeeld dan astma, omdat astma – zeker zoals het voorkomt in de huisartspraktijk – een meer voorbijgaand, soms vluchtig ziektebeeld is. Verder is er wel een CBO-richtlijn voor COPD, maar niet voor astma. Toch wordt in dit boek de nodige aandacht besteedt aan astma, vanwege de grote overlap tussen de twee obstructieve longaandoeningen. Bovendien ontwikkelt een aantal patiënten met astma chronische luchtwegobstructie, en wel beschouwd blijken de aan de huisarts aangereikte middelen om astma van COPD te onderscheiden nogal beperkt. Er is geen apart hoofdstuk opgenomen over spirometrie in de huisartspraktijk, omdat de precieze betekenis hiervan nog niet voldoende is uitgekristalliseerd. Het onderwerp spirometrie komt aan bod in de hoofdstukken 2, 4 en 7. Er zijn meer onderwerpen, zoals bepaalde leefregels (leefstijladviezen) voor de astma/COPD-patiënt die verspreid over verschillende hoofdstukken zijn opgenomen. Het werkt voor de lezer informatiever om bepaalde informatie aan elkaar gekoppeld te zien. Een ander voordeel van deze aanpak is dat de verschillende hoofdstukken min of meer los van elkaar gelezen kunnen worden.

### Kernpunten

- De praktijkondersteuner controleert, informeert en begeleidt patiënten met astma/COPD bij het omgaan met hun ziekte.
- De praktijkondersteuner inventariseert de situatie in de huisartspraktijk wanneer zij of hij de zorg voor astma- en COPD-patiënten op zich gaat nemen.
- De praktijkondersteuner werkt zelfstandig vanuit een eigen spreekuur en draagt verantwoordelijkheid voor de uitgevoerde taken.
- De verantwoordelijkheid voor de medische zorg en in het bijzonder de diagnostiek bij patiënten met astma en COPD berust bij de huisarts en specialist.
- Patiënten blijken uiterst tevreden over hun contact met de praktijkondersteuner astma/COPD, en vooral ook over de toegankelijkheid van de praktijkondersteuner.

- De praktijkondersteuner kan een bijdrage leveren aan het ontwikkelen van protocollen bij de opsporing van en de zorg voor astma- en COPD-patiënten.

# 2 Wat is astma en COPD?

## 2.1 Inleiding

In dit hoofdstuk worden astma en COPD nader omschreven en komen oorzaken en gevolgen ervan aan bod. Het is een theoretisch stuk waarin minder plaats is ingeruimd voor praktische aspecten bij de zorg voor patiënten met astma en COPD. Voor dat laatste is aandacht in de andere hoofdstukken. Na de omschrijving van astma en COPD wordt aandacht gevraagd voor de anatomie en pathofysiologie van de luchtwegen en de regulering van de ademhaling. Verder wordt in dit hoofdstuk de diagnostiek onder de loep genomen. Verder wordt in dit hoofdstuk de diagnostiek behandeld. De diagnostiek bij de patiënt met astma of COPD is veelomvattend. Enerzijds ondersteunt kennis van pathofysiologie en prevalentie van astma en COPD (paragraaf 2.4) het stellen van de diagnose, anderzijds zijn de anamnese, voorgeschiedenis en risicofactoren van de specifieke patiënt van belang (paragraaf 2.7 en 2.8). De praktijkondersteuner die in de diagnostische fase van astma en COPD wordt ingeschakeld, zal met name taken kunnen verwachten die te maken hebben met de specifieke kenmerken van de patiënt, inclusief zijn basale longfunctiegegevens.

Van belang is dat de huisarts bij astma- en COPD-patiënten met zo weinig mogelijk omhaal en hulpmiddelen tot een *werkdiagnose* komt: een werkdiagnose is een voorlopige diagnose astma/COPD, die getoetst wordt door middel van proefbehandeling en controle en/of aanvullend onderzoek. Aan de hand van de gepresenteerde klachten, lichamelijk en aanvullend onderzoek, spitst de huisarts de anamnese verder toe. Het delegeren van een aantal activiteiten aan de praktijkondersteuner, zoals het op een rustig moment de anamnese samen met de patiënt nog eens doornemen, is hierbij waardevol. Dit hoofdstuk heeft ten doel de praktijkondersteuner mee te laten denken in het diagnostisch proces. Het diagnostisch proces eindigt met een differentiaaldiagnose (zie paragraaf 2.10). Tot slot komt in dit hoofdstuk een complicerende factor bij het stellen van een diagnose aan bod: de comorbiditeit bij astma- en COPD-patiënten (paragraaf 2.12).

## 2.2 Historie

Astma en *chronic obstructive pulmonary disease* (COPD) droegen in de jaren voorafgaand aan 1991 de gemeenschappelijke term CARA: chronische aspecifieke respiratorische aandoeningen, omdat de aandoeningen sterke overlap vertonen voor wat betreft symptomen, ontstaan en beloop. COPD werd in de jaren negentig van de vorige eeuw door het *Global Initiative for Chronic Obstructive Lung Disease* (GOLD) omschreven als een ziektetoestand die gekarakteriseerd wordt door een beperking van de luchtstroom die niet volledig omkeerbaar is, dat deze luchtstroombeperking gewoonlijk progressief van aard is en samengaat met een abnormale ontstekingsreactie van de longen op schadelijke deeltjes of gassen. Praktisch gesproken gaat het om de pathofysiologie van de luchtwegobstructie tijdens uitademing. Daar ligt het onderscheid tussen astma en COPD: is de luchtwegobstructie variabel (wisselend) of chronisch (persisterend of continu aanwezig). In tabel 2.1 wordt de geschiedenis kort samengevat, in de jaartallen waarin de NHG-Standaarden over obstructieve longziekten achtereenvolgens zijn verschenen.

| Tabel 2.1 | De geschiedenis van cara, astma en COPD. | | |
|---|---|---|---|
| tot 1990 | astma | chronisch bronchitis | emfyseem |
| in 1997 | astma | | COPD |
| in 2001 | astma | astma met persisterende bronchusobstructie | (zuivere) COPD |
| in 2007 | | obstructie: wisselt<br>– longfunctie wisselt<br>– longfunctie komt aan de maat | obstructie: chronisch<br>– longfunctie kan ook wisselen!<br>– longfunctie blijft onder de maat | |

Verder in dit hoofdstuk volgt een kort overzicht toegespitst op het stellen van de diagnose.

## 2.3 Begripsbepaling astma en COPD

De oorzaak van astma is een wisselende vernauwing van de luchtpijptakken, de zogenoemde variabele bronchusobstructie. Astma gaat gepaard met aanvallen van heftige benauwdheid en bemoeilijkte uitademing. De slijmvliezen rond de luchtwegen verdikken zich en de spieren om de luchtwegen gaan samentrekken en raken verkrampt. Omdat de slijmvliezen meer slijm en vocht gaan produceren, wordt de doorgang voor de lucht in de luchtwegen kleiner en wordt het ademhalen moeilijker. Inademen en vooral het uitademen gaan zwaar. Doordat de blaasbalgfunctie van de longen tekortschiet wordt de lucht onvoldoende ververst, hetgeen leidt tot benauwdheid.

COPD is de verzamelnaam voor chronische bronchitis en longemfyseem; chronische onomkeerbare vernauwingen van de luchtwegen. Bij COPD neemt de slijmproductie toe. Er is sprake van een cellulair ontstekingsinfiltraat en zwelling van het slijmvlies. Het bindweefsel van de longen raakt onherstelbaar beschadigd en er treedt elasticiteitsverlies op. Deze afwijkingen kunnen ongelijk over de longen verdeeld zijn. Bij voortschrijden van de aandoening neemt de luchtwegweerstand en de ongelijke verdeling van ventilatie en bloeddoorstroming verder toe. Mensen met astma en COPD kunnen gemakkelijker een luchtweginfectie oplopen, omdat beschadigd weefsel gevoeliger is voor ziektekiemen dan gezond weefsel. Griep en verkoudheid kunnen de luchtwegproblemen verergeren.

## 2.4 Anatomie en (patho)fysiologie

### 2.4.1 ONDERSCHEID BOVENSTE EN ONDERSTE LUCHTWEGEN

De luchtwegen worden onderscheiden in twee delen:
1 bovenste (of hogere) luchtwegen (neus, mond, farynx en larynx);
2 onderste (of lagere) luchtwegen (trachea, bronchiën en bronchioli).

De onderste luchtwegen vormen samen met de longblaasjes (alveoli, zie figuur 2.1 en 2.2) de longen. De longen (pulmones) bevinden zich in de pleuraholte. Ze bestaan uit verschillende structuren die door bindweefsel zijn verbonden en overtrokken worden door de pleura.

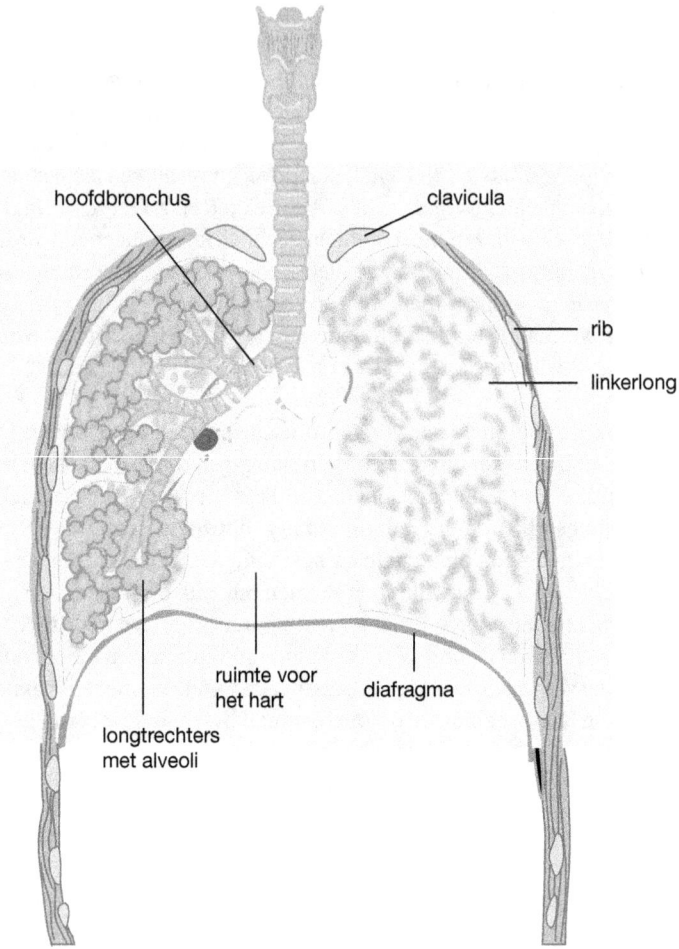

**Figuur 2.1** Longen en borstkas.

De longen vullen het grootste gedeelte van de borstholte. Ze worden opengehouden door de elastische krachten binnen en buiten de longen (de borstkas of thorax) en door de werking van diverse spieren. Het contact tussen de longen en de borstkas wordt onderhouden door twee membranen (pleurae) die op flexibele wijze aan elkaar gekoppeld zijn:

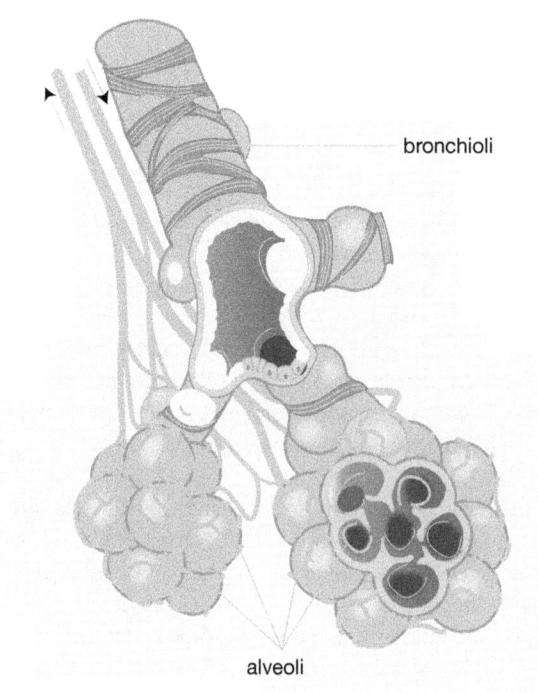

**Figuur 2.2** Bronchioli en alveoli.

1 'viscerale' pleura: bekleedt de buitenkant van de long en bestaat uit eenlagig epitheel, een vezellaag met collagene en elastische vezels, en een 'subpleura' met lymfe- en bloedvaten;
2 'pariëtale' pleura: bekleedt de binnenwand van de borstkas.

De longhilus, het knooppunt van de twee longen en de bloedvaten, bevindt zich in de ruimte achter het borstbeen tussen de longen (het mediastinum). Hier gaan de pleura visceralis en pariëtalis in elkaar over. De viscerale en pariëtale pleura staan over het gehele oppervlak van de longen met elkaar in contact via een zeer smalle tussenruimte, de pleuraholte. Deze holte is gevuld met een kleine hoeveelheid (pleura)vocht die precies voldoende is om de twee lagen soepel over elkaar te laten glijden tijdens de adembeweging. Elke long wordt door diepe spleten (fissura interlobares) in kwabben verdeeld. De rechterlong bestaat uit drie kwabben en de linkerlong uit twee. De fissuren worden, net zoals de buitenkant van de longen, bekleed door de viscerale pleura.

#### 2.4.2 FUNCTIE LUCHTWEGEN

Het onderscheid in bovenste c.q. onderste luchtwegen is van belang, omdat de functie van de twee gedeelten duidelijk verschillend is. De bovenste luchtwegen zorgen voor:
- geleiding van de lucht uit de buitenwereld – via neus en/of mond – naar de onderste luchtwegen;
- airconditioning van de longen: de ingeademde lucht wordt gezuiverd, op lichaamstemperatuur gebracht en verzadigd met waterdamp, wat weer belangrijk is voor de onderste luchtwegen omdat deze zo worden beschermd tegen afkoeling en uitdroging.

In de onderste luchtwegen vindt uitwisseling van zuurstof en kooldioxide plaats tussen de omgevingslucht en het lichaam. Nadat de onderste luchtwegen de via de bovenste luchtwegen ingeademde lucht naar de longblaasjes hebben gebracht, vindt aldaar uitwisseling plaats door diffusie van zuurstof naar de kleine bloedvaten (capillairen) die langs de longblaasjes lopen.

#### 2.4.3 TRACHEA EN BRONCHI

Tot de onderste luchtwegen behoren alle onderdelen van luchtwegen en longen die zich onder de stembanden (in de larynx of strottenhoofd) bevinden, dus ook de luchtpijp (trachea) en de hoofdbronchi. De luchtpijp splitst zich midden in de borstkas in twee hoofdbronchi: één voor de rechter- en één voor de linkerlong (zie figuur 2.3).

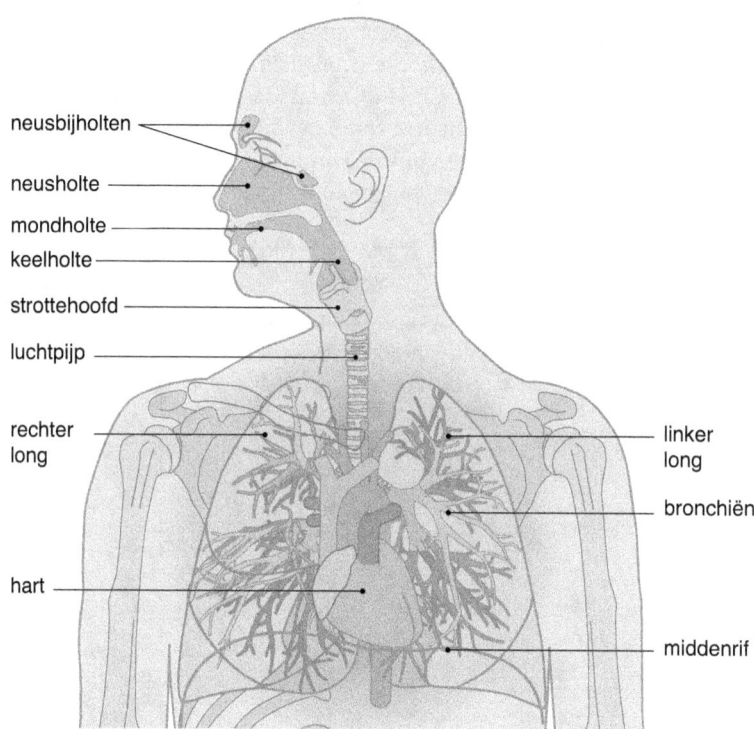

**Figuur 2.3** *De grens van onderste en bovenste luchtwegen.*

Het hart ligt in het mediastinum, in de ruimte tussen de longen, maar aan de linkerkant. Daarom is de linkerlong iets kleiner dan de rechterlong. De volumina van de rechter- en linkerlong verhouden zich hierdoor ongeveer als 4:3. De inwendige bouw van de longen bestaat uit twee hoofdluchtpijptakken, kleinere luchtwegtakken, de bronchiolen en de longtrechtertjes met de longblaasjes (alveoli). Meer in detail: vanuit de luchtpijp vertakken de bronchiën zich boomvormig naar links en rechts in secundaire en tertiaire bronchiën. De bronchiën hebben eenzelfde wand als de luchtpijp, opgebouwd uit een slijmlaag (mucosa), en kraakbeen, maar met een ring van glad spierweefsel rondom de slijmlaag. De rechtertak van de *bronchiaalboom* vertakt zich tot drie longkwabben, de linkertak vertakt zich tot twee longkwabben. Vanaf de bronchioli (vertakking 4) ontbreekt het kraakbeen rondom de luchtwegen. De bronchioli vertakken zich verder, tot in totaal 23 maal. De wanden van de bronchioli (vertakking 20 t/m 23) bestaan vrijwel geheel uit longblaasjes. Figuur 2.4 laat verder zien hoe de bronchiën (BR), de bronchioli (BL) en de terminale bronchioli (TBL), vertakking 2 t/m 16, samen de geleidingszone (conductieve zone) van de longen vormen. De respiratoire zone, vertakking 20 t/m 23, wordt vrijwel geheel ingenomen door de longblaasjes. Iedere long bevat zo'n 150 miljoen longblaasjes.

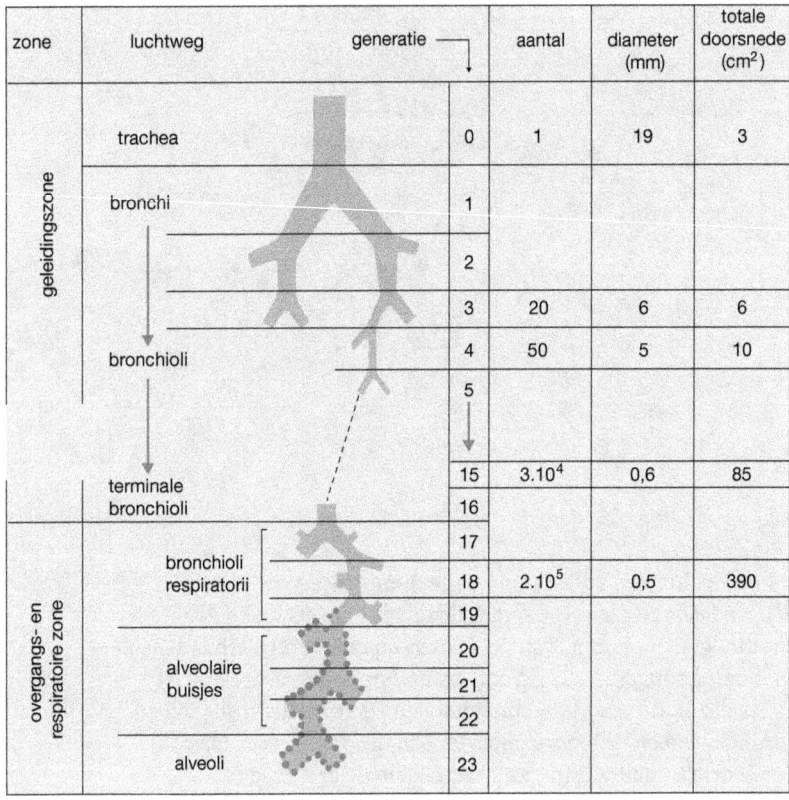

| zone | luchtweg | generatie | aantal | diameter (mm) | totale doorsnede (cm$^2$) |
|---|---|---|---|---|---|
| geleidingszone | trachea | 0 | 1 | 19 | 3 |
| | bronchi | 1 | | | |
| | | 2 | | | |
| | | 3 | 20 | 6 | 6 |
| | bronchioli | 4 | 50 | 5 | 10 |
| | | 5 | | | |
| | terminale bronchioli | 15 | 3.10$^4$ | 0,6 | 85 |
| | | 16 | | | |
| overgangs- en respiratoire zone | bronchioli respiratorii | 17 | | | |
| | | 18 | 2.10$^5$ | 0,5 | 390 |
| | | 19 | | | |
| | alveolaire buisjes | 20 | | | |
| | | 21 | | | |
| | | 22 | | | |
| | alveoli | 23 | | | |

**Figuur 2.4** *De bronchiën (BR), bronchioli (BL) en terminale bronchioli (TBL) (vertakking 2 t/m 16) en de respiratoire zone (vertakking 20 t/m 23).*

2.4.4 GASWISSELING IN LONGEN EN WEEFSELS

De oppervlakte van alle longblaasjes bij elkaar heeft de grootte van twee voetbalvelden, wat nodig is voor de gaswisseling door diffusie.

Deze gaswisseling is de belangrijkste functie van de ademhaling. Zuurstof ($O_2$) wordt uit de buitenlucht in het bloed opgenomen en kooldioxide ($CO_2$) wordt uit het veneuze bloed naar buiten afgegeven. Dit proces wordt de uitwendige ademhaling genoemd. De inwendige ademhaling bestaat uit het transport van $O_2$ uit het arteriële bloed naar de cel en de afgifte van $CO_2$ uit de cel aan het bloed. Het lichaam heeft een eigen transportsysteem ten behoeve van de gasuitwisseling: de bloedsomloop. Door middel van de bloedsomloop worden de in- en uitwendige ademhaling gekoppeld (zie figuur 2.5). Zuurstofarm bloed uit het lichaam (licht) stroomt in de kleine bloedvaten langs de alveoli en neemt zuurstof (donker) op uit het voetbalveld van de longblaasjes (de uitwendige ademhaling). Vervolgens wordt het zuurstofrijke bloed door de linker harthelft (boezem en kamer) door het lichaam gepompt, zodat zuurstof opgenomen kan worden door de diverse organen (van donker naar licht, de inwendige ademhaling). Met koolzuur ($CO_2$) dat bij verbranding in de weefsels vrijkomt, gebeurt precies het omgekeerde van wat er met zuurstof ($O_2$) gebeurt bij de inwendige en uitwendige ademhaling.

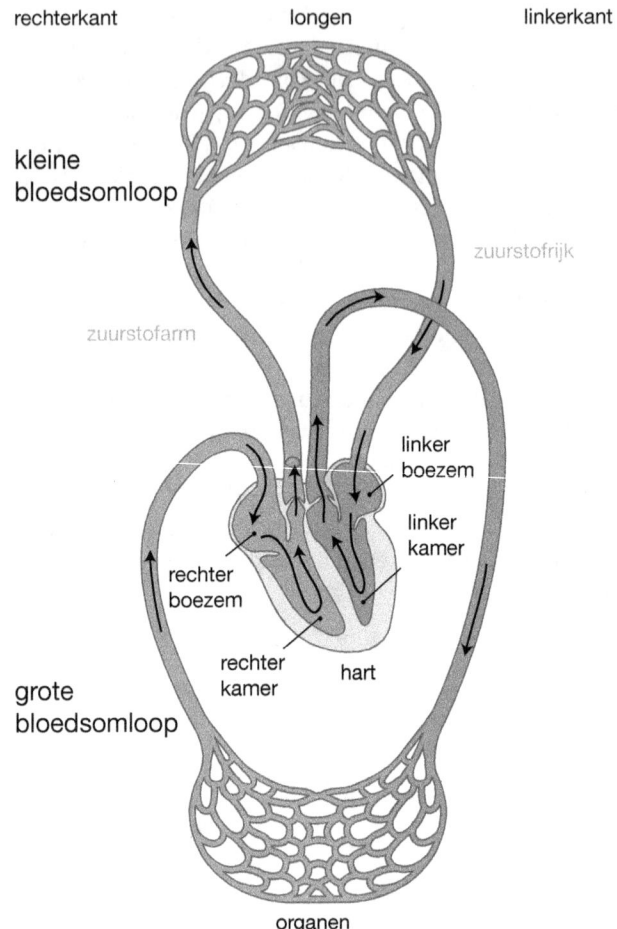

**Figuur 2.5** *Zuurstofarm bloed stroomt in de capillairen langs de alveoli en neemt zuurstof op. Zuurstofrijk bloed wordt door de linker harthelft (boezem en kamer) door het lichaam gepompt.*

Aldus bereikt de zuurstof, ingeademd via de trachea, bronchiën en bronchioli, uiteindelijk de alveoli en diffundeert van daaruit naar het bloed. Het zuurstofrijke bloed wordt naar de longader gebracht en vervolgens naar de linker harthelft, waarna het de aorta wordt ingepompt. Via de slagaders gaat het bloed het lichaam door, naar de kleine bloedvaten. Daar wordt $O_2$ aan de weefselcellen, bijvoorbeeld van de spieren, afgegeven. De $CO_2$ die vrijkomt na de verbranding met $O_2$ wordt meegenomen. Dit nu veneuze bloed komt via de aders in de rechter harthelft terecht en vervolgens in de longen, waar zich eveneens kleine bloedvaten bevinden. Deze staan in nauw contact met de alveolen. Ook hier vindt gasuitwisseling plaats door middel van diffusie. Dit wil zeggen: $CO_2$ komt in de alveolen en $O_2$ wordt hieruit opgenomen in het bloed. Hierdoor staat weer arterieel (zuurstofrijk) bloed ter beschikking, dat via de linker harthelft opnieuw naar periferie gaat. En zo is de cirkel van de bloedsomloop rond.

### Inspanningstraining
Inspanningstraining bij COPD heeft veel meer gevolgen dan verbetering van de conditie van de longen alleen. Daarom is de toename in gezondheid door inspanningstraining bij COPD veel beter te meten met andere middelen dan met longfunctiemeting. Te denken valt aan het meten van de loopafstand of meting van het dagelijks functioneren. Inspanningstraining bij COPD is vooral ook cardiovasculaire training.

### 2.4.5 VENTILATIE VAN DE LONGEN
De ventilatie van de longen is het best te vergelijken met een blaasbalg, maar dan een blaasbalg waarbij de lucht door dezelfde pijp (luchtpijp) wordt in- en uitgeblazen. Bij de ademhaling wordt het borstkasvolume afwisselend vergroot en verkleind. Rib- en diafragma-ademhaling werken samen in een soort zuiger-cilindermechanisme. Hierbij is het diafragma de 'zuiger' en de borstholte de 'cilinder'. Door het heen en weer bewegen van het diafragma wordt lucht door de trachea uitgestoten (expiratie) en aangezogen (inspiratie).
De snelheid waarmee de lucht door de luchtwegen gaat, is verreweg het grootst in de grotere luchtwegen en niet in de kleinere. De doorsnede van de luchtpijp, waar alle lucht doorheen moet, heeft een oppervlak van 3 $cm^2$. Het totale oppervlak van alle respiratoire bronchioli bij elkaar (vertakking 18, zie figuur 2.6) is 400 $cm^2$. De snelheid van de lucht is hier dus aanzienlijk minder dan in de luchtpijp. Wanneer de lucht eenmaal is aangekomen op het voetbalveld van longblaasjes, is er volledige windstilte. De *diffusie* van $O_2$ en $CO_2$ gaat dan rustig en in alle stilte door. De stilstand van de lucht in de longblaasjes vormt een schril contrast met de onrust van de heen en weergaande lucht in de normale, laat staan in eventueel vernauwde, luchtwe-

gen. De afname van de snelheid waarmee de ingeademde lucht door de luchtwegen stroomt, wordt gevisualiseerd in het 'trompetmodel' van de long (figuur 2.6).

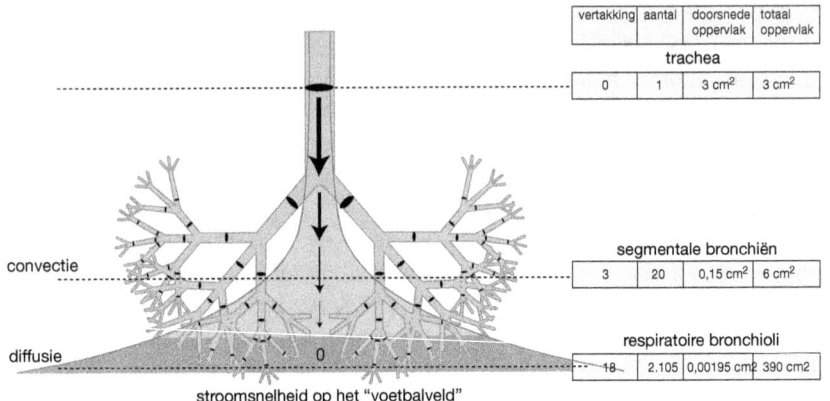

**Figuur 2.6** *Trompetmodel van de long voor de stroomsnelheid van de lucht. Som van het doorsnedeoppervlak op het niveau van de diverse vertakkingen.*

### Borst(rib)ademhaling

Bij inspiratie wordt de borstkas actief opgetild en, omdat de ribben schuin verlopen, verwijd. Het borstbeen, dat via kraakbeen met de ribben is verbonden, zorgt ervoor dat de ribuiteinden parallel verschuiven. Bij rustige ademhaling keert de elastische borstkas na de inspiratie passief in de rustpositie terug. Bij geforceerde expiratie kan de borstkas actief, tegen de elastische krachten in, nog kleiner worden gemaakt. Bij rustige borstademhaling zijn de musculi intercostales externi de 'inspiratoren'. De musculi intercostales interni zijn de 'uitademspieren'. De intercostaalspieren zorgen voor het opvangen van wisselingen in luchtdruk en de druk in de borstkas. Bij geforceerde borstademhaling werken de spieren van de schoudergordel mee als inspiratoren. De buikwandspieren werken dan als expiratoren. De spieren die meewerken aan de ventilatie van de longen staan weergegeven in figuur 2.7.

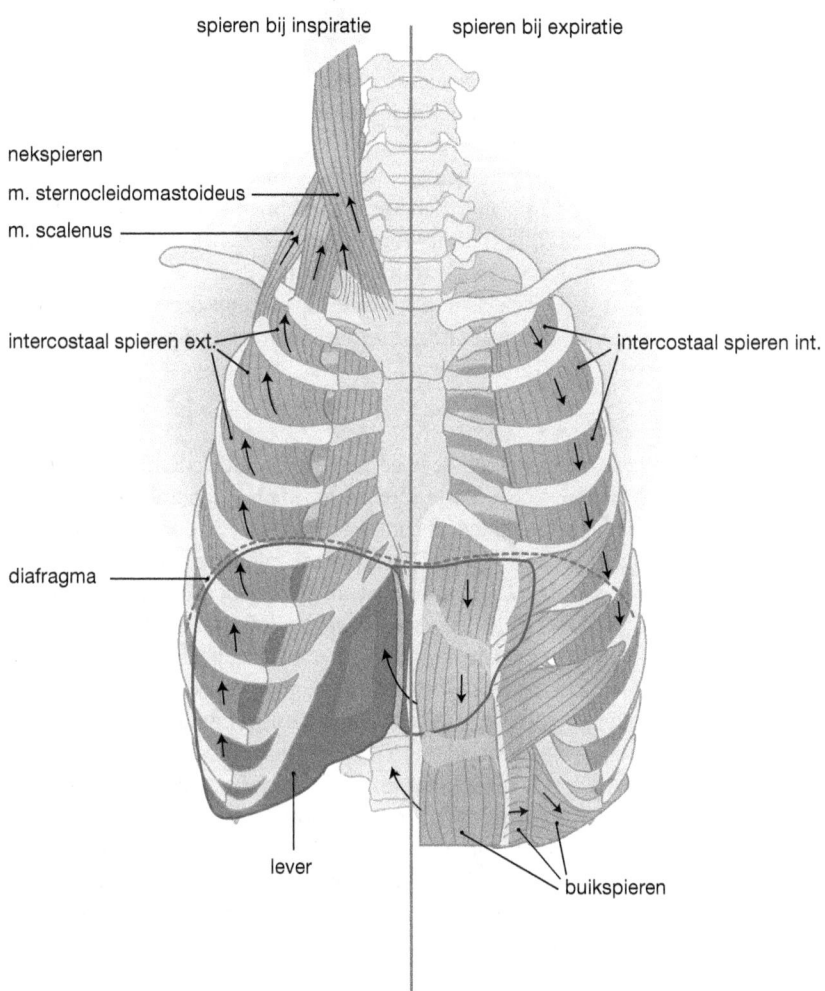

**Figuur 2.7** Spieren bij in- en uitademing.

*Middenrifademhaling*
Bij de middenrifademhaling zijn de buikingewanden en de buikwandspieren belangrijke factoren; de lever wordt hier als 'zuiger' op- en -neer bewogen. Bij inspiratie worden de spieren van het middenrif korter, de afstand tussen diafragma en borstkaswand wordt groter. De long vult door volumetoename de complementaire ruimte op. Ook het hart 'verplaatst' zich, deze komt bij middenrifademhaling lager te liggen. Bij expiratie worden de lever en het diafragma, door de contractie van de buikwandmusculatuur, de borstkas ingeduwd en vervolgens door de elasticiteit van de longen ingezogen. Bij rustige ademhaling zorgt het diafragma voor ongeveer 75% van de intrathoracale volumeveranderingen.

*Costodiafragmaal mechanisme*
Bij volwassenen werken de twee bovengenoemde ademhalingstechnieken samen. Voorwaarde voor een goede borstademhaling is dat het diafragma tegelijkertijd contraheert en niet de borstkas wordt ingezogen. Omgekeerd vraagt een goede middenrifademhaling een stabiele spanning van de intercostaalspieren. Doordat de luchtwegen en longen direct en voortdurend in verbinding staan met de buitenlucht, komen ze vaak in aanraking met schadelijke stoffen in de lucht. De luchtwegen en longen zijn dan ook meestal de plaats waar ziekmakende micro-organismen of andere stoffen het lichaam binnendringen, bijvoorbeeld bij COPD door het roken van sigaretten of asbestose door de inademing van asbeststof. Longziekten gaan vaak gepaard met een vermindering van de longfunctie. Als de longen niet naar behoren functioneren is de kwaliteit van het leven in veel gevallen ernstig aangetast. Wereldwijd zijn longziekten en longafwijkingen verantwoordelijk voor een groot deel van de chronisch aandoeningen en voortijdige sterfte.

## 2.5  Oorzaken chronische luchtwegobstructie

De chronische persisterende expiratoire luchtwegobstructie bij COPD is over het algemeen minder reversibel dan bij astma. De ziekte manifesteert zich meestal pas na het veertigste jaar en de progressie ervan is vaak zeer geleidelijk. Langdurig roken speelt een belangrijke rol bij COPD. Waarschijnlijk is de leeftijd waarop de progressieve verslechtering van de longfunctie bij COPD meetbaar is, veel lager dan wij geneigd zijn te denken. Een aantal van de patiënten met

astma ontwikkelt een chronische luchtwegobstructie, naast de wisselende luchtwegobstructie die hoort bij astma. Het gaat hierbij vooral om astmapatiënten die niet goed worden behandeld of die (blijven) roken. Deze chronische of 'persisterende' luchtwegobstructie bij astma is waarschijnlijk het gevolg van organisatie van de ontstekingscomponent in de luchtwegwand, met onder andere depositie van collageenvezels onder de basaalmembraan van het luchtwegepitheel (de 'binnenbekleding' van de luchtwegwand).
Bronchiëctasieën zijn uitbochtingen van de bronchiën, die bijvoorbeeld kunnen ontstaan door frequente infecties van de longen. Bronchiëctasieën bij COPD zijn een voorbeeld van verstoorde anatomie. Een voorbeeld van verstoorde *fysiologie* van de luchtwegen is α1-antitrypsinedeficiëntie. Het is een familiair voorkomend enzymtekort en leidt tot COPD bij jonge rokers. Een verzamelnaam voor nog grotendeels onbekende oorzaken van chronische luchtwegobstructie is 'luchtwegmalacie'. Verreweg de belangrijkste risicofactoren zijn roken en astma. Andere risicofactoren zijn beroepen of hobby's met blootstelling aan kleine deeltjes, passief roken, luchtverontreiniging en stoornissen in anatomie of fysiologie van de luchtwegen (zie tabel 2.2).

| Tabel 2.2 De oorzaken van chronische luchtwegobstructie. | |
|---|---|
| roken (COPD) | +++ |
| astma | ++ |
| indoor pollution<br>– passief roken<br>– luchtverontreiniging op de werkplek | +/-<br>+/-<br>+/- |
| outdoor pollution | +/- |
| afwijkingen in anatomie of fysiologie | +/- |

Bron: *Vademecum Huisartsen 2009*, B.P.Ponsioen. Kunnen niet-rokers COPD krijgen?

## 2.6 Gevolgen chronische luchtwegobstructie

COPD heeft zijn weerslag op het functioneren van hart en bloedvaten door bijvoorbeeld pulmonale hypertensie. De algehele lichaamsconditie kan afnemen door het proces van COPD. Mogelijk is er bij COPD ook een inflammatoire respons in de orgaansystemen buiten de longen, zoals de skeletspieren. Dit hele complex van factoren kan bijdragen aan een verdere verslechtering van het inspanningsvermogen en de kwaliteit van leven bij COPD. De therapie bij COPD en astma is dan ook niet uitsluitend gericht op de luchtwegen. Zie voor comorbiditeit ook paragraaf 2.12.

## 2.7 Anamnese

Bij onverklaarde luchtwegklachten in de huisartsenpraktijk rijst al snel het vermoeden dat er sprake is van astma en/of COPD, omdat deze obstructieve longziekten frequent voorkomen. De huisarts kan de expertise van de praktijkondersteuner hierbij inschakelen. Het eerste deel van de anamnese en het lichamelijk onderzoek wordt vaak gedaan door de huisarts, omdat patiënten daar met hun eerste klachten komen. De praktijkondersteuner kan de anamnese verder uitdiepen. De anamnese is gericht op symptomen van astma, zoals piepen, hoesten, vol zitten en slijm opgeven. Deze klachten kunnen nogal variëren, maar de symptomen kunnen – langzaam maar zeker of plotseling – uitmonden in een ernstige astma-aanval. Karakteristieke klachten van astma zijn hoesten, al of niet met opgeven van sputum, en aanvalsgewijze kortademigheid die vaak gepaard gaat met een hoorbaar piepende ademhaling. Deze klachten treden vaak op na blootstelling aan specifieke (allergenen) of aspecifieke prikkels (inspanning, temperatuurwisselingen, 'luchtjes') en doen zich vooral bij kinderen vaak ook 's nachts voor.

Bij COPD zou progressieve kortademigheid hét kenmerk zijn, maar bij een aantal patiënten wordt de benauwdheid voorafgegaan door een periode van chronisch hoesten, de 'bronchitische fase'. Chronische benauwdheid is een betrekkelijk laat symptoom van COPD. Bij COPD staan op de voorgrond: hoesten, vaak met opgeven van sputum, en een langzaam progressieve vermindering van de inspanningstolerantie. Veel COPD-patiënten zijn in rust niet kortademig. In een recent onderzoek naar het voorkomen van hartfalen bij COPD in de Nederlandse huisartsenpraktijk, bleek obstructie niet aantoonbaar bij ongeveer 40% van de patiënten met de diagnose COPD, althans volgens de spirometrische GOLD-criteria (zie tabel 4.3). Dit wijst mogelijk op een zekere overwaardering van symptomen en onderwaardering van longfunctiemeting als diagnostisch criterium bij COPD door huisartsen in het verleden.

## 2.8 Voorgeschiedenis en risicofactoren

De voorgeschiedenis wordt uitgebreid uitgevraagd door de praktijkondersteuner in de anamnese. Het vermoeden van astma of COPD wordt versterkt door de aanwezigheid van de risicofactoren voor astma en COPD: allergie, hyperreactiviteit en roken (zie tabel 2.5). Bij de rokende patiënt is COPD waarschijnlijker dan bij de niet-roker. Rokers kunnen echter ook astma hebben, met een verhoogd risico op het ontstaan van een chronische luchtwegobstructie. Bij niet-rokers lijkt astma waarschijnlijker dan bij rokers. Maar ook niet-rokers kunnen COPD of een 'chronische luchtwegobstructie' ontwikkelen. Roken en aanleg voor allergie kunnen bijdragen aan het ontstaan en het in stand houden van een luchtwegobstructie. De oorzaken en de gevolgen van astma en COPD lijken door elkaar te lopen. Het effect of het uitblijven van het effect van een vroegere behandeling kan doorslaggevend zijn voor de diagnose astma of COPD. Het is dus niet goed mogelijk in één consult of met één test het onderscheid tussen astma en COPD te maken, omdat de huisarts bij de klinische diagnosen astma en COPD rekening moet houden met de diverse effecten van roken, comorbiditeit en andere patiëntgebonden factoren. De opbouw van het diagnostisch onderzoek door de huisarts met ondersteuning door de ervaren praktijkondersteuner bij astma en COPD is weergegeven in tabel 2.3.

**Tabel 2.3** Diagnostisch onderzoek door de huisarts en praktijkondersteuner bij astma en COPD.

*Voorgeschiedenis*

- risicofactoren: allergie? roken?
- pulmonale voorgeschiedenis
- reactie op eerdere luchtwegmedicatie
- familieanamnese: longziekten, allergie

*Anamnese*

- klachten van hoesten, piepen, vol zitten en kortademigheid
- voor 'astma' kan een combinatie van voorgeschiedenis en klachten volstaan

*Lichamelijk onderzoek*

- astma — niet altijd afwijkingen

| | |
|---|---|
| | – soms piepen op de borst, eventueel verlengd exspirium |
| | – op ernst wijzen: versnelde ademhaling, gebruik van hulpademhalingsspieren en zacht ademgeruis |
| – COPD | – in beginstadia weinig afwijkingen |
| | – soms verminderd ademgeruis |
| | – op ernst wijzen: tonthorax, 'pursed lips breathing' en gebruik van hulpademhalingsspieren |
| Eenvoudig aanvullend onderzoek (door huisarts) | |
| – astma | – aantonen wisselende luchtwegobstructie: piekstroom of $FEV_1$ |
| | – aantonen allergie: verhoogd totaal serum-IgE en/of specifiek IgE |
| | – bepalen ernstgraad astma aan de hand van benodigde medicatie |
| | – uitsluiten chronische luchtwegobstructie |
| – COPD | – aantonen chronische luchtwegobstructie: $FEV_1$ en FVC |
| | – bepalen ernstgraad COPD aan de hand van $FEV_1$ |
| | – uitsluiten wisselende luchtwegobstructie: $FEV_1$ |
| | – uitsluiten restrictieve longfunctiestoornis: $FEV_1$ en FVC |
| Complex aanvullend onderzoek (door specialist) | |
| – astma | – histamineprovocatietest |
| – COPD en astma met persisterende luchtwegobstructie | – totale long- en diffusiecapaciteit en inspanningstolerantie |

De *pulmonale voorgeschiedenis* gaat terug tot de geboorte en de periode daarvoor. Bij ongeveer de helft van de kinderen bij wie het astma overgaat, komt de aandoening op latere leeftijd terug.

De vraag naar het effect van een vroegere behandeling van luchtwegklachten kan productief zijn, omdat een 'proefbehandeling' – die slechts wordt gegeven bij gebrek aan diagnostische mogelijkheden bij astma, COPD en onverklaarde luchtwegklachten – werd en nog steeds wordt toegepast.

De *familieanamnese* van astma, allergie en het voorkomen van 'bronchitis' of 'versleten longen' door roken in de familie geeft inzicht in mogelijk erfelijke predispositie. Het doorvragen bij de patiënt geeft tevens inzicht in het idee dat de patiënt heeft over de oorzaak van zijn klachten. Samenvattend kan worden gesteld dat de werkdiagnose astma of COPD berust op terugkerende en/of progressieve klachten en symptomen van de lagere luchtwegen, zoals hoesten, piepen, vol zitten en kortademigheid.

## 2.9 Diagnostiek

### 2.9.1 ASTMA

Luchtwegobstructie is bij astma wisselend aanwezig, maar meestal ontbreekt deze. De obstructie hangt samen met de ernst van de astma. De inflammatie (ontsteking) van de luchtwegen die astma veroorzaakt, kan ontstaan door een samenspel van:
- erfelijke aanleg voor allergie;
- hyperreactiviteit van de luchtwegen;
- prikkels, zoals infecties, roken en allergie.

Van alle astmapatiënten heeft naar schatting 70-80% een erfelijke aanleg voor (het ontwikkelen van) allergie, 20-30% van de astmapatiënten heeft dus geen aanleg voor allergie.
Tot 'niet-allergische' prikkels behoren:
- virale infecties;
- *indoor pollution* (verontreinigde inademinglucht door (passief) roken, afvalstoffen van fossiele brandstoffen, open haard);
- *outdoor pollution* (luchtvervuiling).

Verontreinigde inademingslucht op de werkplek lijkt in de westerse wereld geen rol van betekenis meer te spelen. De inflammatie bij astma wordt gekenmerkt door een verhoogd aantal eosinofiele cellen in de luchtwegen. De inflammatie, en daarmee de symptomen van astma, is gevoelig voor behandeling met inhalatiecorticosteroïden (ICS). ICS zijn minder effectief bij patiënten met:
- ernstig astma (in vergelijking met patiënten met licht tot matig ernstig astma);
- niet-allergisch astma (in vergelijking met patiënten met allergisch astma);
- astma die roken.

Inflammatie en astmasymptomen kunnen ook spontaan, dat wil zeggen zonder medicatie, verdwijnen bij een afname van de bovengenoemde prikkels. Astma die uitmondt in een chronische luchtwegobstructie als gevolg van onderbehandeling of afgenomen effectiviteit van ICS, vergroot de ziektelast aanzienlijk. Astma zonder chronische luchtwegobstructie is minder erg dan astma met chronische luchtwegobstructie. Vandaar dat het voorkómen van een chronische luchtwegobstructie een primair behandeldoel is.

*Maat en getal*
Belangrijk is dat de eventueel aanwezige chronische luchtwegobstructie bij astma wordt vastgelegd in maat en getal (zie ook paragraaf 4.3). De maten zijn $FEV_1$ en FVC. Het getal is:
- de ratio (verhouding $FEV_1$ en FVC: FER);
- het percentage van de voorspelde waarde $FEV_1$ ($FEV_1$% van voorspeld).

De FER als $FEV_1$/FVC-ratio verschilt van de Tiffeneau-index vanwege de $FEV_1$/VC-ratio die deze index weergeeft (zie ook paragraaf 2.14). De VC, die wordt bepaald aan de hand van de inspiratoire vitale capaciteit (IVC) of een rustige, niet-geforceerde uitademing ('slow VC'), kan bij ernstig geobstrueerde patiënten hoger uitvallen dan de FVC. De GOLD-richtlijnen (zie tabel 4.3) geven om praktische redenen de voorkeur aan een meting van de FVC boven die van de VC. Bij minder geobstrueerde patiënten is het verschil tussen FVC en VC minder groot.

### 2.9.2 COPD

Bij COPD is de luchtwegobstructie voortdurend (chronisch) en soms wisselend aanwezig. Kenmerkend aan COPD is deze obstructie van de luchtwegen met daarnaast destructie van de alveoli (longblaasjes). De inflammatie van de luchtwegen – en mogelijk ook andere orgaansystemen – die COPD (en daarmee de symptomen) veroorzaakt, ontstaat door een samenspel van:
- erfelijke aanleg;
- schadelijke partikels en gassen in de inademingslucht.

Roken is veruit de meest prominente aanjager van de inflammatie bij COPD. Maar van alle rokers ontwikkelt slechts 20-50% COPD, 80-50% dus niet. De inflammatie bij COPD wordt gekenmerkt door een verhoogd aantal neutrofiele cellen in de luchtwegen en is minder gevoelig voor behandeling met ICS dan bij astma. Het kan verdwijnen als de patiënt stopt met roken of na eliminatie van andere prikkels. De inflammatie bij COPD verdwijnt niet onmiddellijk na eliminatie van de schadelijke prikkel. Dit kan de eventuele progressie van COPD verklaren nadat de patiënt is gestopt met roken, maar het kan ook wijzen op 'herstel' van de luchtwegen na het stoppen met roken. Let wel dat chronische luchtwegobstructie zowel kan voorkomen bij rokers (COPD) als bij mensen met astma (in de NHG-Standaard omschreven als 'Astma met persisterende luchtwegobstructie'). Het relatieve aandeel van roken of astma aan het ontstaan van een chronische luchtwegobstructie is niet precies bekend. Dat bemoeilijkt het vaststellen van de prevalentie in de huisartsenpraktijk van 'zuivere' COPD, ofwel COPD die uitsluitend door roken en niet door astma wordt veroorzaakt. Mogelijk is elk van beide oorzaken verantwoordelijk voor de helft van het aantal chronische luchtwegobstructies. Een exacerbatie van COPD wordt (ruim) gedefinieerd als een zodanige toename van de symptomen, dat extra medicatie of medische hulp nodig is (variërend van huisartsbezoek tot ziekenhuisopname). De belangrijkste oorzaak van exacerbaties van COPD zijn waarschijnlijk infecties (virale meer dan bacteriële). De belangrijkste oorzaken van chronische luchtwegobstructie staan in tabel 2.4.

*Maat en getal*
De definitie voor COPD zoals gehanteerd door de GOLD-richtlijnen – met uitsluitend gebruik van de volumeparameters $FEV_1$ en FVC – berust op een $FEV_1/FVC$-ratio (FER) die kleiner is dan 0,70. De ernstgraad van de obstructie wordt vastgesteld aan de hand van de $FEV_1$ (zie tabel 4.3 in hoofdstuk 4 voor de criteria). Bij onderzoek naar de effectiviteit van medicatie bij COPD worden soms patiënten ingesloten bij wie na inhalatie van een luchtwegverwijder de luchtwegobstructie met 10-20% toeneemt. Volgens de NHG-Standaard is een toename van 12% of meer van de voorspelde waarde van de $FEV_1$ – na toediening van een luchtwegverwijder – kenmerkend voor astma. Een toename van minder dan 12% sluit het bestaan van astma echter allerminst uit. De beperkte spirometrische GOLD-definitie van COPD (met $FEV_1$ en FVC) leidt, in combinatie met onduidelijkheid over de afkappunten bij formele reversibiliteitstests, tot een grote overlap tussen de diagnosen astma en COPD.

## 2.10 Differentiaaldiagnose van astma en COPD

De diagnostische procedure bij astma en COPD in de huisartsenpraktijk eindigt met een differentiaaldiagnose, waarbij ook de relevante kenmerken van astma en COPD worden meegenomen. Daarnaast is er verschillend aanvullend onderzoek dat wordt ingezet bij de overweging van de diverse differentiaaldiagnosen. Daarnaast is divers aanvullend onderzoek behulpzaam bij het maken van de juiste differentiaaldiagnostische afweging. Zie tabel 2.5 voor een overzicht van diagnose en aanvullend onderzoek.

**Tabel 2.5** Differentiaaldiagnose bij astma en COPD en aanvullend onderzoek.

| Differentiaaldiagnose | Aanvullend onderzoek |
| --- | --- |
| – astma | – $FEV_1/FVC$ |
| – allergisch astma | – $FEV_1/FVC$ en RAST |
| – COPD | – $FEV_1/FVC$ |
| – longemfyseem (o.a. bullae) | – X-thorax |
| – hartfalen | – (NT-pro)BNT, X-thorax |
| – hartritmestoornis | – ECG (24-uurs) |
| – pneumonie | – X-thorax |
| – tuberculose | – X-thorax, sputumonderzoek, mantouxtest |
| – longtumor | – X-thorax |
| – pneumothorax | – X-thorax |
| – longembolie | – D-dimeer voor uitsluiten longembolie |
| – restrictieve longziekten | – FVC, aanvullend longfunctieonderzoek, X-thorax |

De plaats van anamnese en het aanvullend (longfunctie)onderzoek bij de differentiaal diagnosen astma, allergisch astma en COPD zijn eenvoudig af te leiden uit de voorafgaande tabel: diagnostisch onderzoek door de praktijkondersteuner en huisarts bij astma en COPD.

Toegenomen luchthoudendheid op de X-thorax kan wijzen op emfyseem en laagstand van het diafragma kan wijzen op hyperinflatie. Emfyseem, noch hyperinflatie is rechtstreeks af te leiden uit spirometrie. Dat zou kunnen betekenen dat de X-thorax werkelijk aanvullende betekenis heeft voor de diagnostiek van emfyseem en hyperinflatie, ware het niet dat de testeigenschappen van de X-thorax achterblijven bij ander aanvullend onderzoek. Voor het vaststellen van de mate van emfyseem van de longen gaat het om de CT-scan van de longen en ander beeldvormend onderzoek door de röntgenoloog. Voor het vaststellen van de mate van hyperinflatie is bepaling van de totale longcapaciteit op het longfunctielab van de longarts, door middel van bodybox of heliumdilutiemethode, het best beschikbare middel. De X-thorax is vooral op zijn plaats voor het *uitsluiten* van een aantal aandoeningen: hartfalen, longontsteking (pneumonie), tuberculose, longtumor, pneumothorax en restrictieve longaandoening. Overleg tussen de praktijkondersteuner en de huisarts over de eventuele indicatie van een X-thorax kan het diagnostisch proces verhelderen. Dit geldt eveneens voor de eventuele indicatie voor aanvullend onderzoek zoals een 24 uurs-ecg bij vermoeden op een hartritmestoornis. En hetzelfde geldt voor bloedonderzoek op (NT-pro)BNT en D-dimeer om respectievelijk hartfalen en longembolie uit te sluiten. Het diagnostisch proces bij astma/COPD doet ertoe.

## 2.11  Prevalentie

### 2.11.1 ASTMA

Van de totale bevolking kan 10-15% aanleg hebben voor allergie en hyperreactiviteit ('allergisch astma'). In de gemiddelde huisartsenpraktijk hebben vijftig tot zeventig van de 2350 ingeschreven patiënten (3%) het diagnostisch label astma. Veel mensen met aanleg voor astma hebben dus geen klinische verschijnselen van *chronisch astma*. Chronisch astma betekende vroeger: levenslang symptomen van astma, jaar in jaar uit. Bij een aantal patiënten met aanleg voor astma kan *intermitterend astma* worden waargenomen: astmasymptomen verdwijnen, spontaan of met behulp van ICS. Toch moet bij een erfelijke aanleg voor astma, juist ook bij intermitterend astma, levenslang met deze ziekte rekening worden gehouden, om recidief te voorkomen. Het percentage van de bevolking met hyperreactiviteit van de luchtwegen of met aanleg voor allergie is bekend. De histamineprovocatietest (PD20 of PC20) bleek gestoord bij 17% van de volwassenen tot 45 jaar en bij 23% van de ouderen. Een verhoogd specifiek IgE voor huisstofmijt werd aangetroffen bij bijna 30% van alle 20- tot 44-jarigen en bij bijna 16% van de ouderen in Nederland. Ook het percentage rokers in de bevolking is bekend: rond 30% (28% in 2005, www.cbs.nl). Het percentage van de bevolking met klinisch relevant astma is minder eenvoudig vast te stellen, wegens het ontbreken van een eenvoudige test zoals die wel beschikbaar is bij diabetes (bepaling van bloedsuiker en HbA1c) en chronische luchtwegobstructie ($FEV_1$ en FVC). In een gemiddelde huisartsenpraktijk moet rekening gehouden worden met vijftig tot zeventig patiënten met klinisch manifest astma.

### 2.11.2 COPD

De prevalentie van COPD, inclusief de lichtere vormen ($FEV_1$/FVC-ratio < 0,70), wordt in de bevolking van veertig jaar en ouder becijferd op 9-10%. Wordt daarbij als bovengrens een $FEV_1$-waarde tot 70% van de voorspelde waarde gehanteerd (overeenkomend met matige tot ernstige COPD in de vroegere NHG-Standaard), dan is de prevalentie van COPD 5-6%. Matige tot ernstige COPD zou volgens hetzelfde Nederlandse onderzoek voorkomen bij ongeveer 1% van de 20- tot 44-jarigen. De prevalentie van COPD bij jongvolwassenen (1%) lijkt dus gering in vergelijking met die in de oudere leeftijdsgroep (5-6%). Vooral het vinden van een bronchusobstructie bij jonge rokers is van belang, omdat daarmee al vroeg kan worden aangetoond dat zij een obstructie kunnen ontwikkelen en dus 'talent' hebben voor een ernstige ziekte. De reden om COPD vroegtijdig en op jonge leeftijd op te sporen berust op de volgende overwegingen:

1 Jongvolwassenen hebben een langere levensverwachting. Een doelmatige behandeling van astma respectievelijk het stoppen met roken heeft bij hen een hoge opbrengst in termen van vermeerdering van het aantal gezonde levensjaren.
2 Het aantonen of uitsluiten van een chronische luchtwegobstructie is bij jongvolwassenen een krachtige aanwijzig voor het falen of het succes van het eerder gevoerde beleid bij jonge astmapatiënten.
3 Een $FEV_1$/FVC-ratio < 0,70 heeft bij jongeren meer betekenis dan bij ouderen, omdat deze ratio afneemt met de leeftijd. De $FEV_1$/FVC-ratio is namelijk leeftijdsafhankelijk (zie tabel 2.6).

| Tabel 2.6 Afname van de $FEV_1$/FVC-ratio met de leeftijd. Dit heet de lower limit of normal. | | |
|---|---|---|
| – kinderen | 90% | bijvoorbeeld 1,80L/2,00L bij een achtjarige |
| – volwassenen | 80% | bijvoorbeeld 4,00L/5,00L bij een dertigjarige |
| – zevetigjarigen | 75% | bijvoorbeeld 2,25L/3,00L bij een zeventigjarige |

Het niet-verdisconteren van leeftijd (een biologisch gegeven) in de afkapwaarden voor wel of geen obstructie, is een van de kritiekpunten op de overigens eenvoudige en goed toepasbare spirometrische GOLD-criteria. Het is daarom misschien raadzaam, zoals gezegd in hoofdstuk 4, om bij mensen van zeventig à tachtig jaar een FER tot 0,65 als normaal te beschouwen en bij mensen ouder dan tachtig jaar een FER tot 0,60. Het bepalen van de prevalentie van COPD bij mensen ouder dan zeventig jaar wordt verder nog gecompliceerd door twee factoren:
- een chronische luchtwegobstructie gaat vaker onmiskenbaar samen met hartfalen (comorbiditeit);
- de voorspelde waarden van longfunctieparameters bij mensen ouder dan zeventig jaar ontbreken.

De gemiddelde praktijk ziet in de groep volwassenen tot zeventig jaar ongeveer veertig patiënten met een matig ernstige of ernstige luchtwegobstructie, terwijl een lichte luchtwegobstructie voorkomt bij honderd tot tweehonderd volwassenen tot zeventig jaar. De overeenkomsten en verschillen tussen astma en COPD zijn samengevat in tabel 2.7.

Tabel 2.7 Overeenkomsten en verschillen tussen astma en COPD.

| | astma | COPD |
|---|---|---|
| obstructie | ja, variabel | ja, permanent |
| leeftijd | bij jong en oud | vaker bij ouderen |
| risicofactor | allergie/hyperreactiviteit | roken |
| genetisch bepaald | ja | ja, overlap met astma? |
| ICS werkzaam | ja | weinig effectief |
| longfunctie | normaal/variërend | onder de maat/minder variërend |
| inflammatie | ja, vooral eosinofielen | ja, vooral neutrofielen |
| levensverwachting | normaal, tenzij | afgenomen |

2.12 Comorbiditeit bij astma en COPD

Comorbiditeit, het voorkomen van meerdere ziekten of aandoeningen tegelijk bij één en dezelfde persoon, is bij astma voornamelijk chronische luchtwegobstructie (COPD). De impact van comorbiditeit bij COPD is enorm. Uit de recente TORCH-studie (Rabe, 2007) bleek dat slechts een derde van de patiënten met COPD overlijdt aan hun longziekte zelf. Een kwart van de COPD-patiënten overlijdt als gevolg van een hartaandoening en ongeveer een vijfde aan (long)kanker. De obstructieve, en in mindere mate de restrictieve longaandoeningen, gaan gepaard met hartfalen (HF) en diabetes mellitus (DM). De overlap astma, COPD, diabetes en hartfalen is een potentieel werkterrein voor de ervaren en generalistisch werkende praktijkondersteuner.

### 2.12.1 ONTSTAAN COMORBIDITEIT BIJ COPD

Drie factoren verklaren het ontstaan van comorbiditeit bij COPD: roken, algehele (systemische) inflammatie en versnelde veroudering. Roken werkt het voortduren van astma in de hand en veroorzaakt het ontstaan en de progressie van COPD. Daarnaast is roken verantwoordelijk voor cachexie (verlies van lichaamsgewicht), spierzwakte, hypertensie, diabetes mellitus, coronaire hartziekten, hartfalen, luchtweginfecties en (long)kanker. Algehele, systemische inflammatie uit zich als verhoogd C-reactief proteïne (CRP), fibrinogeen, leukocytengetal en 'pro-inflammatoire cytokyne' tumornecrosefactor-alfa (TNF-alfa). De systemische inflammatie bij COPD zou leiden tot hart- en vaatziekten, cachexie, spierzwakte en osteoporose. Ook zou systemische inflammatie kunnen leiden tot afname in kwaliteit van leven en inspanningsvermogen. Patiënten met COPD zijn meer dan gemiddeld gevoelig voor het effect van roken. Niet alleen voor het effect van roken op de longen, maar ook voor het effect van roken op vroegtijdige veroudering van bijvoorbeeld hart en bloedvaten. Ook de normale turn-over van de cellen in het longweefsel kan worden verstoord door roken. De hypothese is dat er een oorzakelijk verband bestaat tussen longkanker, hart- en vaatziekten en COPD. Veroudering zelf gaat ook gepaard met chronische systemische inflammatie: 'inflamm-aging'. De achteruitgang van celfunctie in bloedvaten, botten en alvleesklier zou eveneens leiden tot endotheelschade, osteoporose en diabetes mellitus.

De comorbiditeit bij luchtwegaandoeningen, slaapapneusyndroom, longkanker, astma en COPD, worden samengevat in tabel 2.8, ontleend aan Coso en Agusti (European Respiratory Monograph, 2009). De meeste comorbiditeit wordt gezien op hogere leeftijd. Bij comorbiditeit ligt polyfarmacie voor de hand. Het bewaken van interacties tussen geneesmiddelen onderling en interacties tussen voorgeschreven geneesmiddelen en de diverse chronische aandoeningen is iets waar praktijkondersteuner en huisarts alert op moeten zijn. Het systematisch nagaan van polyfarmacie en het bespreken met de huisarts kan een taak zijn van de praktijkondersteuner. De kennis waarover de apotheker beschikt is daarbij behulpzaam. Huisarts, praktijkondersteuner en apotheker kunnen een team vormen om het groeiende probleem van comorbiditeit en polyfarmacie boven water te krijgen.

Tabel 2.8 Comorbiditeit bij luchtwegaandoeningen bij ouderen (naar Coso en Agusti, 2009).

| Respiratoire aandoening | Frequente comorbiditeit |
|---|---|
| luchtweginfecties | – hart- en vaatziekten |
| | – COPD |
| | – diabetes mellitus |
| slaapapneusyndroom | – hypertensie |
| | – hartfalen |
| longkanker | – alle aan roken gerelateerde ziekten |
| astma | – rinosinusitis |
| | – chronisch hoesten |
| | – hartfalen |
| COPD | – hypertensie/diabetes mellitus/coronaire hartziekte/hartfalen/luchtweginfecties/kanker |

### 2.12.2 SAMENHANG COPD EN DIABETES MELLITUS

Diabetes mellitus (DM) kan aanleiding geven tot microangiopathie, ook in de luchtwegen, wat weer aanleiding geeft tot pulmonaire disfunctie en vroegtijdige veroudering. Aangezien de prevalentie van DM stijgt met de leeftijd kan dit verschijnsel bij ouderen worden waargenomen. DM kan op zichzelf ook aanleiding geven tot luchtweginfecties. Voor de praktijkondersteuner en de huisarts betekent dit: aandacht voor de toegenomen morbiditeit en mortaliteit als gevolg van longaandoeningen bij ouderen met diabetes mellitus. De 'generalistisch' werkende praktijkondersteuner is daarbij in het voordeel, want 'het inruilen' van drie medisch specialisten voor drie verschillende gespecialiseerde praktijkondersteuners lijkt nauwelijks een voordeel voor de patiënt met multimorbiditeit. Een korte lijn tussen de praktijkondersteuner die van alle markten thuis is en een huisarts is hier aangewezen.

### 2.12.3 SAMENHANG COPD EN HARTFALEN

Hartfalen kan zich uiten als een afgenomen prestatievermogen overdag, zoals minder snel kunnen wandelen, of toegenomen kortademigheid bij inspanning. Nachtelijke benauwdheid, en dan liever rechtop willen zitten in plaats van liggen, is een andere karakteristieke klacht. Gewichtstoename van één of meer kilo's binnen enkele dagen kan een gevoelig symptoom van hartfalen zijn, dat thuis gemakkelijk meetbaar is met een nauwkeurige personenweegschaal. Hartfalen en andere hemodynamische veranderingen beïnvloeden zowel de luchtwegmechanica (spirometrie) als de diffusiecapaciteit van de longen. Na behandeling voor hartfalen kan tot 30% toename van de longvolumes worden waargenomen. Bij acuut hartfalen staat een obstructief patroon mogelijk meer op de voorgrond. Een vergroot hart (cardiomegalie) kan ook bijdragen aan een afname van TLC en FVC. Bij chronisch hartfalen zal eerder een restrictief patroon, waarvoor een afname van de TLC het bewijs is, worden waargenomen.

Hemodynamische disfunctie (drukverhoging en volumeoverbelasting) leidt tot toename in permeabiliteit van de capillaire bloedvaten in de alveoli, waardoor de diffusie van $O_2$ en $CO_2$ wordt belemmerd. Deze afname in diffusiecapaciteit gaat gepaard met weefselbeschadiging (emfyseem van de longblaasjes) en afname van het inspanningsvermogen. Medicamenteuze aanpak van deze gecombineerde hart-longproblemen – met ACE-remmers, bètablokkers en fosfodiësteraseremmers – is in ontwikkeling. Afgenomen diffusiecapaciteit wijst op een minder gunstige prognose. Opmerkelijk is tot slot dat bij patiënten met de combinatie van hartfalen en DM de diffusiecapaciteit meer achteruitgaat dan bij patiënten zonder DM, bij overigens gelijke hemodynamische functiestoornis. De comorbiditeit van hartfalen en COPD is een uitdaging voor longarts en cardioloog, en leidt onder meer tot het instellen van 'dyspneupoli's'. De comorbiditeit van COPD met hartfalen en soms ook met DM betekent voor huisarts en praktijkondersteuner: alertheid bij de verklaring van eventuele nieuwe klachtenepisoden of exacerbaties. Spirometrie is, naast bepaling van het pro-BNP, mogelijk behulpzaam bij het vinden van een verklaring. De longarts kan worden gevraagd de diffusiecapaciteit te meten en/of de cardioloog bij de evaluatie te betrekken. De praktijkondersteuner en de huisarts zijn als eerste in staat om dit soort complexe problematiek te signaleren en te overleggen met longarts en/of cardioloog, want een standaardbehandeling voor patiënten die complexe zorg nodig hebben, is nog niet beschikbaar.

## 2.13 Het spirogram

Het spirogram in figuur 2.8 visualiseert wat in dit hoofdstuk over de anatomie en fysiologie van longen en ademhaling is beschreven. Het gaat om een klassiek spirogram, representatief voor een volwassen persoon met normale longfunctie. Het toont het resultaat van de adembeweging: de volumeverplaatsing van lucht in het verloop van de tijd, inclusief het volume lucht dat onder alle omstandigheden in de longen achterblijft: het residuaal of restvolume. Het residuaal volume bedraagt ruim een liter. In figuur 2.8 is dat links onderaan te zien bij de verticale as die het volume aangeeft. Op de horizontale as staat, steeds boven het residuaal volume (want dat verandert niet), aangegeven om welk volume het gaat op elk moment van de adembeweging. De horizontale as is de tijdsas. Het 'tidal volume' (teugvolume) links op het spirogram is de hoeveelheid lucht die in rust wordt in- en uitgeademd: minder dan één liter. Het inspiratoire reservevolume, ook links op het spirogram, is de 'teug' lucht die bij maximale inspiratie extra binnengehaald (ingeademd) kan worden, boven op het teugvolume. Het gaat om ruim drie liter. De inspiratoire capaciteit is de som van teugvolume en inspiratoir reservevolume.

Hieruit is nu al af te leiden dat een gezonde volwassene wel een grote respiratoire reservecapaciteit moet hebben. Temeer daar er ruim één liter lucht is die maximaal uitgeademd kan worden na uitademing van het teugvolume: het expiratoire reservevolume (maximale expiratie). De vitale capaciteit is het volume lucht dat maximaal kan worden in- of uitgeademd. Bij het klassiek spirogram is de vitale capaciteit de som van inspiratoir reservevolume, teugvolume en expiratoir reservevolume. Het gaat bij een gezonde jonge man om omstreeks vijf liter lucht, tegen krap één liter bij de normale rustademhaling. De reserve-volumecapaciteit van de longen is viermaal zo groot als de capaciteit die in rust wordt gebruikt. De totale longcapaciteit (TLC) (figuur 2.8, helemaal rechts) is de som van vitale capaciteit en het residuaal volume.

Om praktische redenen wordt het klassieke spirogram niet gebruikt bij de patiëntenzorg. Bij astma en COPD wordt gebruikgemaakt van de longvolumes bij geforceerde expiratie na maximale inspiratie: de $FEV_1$ (*forced expiratory volume in one second*) en de FVC (*forced vital capacity*) (zie paragraaf 2.14). Voor meting van het residuaal volume, en dus ook van de TLC, is spirometrie niet toereikend. Goed uitgevoerd spirometrisch onderzoek vraagt een gedegen opleiding. Elders in dit boek volgt een inleiding in de basisprincipes van spirometrie bij astma en COPD.

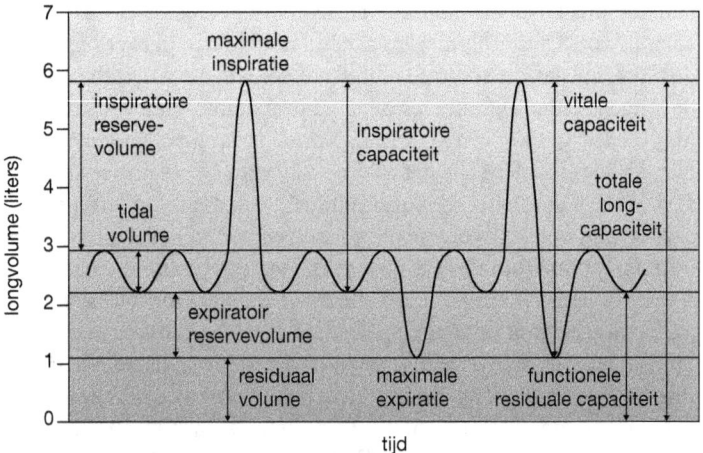

**Figuur 2.8** *Klassiek spirogram met de 'natte' spirometer, representatief voor een volwassen persoon met normale longfunctie.*

Intermezzo 2.1: Spirometrie helpt bij stoppen met roken
De 'longleeftijd' werd bepaald bij 561 personen van 35 jaar en ouder, die bij de huisarts te boek stonden als roker. De longleeftijd van bijvoorbeeld een 35-jarige rookster met een lengte van 1,65 meter is 65 jaar met een $FEV_1$ van 2,29L. Dit laatste getal is de voorspelde $FEV_1$-waarde van de gezonde niet-rokende even lange vrouw van 65 jaar. De hypothese was dat het kennen van de (verhoogde) longleeftijd zou leiden tot stoppen met roken. De ene helft van de rokers werd op de hoogte gesteld van de 'longleeftijd', inclusief de benodigde uitleg. De controlegroep kreeg alleen de uitkomst van de $FEV_1$ meegedeeld, zon-

der verdere uitleg. Na één jaar bleek van de interventiegroep 13,6%, en van de controlegroep 6,4% gestopt met roken (NNT 14, kosten per stopper ongeveer 300 pond). Een hogere longleeftijd had niet meer effect op het stoppen. Aanwijzing voor doorroken na gunstige uitslag van de spirometrie werd niet gevonden. Een andere studie onder 4494 rokers vond wel een relatie tussen een slechtere longfunctie en toename van het aantal stoppers. Deze studie (7% meer stoppers door de 'longleeftijd') dankt haar succes aan de uitleg aan de patiënten. De NHG-Standaard neemt het percentage van de voorspelde $FEV_1$ als maat voor de ernst van de luchtwegobstructie, in dit geval als maat voor de schade door roken bij COPD. Ook de NHG-maat is bruikbaar voor uitleg aan de patiënt. Eenvoudige spirometrie – ongeacht de uitslag, maar wel gecombineerd met uitleg over de relatie tussen longfunctie en roken – is kosteneffectief. Deze aanpak doet niet onder voor de alternatieven van een gesprek op zich, verdergaande vormen van counseling, nicotinevervangingsmiddelen en andere medicaties bij stoppen met roken.

## 2.14 $FEV_1/FVC$ ofwel FER

De vernauwing van de luchtwegen bij een obstructieve longfunctiestoornis vermindert de stroomsterkte van de lucht door die luchtwegen bij een geforceerde, maximaal krachtige uitademing. Bij astma treedt deze obstructie wisselend episodegewijs op, en de luchtwegdiameter keert terug tot normaal. Bij chronisch obstructief longlijden is de obstructie blijvend. De hoeveelheid lucht die in één seconde maximaal kan worden uitgeademd na maximale inademing ($FEV_1$), geldt als een maat voor veronderstelde obstructie. De Tiffeneau-index ($FEV_1/VC$) is de verhouding tussen $FEV_1$ en het volume dat kan worden ingeademd na maximale uitademing (vitale capaciteit, VC). Een afgenomen Tiffenaeu-index was vanaf het midden van de vorige eeuw de maat voor het bestaan van obstructie. In de GOLD-richtlijnen werd om praktische redenen de VC vervangen door de FVC: de vitale capaciteit gemeten bij expiratie na maximale inspiratie (net als de $FEV_1$). De ratio $FEV_1/FVC$ wordt ook wel de *forced expiratory ratio* (FER) genoemd. De criteria voor chronische luchtwegobstructie en de ernstgraad ervan worden in de GOLD-richtlijnen gedefinieerd aan de hand van de FER en de $FEV_1$. Volumes gemeten bij de geforceerde expiratie staan afgebeeld in figuur 2.9.

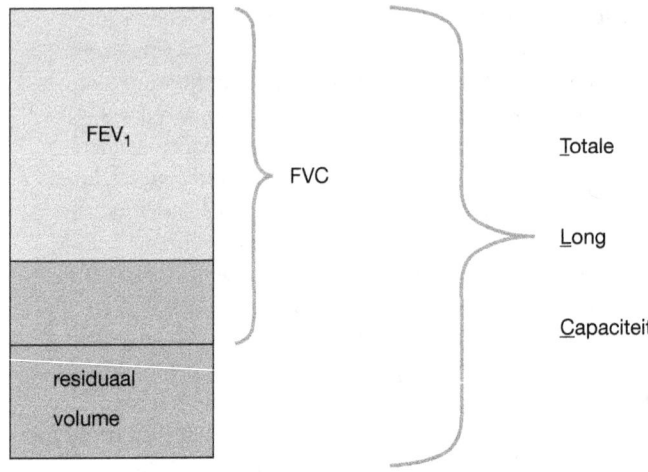

**Figuur 2.9** Elementaire longvolumes gemeten bij de geforceerde expiratie.

De FER is dé maat voor het bestaan van obstructief longlijden: < 0.7. De bijzonderheden van het toepassen van longvolumes bij geforceerde expiratie worden verder beschreven in de hoofdstukken 5 en 8. Belangrijk is om nog eens te benadrukken dat het residuaal of restvolume niet wordt bepaald met spirometrie. Bij chronische vernauwing van de luchtwegen kan het residuaal volume langzaam maar zeker toenemen en toch onopgemerkt blijven met onze spirometrie. Toename van het restvolume (hyperinflatie) bezorgt de patiënt op de lange duur overlast, als gevolg van de weliswaar verhoogde, maar minder productieve ademarbeid. De mechanische aspecten van chronische luchtwegobstructie komen in de andere hoofdstukken in dit boek aan de orde.

> **Casus 2.1 Mevrouw Pastari op het spreekuur: de diagnostische fase**
> Mevrouw Pastari is 61 jaar. Ze rookt al dertig jaar tien sigaretten per dag. Na het derde bezoek in het afgelopen jaar wegens aanhouden hoesten en slijm opgeven, vraagt de huisarts aan de

praktijkondersteuner om de longfunctie bij mevrouw Pastari te meten. Daarmee wil de huisarts aan mevrouw Pastari duidelijk maken dat haar klachten veroorzaakt worden door het roken. Mevrouw Pastari daarentegen wijt haar klachten zelf aan het astma dat ze als kind onmiskenbaar heeft gehad. Mevrouw Pastari heeft nu geen klachten van hyperreactiviteit en heeft geen last van allergie. Wel heeft ze last van kortademigheid bij haasten of lopen tegen een geringe helling, terwijl ze niet kortademig is bij een wandeltempo dat normaal is voor een zestigjarige. Deze mate van kortademigheid komt overeen met de MRC-dyspneuscore 2 (zie tabel 2.9).

De praktijkondersteuner meet de longfunctie bij mevrouw Pastari:
- de $FEV_1$ bedraagt 1,69L. Dat is 47% van de voorspelde waarde van 3,57L. Na salbutamol neemt de $FEV_1$ toe met 0,26L tot 1,95L, een toename met 15% van de uitgangswaarde die voldoet aan het criterium voor reversibiliteit volgens de huidige NHG-Standaard (12% van de uitgangswaarde). De $FEV_1$ is na salbutamol toegenomen tot 55% van de voorspelde waarde.
- de FVC bedraagt 4,81L. Dat is 105% van de voorspelde waarde van 4,46L. Na salbutamol neemt de FVC toe tot 4,93L (toename met 2% van de uitgangswaarde).

Tabel 2.9 MRC-dyspneuscore.

| | |
|---|---|
| 1 | Ik word alleen kortademig bij zware inspanning. |
| 2 | Ik word kortademig bij haasten of lopen tegen een geringe helling. |
| 3 | Ik word kortademig bij een wandeltempo dat voor leeftijdsgenoten normaal is. |
| 4 | Ik moet stoppen wegens kortademigheid na +/- 100 meter of na enkele minuten lopen. |
| 5 | Ik ben te kortademig om de deur uit te gaan of om me aan- en uit te kleden.. |

De ratio $FEV_1/FVC$ is 0.4 en voldoet aan het (GOLD-)criterium voor obstructie(< 0.7), waarmee de conclusie is dat mevrouw Pastari matig ernstige luchtwegobstructie heeft, ondanks bronchusverwijding. Het hierna volgende overleg tussen praktijkondersteuner en huisarts leidt tot de waarschijnlijkheidsdiagnose:

'astma met vermoedelijk een component van chronische luchtwegobstructie'.

In een gesprek tussen praktijkondersteuner en huisarts komen idealiter de volgende klinische vragen rond mevrouw Pastari aan bod.

Vraag 2.1
Wat is de betekenis van de betrekkelijke geringe mate van dyspneuklachten bij mevrouw Pastari bij haar matig ernstige luchtwegobstructie?

Vraag 2.2
Heeft ze wellicht perioden met minder luchtwegobstructie?

Vraag 2.3
Is allergieonderzoek aangewezen om de diagnose astma aannemelijk te maken en te specificeren?

Vraag 2.4
Is een X-thorax aangewezen bij de rokende mevrouw Pastari met haar klachten van het laatste jaar?

Vraag 2.5
Hoe en wanneer zal de proefbehandeling met ICS bij mevrouw Pastari starten? Voor of na afronding van het aanvullend onderzoek?

Vraag 2.6
Is er aandacht voor de dagelijkse beweging van mevrouw Pastari? Heeft ze overgewicht?

## Vraag 2.7
Welke factoren verklaren het late tijdstip van de vaststelling van de luchtwegobstructie?

### Kernpunten
- Door inzicht in de pathofysiologie van luchtwegobstructie tijdens *uitademing*, kan onderscheid gemaakt worden tussen astma en COPD.
- De belangrijkste risicofactoren voor chronische luchtwegobstructie zijn roken en astma.
- Door het proces van COPD kan de algehele lichaamsconditie afnemen, het inspanningsvermogen verslechteren en de kwaliteit van leven achteruitgaan.
- Bij het klassiek spirogram is de vitale capaciteit de som van inspiratoir reservevolume, teugvolume en expiratoir reservevolume.
- De criteria voor chronische luchtwegobstructie en de ernstgraad ervan worden in de GOLD-richtlijnen gedefinieerd aan de hand van de FER en de $FEV_1$.

De praktijkondersteuner is samen met de huisarts verantwoordelijk voor:
- het vermoeden op astma/COPD bij het aanvullen van anamnese, voorgeschiedenis en risicofactoren;
- de controle op een eventuele proefbehandeling;
- het completeren van het (differentiaal)diagnostisch proces;
- het in kaart brengen van eventuele comorbiditeit.

De praktijkondersteuner heeft in het bijzonder in de diagnostische fase een korte lijn met de huisarts.

# Praktijk- en patiëntenpopulatie

## 3.1 Inleiding

Om de zorg voor patiënten met astma/COPD in de huisartspraktijk goed te laten verlopen, is een aantal zaken van belang. Als praktijkondersteuner is het goed om te weten hoe vaak astma en COPD voorkomen bij de patiëntengroep van de huisartspraktijk. Dit is tevens een gegeven dat genoteerd kan worden in een kwaliteitsplan (zie ook paragraaf 11.5). Paragraaf 3.2 beschrijft het voorkomen van de verschillende vormen astma en COPD in de patiëntenpopulatie in de gemiddelde praktijk. Hoe kan de praktijkondersteuner de patiëntenpopulatie astma/COPD achterhalen? In paragraaf 3.3 is een stappenplan opgenomen voor het in kaart brengen van deze patiëntenpopulatie.

## 3.2 Prevalentie astma/COPD

Astma en COPD komen vergeleken met type-II-diabetes vaak voor. Astma, astma met chronische luchtwegobstructie (vroeger in de NHG-Standaard aangeduid als 'Astma met persistererende luchtwegobstructie' en in de huidige NHG-Standaard gevangen onder de 'dubbeldiagnose' 'astma en COPD') en COPD komen tezamen voor bij ongeveer honderd patiënten per praktijk. Type-II-diabetes komt voor bij ongeveer zestig patiënten per praktijk. Naast de ongeveer honderd patiënten met onmiskenbaar astma en/of COPD is er in elke praktijk een groep van één tot enkele honderden personen met luchtwegklachten op basis van intermitterend astma, of op basis van de minder ernstige vormen van COPD.

## 3.2.1 ASTMA

Bij astma zijn de luchtwegen meestal niet vernauwd. Vaak is er bij astma wel sprake van iets meer dan gemiddelde luchtwegklachten die wisselend toe- en afnemen (intermitterend astma). Astma kan echter ook chronisch en potentieel levensbedreigend zijn. Chronisch astma komt voor bij veertig tot vijftig patiënten per huisartspraktijk en intermitterend astma komt vele malen vaker voor dan persisterend astma. Persisterend of chronisch astma (niet te verwarren met astma met persisterende of chronische luchtwegobstructie) wordt gedefinieerd als astma dat levenslang, jaar in jaar uit opspeelt. Mogelijk komt dit voor bij 1% van de bevolking, dat is ruim twintig patiënten per gemiddelde huisartspraktijk. Precieze cijfers zijn niet bekend, omdat deze patiënten dankzij een verbeterde behandeling nauwelijks meer 'zichtbaar' zijn. De indeling van astma naar ernstgraad geschiedt meestal *niet* op basis van de mate waarin symptomen en klachten zich voordoen, of op basis van luchtwegvernauwing (longfunctie), maar meer op basis van de medicijnen die nodig zijn om het astma 'onder controle' te houden. Belangrijke behandeldoelen bij astma zijn om de patiënt:
- goed in te stellen op medicatie om hem volledig klachten- en symptoomvrij te krijgen en te houden, zodat een vrijwel normaal dagelijks leven zonder beperkingen mogelijk is;
- bij tijdelijke verslechtering van de longfunctie deze binnen korte termijn terug te laten keren naar zijn normale waarde ('personal best $FEV_1$', zie paragraaf 2.13 en 2.14);
- ook op de lange termijn, dus levenslang, een normale longfunctie te laten behouden: periodieke controle van de longfunctie is dan ook onderdeel van de behandeling van astma.

## 3.2.2 COPD

Bij COPD is sprake van een vaste mate van luchtwegvernauwing. Deze vernauwing verloopt langzaam progressief, verspreid over soms tientallen jaren. Afhankelijk van het stadium kan het ziektebeeld variëren van een roker met meer dan gemiddeld luchtwegklachten (rokershoest, 'hoort erbij') tot een ernstige, chronische, invaliderende aandoening. Matige tot ernstige COPD komt voor bij ongeveer veertig patiënten per huisartspraktijk. Lichte en matige COPD komen veel vaker voor dan de ernstige vorm. De meeste pa-

tiënten met ernstig COPD overlijden niet als gevolg van hun chronische luchtwegobstructie. Vaker is hun doodsoorzaak cardiaal, waaronder hartfalen en kanker. Dit wordt verklaard door twee factoren:
- chronische luchtwegobstructie heeft op den duur ernstige gevolgen voor het cardiovasculaire systeem, bijvoorbeeld door pulmonale hypertensie of hartfalen;
- COPD, hart- en vaatziekten en kanker hebben één belangrijke risicofactor gemeen: roken.

De indeling van COPD naar ernstgraad wordt gemaakt op basis van de mate van luchtwegvernauwing. De $FEV_1$ (zie paragraaf 2.13 en 2.14), die gebruikt wordt om de *ernst* van COPD te bepalen, is betrekkelijk eenvoudig te meten, juist ook in de huisartspraktijk. Bij beginnend COPD (rokershoest), is hulp bij het stoppen met roken de enige potentieel werkzame aanpak door de huisarts. Ook in de meer gevorderde stadia van COPD geeft stoppen met roken, naast continue behandeling met zuurstof, de beste kans op beterschap. In het laatste stadium kunnen intensieve begeleiding en thuiszorg gewenst zijn.

Casus 3.1 De praktijk van inventarisatie
Hoe beoordeel je de kwaliteit van het beleid in een praktijk als geheel? Zijn de patiënten goed in kaart gebracht? Hoe staat het met de therapietrouw van de patiënten? Onderzoek naar de kwaliteit van beleid begint bij een inventarisatie van de praktijk. De praktijkondersteuner kan het eigen spreekuur in de praktijk van de huisarts gebruiken voor een inventarisatie van de astma- en COPD-patiënten. Op deze wijze kan de praktijkondersteuner astma/COPD zicht krijgen op de potentiële doelgroep. Hoe staat het met de belangstelling van de patiënten voor een dergelijke inventarisatie?

In een praktijk van 8500 patiënten (vier huisartsen) hebben 361 patiënten van 10-85 jaar gedurende de laatste twee jaren één of meer prescripties voor inhalatiemedicatie gekregen. Al deze patiënten zijn uitgenodigd om naar de praktijk te komen voor longfunctieonderzoek. Van hen maakten 163 – vooral de ouderen – een afspraak voor longfunctieonderzoek. Ongeveer 40% van hen had obstructie. Van de 60% die geen obstructie hadden, gebruikte het merendeel dagelijks inhalatiemedicatie. Bij

77 van de 163 patiënten werd vervolgonderzoek afgesproken wegens aangetoonde luchtwegobstructie, dan wel wegens onderhoudsmedicatie met ICS. Na een jaar verschenen 66 van de 77 patiënten voor de follow-up. De NHG heeft een praktijkwijzer astma/COPD, waarin veel praktische tips en gegevens staan die gebruikt kunnen worden voor inventarisatie binnen de praktijk.

Vraag 3.1
Het oproepen van patiënten voor longfunctieonderzoek naar aanleiding van herhaalreceptuur, levert de praktijk in het voorbeeld slechts de helft van de patiënten op. Welke andere benaderingen kunnen een beter resultaat opleveren?

Vraag 3.2
Wat kunnen de consequenties zijn van de aanvullende benaderingen voor het spreekuur van de praktijkondersteuner astma/COPD?

Vraag 3.3
Het is zaak dat de praktijkondersteuner en de huisarts het doel van het eigen spreekuur en de beschikbaarheid van spirometrie helder hebben. Hierbij valt te denken aan drie aspecten 'case finding', ondersteuning van de huisarts bij diagnostiek van astma en COPD, en efficiënte follow-up van de patiënt met astma/COPD. Bij 'case finding' gaat het om screening van een risicogroep, in dit geval de patiënten die zich bij de huisarts presenteren met klachten die wijzen op astma of COPD.
- Wat is het voordeel van case finding?
- Ga na welke keus de huisarts maakt in de praktijk waarin u werkt.

## 3.3 De patiëntenpopulatie in kaart brengen

### 3.3.1 DE EERSTE STAP: INVENTARISATIE

*ICPC-codering*

Inventarisatie van astma/COPD-patiënten kan aan de hand van het *elektronisch medisch dossier* (EMD). Als een patiënt last heeft (gehad) van astma of COPD staat dat, als het goed is, in het EMD geregistreerd. In het EMD is hiervoor ruimte in de probleemlijst, daar behoren diagnoses en overige medische gegevens opgenomen te zijn. Deze gegevens zijn niet alleen relevant voor het in kaart brengen van de patiëntenpopulatie met astma en COPD, maar ook voor waarneming op de huisartsenpost en onderzoek of opname bij specialist of ziekenhuis. Astma en COPD zijn gemakkelijk terug te vinden dankzij hun een eigen ICPC-codering: astma heeft de code 'R96 astma' en COPD 'R96 Emfyseem/COPD'. Niet alle huisartspraktijken hebben de ICPC-codering op orde, maar hebben patiënten wel geruiterd. Het uitdraaien op ruiter kan eventueel extra gegevens opleveren.

*Medicatie*

Een andere, aanvullende, mogelijkheid om de patiëntenpopulatie astma/COPD in kaart te brengen, is het maken van een overzicht van alle patiënten die het laatste jaar of de laatste twee of vijf jaar astma- of COPD-medicatie hebben gekregen. Deze methode is tevens behulpzaam bij de terugkerende update van het EMD voor astma en COPD. Er kan dan gecontroleerd worden of de opgespoorde gebruikers van luchtwegmedicatie wel terecht het label astma of COPD hebben, en andersom of patiënten met astma of COPD volgens de medicatie-uitdraai ook de juiste ICPC-code in hun probleemlijst hebben. Een valkuil bij deze aanpak is dat een aantal patiënten niet in beeld komt met een overzicht van de medicatie. Dat is het geval bij patiënten met astma die tijdelijk of misschien wel blijvend geen medicatie meer gebruiken en bij patiënten met minder ernstige chronische luchtwegobstructie (COPD) die (nog) geen medicatie gebruiken wegens geringe ziektelast.

*Recepten*

Aanvullend op de bovenstaande benaderingen kan gekeken worden welke patiënten in de praktijk gebruikmaken van recepten voor hoestremmende middelen, antibiotica of slijmoplossende middelen.

De eventuele waarde van een dergelijke aanpak wordt bepaald door de specifieke kenmerken of 'eigenaardigheden' van de praktijk. Ook bij deze aanpak mag overleg met de huisarts niet ontbreken.

### 3.3.2 DE TWEEDE STAP: PERCENTAGE BEREKENEN

Wanneer de inventarisatie van het aantal patiënten met astma en COPD voorlopig is afgerond, kan het percentage bekende astma- en COPD-patiënten in de praktijk berekend worden. Een goed georganiseerde praktijk krijgt de astma/COPD-patiëntenpopulatie in beeld door één druk op de knop. De percentages die de praktijkondersteuner in eerste instantie vindt, lopen bij beginnende praktijken uiteen van 1 tot 15% voor astma en COPD tezamen.

Deze sterk uiteenlopende percentages bekende astma- en COPD-patiënten in een praktijk kunnen ontstaan door de praktijksamenstelling (leeftijdsopbouw, inkomensklasse, postcode) en de wijze waarop de definities van astma en COPD in de praktijk worden gehanteerd en gecodeerd. Een patiënt met intermitterend astma blijft bijvoorbeeld in de ene praktijk levenslang gecodeerd als 'astma', terwijl een andere praktijk eenzelfde patiënt na één of twee jaar 'uit de boeken' haalt. Of anderzijds een patiënt met licht COPD die symptoom- en klachtenvrij is na het stoppen met roken of aanpassing op het werk, misschien wel gecodeerd blijft in de praktijk is meer waarschijnlijk. Dit laatste wegens objectief vastgestelde, en per definitie blijvende, longfunctiebeperking.

De gemiddelde praktijk komt ongeveer uit op 3% patiënten met astma en 3% met COPD.

Bij de interpretatie van de getallen in een praktijk komt het aan op twee punten:
- is een eventuele afwijking te verklaren uit de bovengenoemde factoren (praktijksamenstelling, definiëring en registratie)?
- zijn er, in geval van een beperkt aantal diagnosecodes astma/COPD, aanwijzingen dat de praktijk in elk geval de patiënten met de meer ernstige vorm van astma/COPD in beeld heeft?

### 3.3.3 DE DERDE STAP: PROTOCOLLEREN

Bij de patiënten die met astma of COPD zijn gecodeerd wordt een aantal gegevens vastgelegd en beschikbaar gehouden. De belangrijkste daarvan om te onthouden zijn:
- vaste biologische parameters, zoals de longfunctie (personal best $FEV_1$) en allergie (Phadiatop);

- wisselende biologische parameters, zoals hyperreactiviteit (reversibiliteitstest, PC20 of PD20 voor histamine) en inflammatie (sputumonderzoek of $FE_{NO}$). $FE_{NO}$ is een desktoptest voor NO, stikstofmonoxide, in uitademingslucht: NO is verhoogd bij eosinofiele inflammatie van luchtwegen. Verhoogd $FE_{NO}$ attendeert op het mogelijk bestaan van astma en herhaalde meting van $FE_{NO}$ kan een hulpmiddel zijn voor het titreren van ICS bij astma. Het gebruik van $FE_{NO}$ bij de behandeling door kinderarts, huisarts en longarts is nog in ontwikkeling.
- beïnvloedbare risicofactoren, zoals actief en passief roken en luchtverontreiniging binnens- of buitenhuis, of op de werkplek.

Deze set gegevens wordt vastgelegd in het astma- of COPD-protocol in het EMD. Zonder toepassen van een dergelijk protocol gaan gegevens verloren of, wat even erg is, zijn ze niet gemakkelijk beschikbaar voor de behandelaar, praktijkondersteuner of (waarnemend) huisarts tijdens het consult.

De ontwikkeling van een protocol is medeafhankelijk van de softwareleverancier. De praktijkondersteuner kan in overleg met de huisarts voorlopig een eigen protocol kiezen of ontwikkelen. COPD en astma zijn nog niet uitgewerkt binnen een 'zorggroep', zoals bij diabetes mellitus wel het geval is. Er zijn daardoor nog geen protocollen ontwikkeld die model staan voor gebruik door de hele beroepsgroep. Het bereikte niveau bij COPD is het COPD-zorgplan dat beschrijft welke zorg aan de patiënt met COPD gegeven wordt. COPD is weliswaar een min of meer constant ziektebeeld met een blijvend afgenomen longfunctie ($FEV_1$), maar dat neemt niet weg dat een eenvoudige parameter – zoals het HbA1c bij diabetes mellitus – bij COPD jammer genoeg nog niet voorhanden is. De $FEV_1$ schiet tekort als enkelvoudige uitkomstmaat voor de kwaliteit van de zorg bij COPD.

Het registreren/vastleggen van gegevens voor kwaliteitsbewaking bij astma kan lastig zijn doordat de meerderheid van de astmapatiënten een wisselend ziektebeeld heeft. Hun ziektebeloop is te volgen aan de hand van het gebruik van astmamedicatie. Een beperkt aantal astmapatiënten heeft chronische astma en daarmee een levenslang constant ziektebeeld. In het bijzonder voor deze categorie astmapatiënten is het verloop van de longfunctie – naast het gebruik van astmamedicatie – geschikt voor het vastleggen van het beloop en voor controle op het behalen van de behandeldoelen.

Kernpunten

- Persisterend astma komt voor bij veertig tot vijftig patiënten per huisartspraktijk, intermitterend astma komt waarschijnlijk vele malen vaker voor dan persisterend astma.
- Matige tot ernstige COPD komt voor bij ongeveer veertig patiënten per huisartspraktijk, lichte en matige COPD komen veel vaker voor dan de ernstige vorm.
- Inventarisatie van astma/COPD-patiënten kan geschieden aan de hand van gegevens uit het elektronisch medisch dossier, de probleemlijst met de ICPC-codes, en de voorgeschreven medicatie en/of gebruikte recepten.
- Het percentage bekende astma- en COPD-patiënten komt, in een goed georganiseerde praktijk, met één druk op de knop in beeld.
- COPD en astma zijn nog niet uitgewerkt binnen een 'zorggroep', waardoor nog geen protocollen zijn ontwikkeld die model staan voor gebruik door de hele beroepsgroep van huisartsen.

# Het onderzoek van de patiënt 4

## 4.1 Inleiding

Het onderzoek van de patiënt met astma of COPD bestaat uit lichamelijk en spirometrisch onderzoek, eventueel aangevuld met een X-thorax en allergietests. In dit hoofdstuk wordt vooral aandacht besteed aan het spirometrisch onderzoek, met in paragraaf 4.3 uitleg hierover en in paragraaf 4.4 het gebruik van spirometrie in de huisartspraktijk, waarbij wordt ingegaan op richtlijnen, doel, toereikendheid en valkuilen. In intermezzo 4.1 is een lijst met 'spelregels' bij spirometrie opgenomen.

## 4.2 Lichamelijk onderzoek

Lichamelijk onderzoek wordt uitgevoerd door de huisarts. De praktijkondersteuner heeft hierbij nauwelijks een rol tenzij de huisarts dit aspect uitdrukkelijk heeft gedelegeerd aan de praktijkondersteuner.

### 4.2.1 ASTMA

Lichamelijk onderzoek bij astma levert meestal geen afwijkende bevindingen op. Piepende rhonchi en een verlengd exspirium kunnen een voorspellende waarde hebben voor de diagnose astma, maar de negatief voorspellende waarde ervan is zeer gering. Belangrijke waarschuwingssignalen voor ernstige astma en/of astma-aanval zijn:
- het zachter worden van het ademgeruis;
- versnelde ademhaling;
- gebruik van de hulpademhalingsspieren;
- cyanose.

## 4.2.2 COPD

Bij COPD brengt het lichamelijk onderzoek – zeker in het beginstadium – weinig afwijkingen aan het licht. Een verminderd ademgeruis past bij voortschrijdende COPD. Belangrijke waarschuwingssignalen voor ernstige COPD of exacerbatie zijn:
- versnelde ademhaling;
- verlengd exspirium;
- gebruik van de hulpademhalingsspieren;
- cyanose.

Een uitgesproken laat symptoom van COPD is de tonvormige thorax, die een uiting is van hyperinflatie, c.q. een toegenomen totale longcapaciteit (TLC).

## 4.3 Spirometrisch onderzoek

Spirometrisch onderzoek kan uitgevoerd worden door de praktijkondersteuner en/of de huisarts. Spirometrie kan goed gedaan worden door de praktijkondersteuner mits daar een goede, aanvullende opleiding voor gevolgd is. In de opleiding tot praktijkondersteuner wordt spirometrie aangetipt, maar niet grondig aangeleerd. De onderstaande tekst is bedoeld voor de geïnteresseerde en/of gespecialiseerde praktijkondersteuner.

### 4.3.1 HET HOE EN WAT VAN SPIROMETRIE

Spirometrie is het meten van de ademhaling, de in- en uitademingslucht. Een kleine hoeveelheid lucht kan niet worden in- en uitgeademd, het zogenoemde residuaal volume (RV). Het RV is te vergelijken met het laatste beetje water dat je niet uit een spons kunt knijpen. Een gezonde volwassene heeft een RV van 1-1,5 liter (L). De TLC bestaat uit de som van het maximaal uitgeademde volume (FVC, zie later) plus het RV. Bij spirometrisch onderzoek kreeg de patiënt een slangensysteem op de mond aangesloten en de neus werd met een neusklem dichtgehouden. De patiënt blies via een mondstuk in de slang. Hierdoor werd een metalen cilinder (klok) die in het water hing omhooggedrukt. Door de afstand te meten waarover de cilinder zich verplaatste, werd bepaald hoeveel lucht was uitgeademd. Bij de moderne, handzame apparatuur wordt de volumeverplaatsing van lucht vertaald in een elektronisch signaal dat via de computer wordt weergegeven als volume of omgerekend wordt tot 'volumestroom' of 'flow'.

### 4.3.2 SPIROMETRIE IN ALLE EENVOUD: $FEV_1$ EN FVC

Spirometrie kan – en dat is praktisch in de huisartspraktijk – beperkt blijven tot het volume van de uitademingslucht bij zo hard en zo lang mogelijk (geforceerd) uitademen, na zo diep mogelijk (geforceerd) inademen. De patiënt voert op deze manier de zogenoemde geforceerde expiratoire ventilatoire manoeuvre uit (FEVM). De uitkomst bestaat uit het volume lucht dat in de eerste seconde ($FEV_1$, *forced expiratory volume in one second*) en gedurende de hele geforceerde expiratie (FVC, *forced vital capacity*) wordt uitgeblazen.

> _____ Spirometrie is het registreren van het maximale volume lucht dat een proefpersoon uitblaast, als een functie van de tijd.

De $FEV_1$ is dus het volume dat in de eerste seconde wordt uitgeblazen en FVC het volume dat in totaal wordt uitgeblazen. Voor een maximale geforceerde expiratie heeft een gezonde volwassen man twee tot drie seconden tijd nodig (zie figuur 4.1).

De verhouding tussen de longvolumes $FEV_1$ en FVC is een maat voor de afwezigheid van obstructie of vernauwing van de luchtwegen. Een gezonde volwassene heeft bij een FVC van 5L een $FEV_1$ van ongeveer 4L. Bij deze volwassenen bedraagt de ratio $FEV_1$/FVC (ofwel *forced expiratory ratio*, FER) dus 4/5 = 0.8. Bij een kind zijn de luchtwegen relatief wijder, vergeleken met de omvang van de FVC die moet worden uitgeblazen (bijvoorbeeld 2L). De FER van dit kind zal uitkomen op ongeveer 0.9. Op hoge leeftijd zijn de luchtwegen relatief nauw. Ondanks een bescheiden FVC van bijvoorbeeld 3L, zal de FER bij de hoogbejaarde maar gezonde persoon (zonder luchtwegobstructie) uitkomen op 0.7.

De geforceerde expiratie kan ook worden weergegeven als de volumestroom (*flow*) afgezet tegen het uitgeademde volume: de flow/volumecurve (zie figuur 4.2). De belangrijkste parameter van de flow/volumecurve is de piekstroom (*peak expiratory flow*, PEF). Dit is, zoals het woord aangeeft, de maximaal bereikte flow bij de geforceerde expiratie. Let wel dat de $FEV_1$ (de meeste gebruikte longfunctiepara-

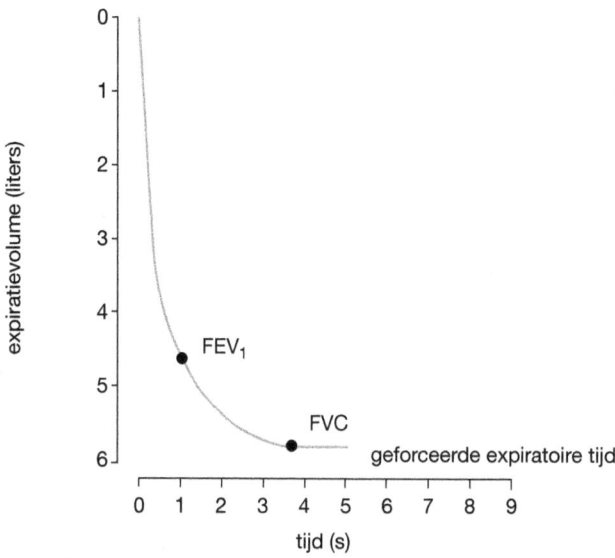

**Figuur 4.1** Volume/tijdcurve bij een gezonde jonge man.

| Tabel 4.1 De leeftijdsafhankelijkheid van de FER. | | |
|---|---|---|
| | Normaal is | |
| | | FER: FEV$_1$/FVC |
| volwassenen | 0.8 | 4L/5L |
| kinderen | 0.9 | 1,8L/2L |
| hoogbejaarden | 0.7 | 2,1L/3L |

meter) niet zichtbaar is in de flow/volumecurve. Zowel de flow/volumecurve als de volume/tijdcurve kan worden gebruikt als een controle achteraf op de juiste uitvoering van de spirometrie. Observatie van de patiënt door de spirometrist tijdens de meting zelf, is een doelmatig middel om een eventuele onvolkomenheid bij de meting op te sporen. De piekstroom is grotendeels verdrongen door de FEV$_1$. De piekstroom heeft nog wel een plaats bij het maken van een symptomendagboek door de patiënt zelf (zie ook hoofdstuk 7: Astma bij kinderen).

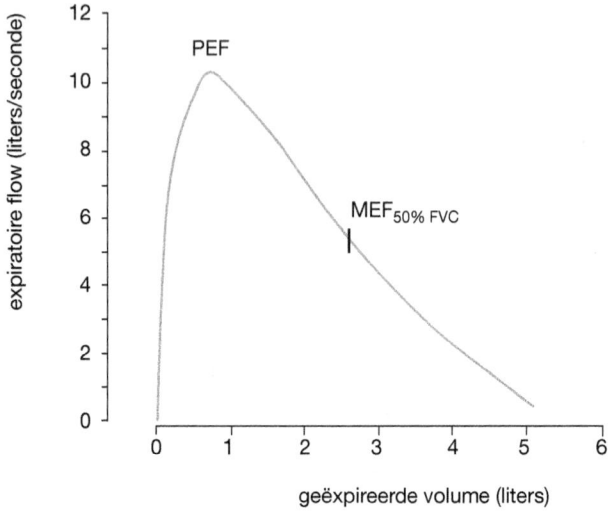

**Figuur 4.2** *Flow/volumecurve bij een gezond persoon. Bron: Quanjer PhH, Tammeling GJ, Cotes JE et al. Lung Volumes and Forced Ventilatory Flows. Eur Resp J 1993;6(16):5-40.*

### 4.3.3 VOORWAARDEN BETROUWBARE METING

Spirometrie is een inspanningsgebonden test. De voorwaarden voor een betrouwbare meting zijn:
- juiste instructie van de patiënt door de instructeur (praktijkondersteuner);
- volledige medewerking van de patiënt;
- een valide meetinstrument, de spirometer.

De American Thoracic Society (ATS) heeft een aantal spelregels geformuleerd die leiden tot een betrouwbare bepaling van $FEV_1$ en FVC. Het gaat om de criteria voor de juiste instructie van de patiënt, de aandachtspunten bij de observatie van de patiënt tijdens de FEVM en veelgemaakte fouten (zie intermezzo 4.1). In tabel 4.2 staan afspraken over het aantal metingen dat verricht moet worden en uitkomst die de spirometrist als de juiste aanwijst.

Intermezzo 4.1: Spelregels spirometrie

*Criteria voor de juiste instructie van de patiënt*
- Rechtop zitten, niet steunen.
- Volledig inademen, rustig.
- Mondstuk tussen de tanden.
- Lippen aangesloten rond het mondstuk.
- Uitademen: zo hard en zo lang mogelijk.
- Zolang er lucht in de longen zit!
- Rechtop blijven zitten.
- 'Ik ga u straks aanmoedigen.'
- 'Heeft u alles begrepen?'
- 'Zal ik het eerst voordoen?'

*De aandachtspunten bij de observatie van de patiënt*
- Is de patiënt vooraf geïnstrueerd?
- Was de inademing volledig?
- Was er een moment van rust tussen in- en expiratie?
- Zat het mondstuk tussen de tanden?
- Waren de lippen gesloten rond het mondstuk?
- Was de expiratie maximaal hard?
- Was de expiratie maximaal lang?
- Was de aanmoediging voldoende?
- Blijft de patiënt wel rechtop zitten?
- Is de vraag 'zal ik het voordoen' gesteld?

*Veelgemaakte fouten*
- De inademing was niet volledig.
- Uitblazen voordat het mondstuk tussen de tanden zit.
- Lek tussen lippen en mondstuk.
- De lippen samenpersen (pursed lips).
- De tanden op elkaar houden.
- Uitademing niet maximaal hard.
- Maximaal harde uitademing niet lang genoeg volgehouden.
- Hoesten of anderszins voortijdig inademen.

**Tabel 4.2** Uitvoering van het aantal metingen dat verricht moet worden en de uitkomst die de spirometrist als de juiste aanwijst.

|  | PEF | FEV, en FVC |
|---|---|---|
| houding patiënt | staand | zittend |
| aantal metingen | drie | minimaal drie, maximaal acht |
| welke meting telt | de hoogste | de hoogste, mits verschil tussen de twee hoogste metingen kleiner is dan 5% of 0,15 liter |

## 4.4 Spirometrie in de huisartsenpraktijk

### 4.4.1 ASPECTEN VAN SPIROMETRIE DIE WORDEN INGEZET

Voor de diagnostiek van astma en COPD is het meten van de lucht die de patiënt maximaal kan uitademen het belangrijkst. Zoals in de vorige paragraaf besproken, wordt met een spirometer het volume van de uitademingslucht op twee manieren vastgelegd:
- *volume afgezet tegen de tijd*: de volume/tijdcurve, met als belangrijkste enkelvoudige parameters de $FEV_1$ na de eerste seconde en de FVC na de maximaal haalbare duur van de uitademing (figuur 4.1);
- *volumestroom of flow afgezet tegen het deel vitale capaciteit in de longen*: de flow/volumecurve (figuur 4.2).

De piekstroom – het (absolute) maximum van de flow of volumestroom tijdens de geforceerde uitademing – is de bekendste enkelvoudige parameter van de flow/volumecurve. De overige parameters van de flow/volumecurve, zoals MEF50 (*maximal expiratory flow* op 50% van de VC), MEF25 en MEF75, zijn gevoelige maten voor de vernauwing van de kleinere luchtwegen. Deze worden echter in de klinische praktijk niet toegepast.

### 4.4.2 GOLD-RICHTLIJNEN SPIROMETRIE

Voor de huisartspraktijk is patiëntvriendelijke spirometrie van belang. Dankzij de eenvoudige criteria voor luchtwegobstructie waarin de GOLD-richtlijnen voorzien is dat mogelijk. Deze richtlijnen maken uitsluitend gebruik van de volumeparameters $FEV_1$ en FVC. De GOLD-richtlijn onderscheidt twee stappen:
1. Wanneer spreek ik van obstructie?
2. Als er obstructie is, wat is dan de maat voor de ernst van de obstructie?

Het criterium voor het bestaan van obstructie is een ratio $FEV_1/FVC < 0{,}7$. Voor de ernst van de obstructie geldt de hoogte van de $FEV_1$, uitgedrukt als het percentage van de voorspelde waarde (*percentage of the predicted value*, % pred., zie tabel 4.3).

**Tabel 4.3  De longfunctiecriteria voor COPD.**

| Diagnose | Ernstgraad | |
|---|---|---|
| ratio $FEV_1/FVC <0{,}7$ | licht | $FEV_1 > 80\%$ pred. |
| | matig | $FEV_1 = 80\text{-}50\%$ pred. |
| | ernstig | $FEV_1 < 50\%$ pred. |
| | zeer ernstig* | $FEV_1 < 35\%$ pred. of $< 50\%$ pred. + longfalen |

\* COPD-patiënten met een $FEV_1$ 50 tot 30% van de voorspelde waarde vallen onder GOLD IV (zeer ernstig) wanneer er tekenen zijn van hypoxemie of cor pulmonale.

In de gemiddelde huisartsenpraktijk is er minimaal eenmaal per week en soms zelfs dagelijks aanleiding voor een eenvoudig spirometrisch onderzoek. Dat onderzoek kan worden uitgevoerd met een eenvoudige handspirometer. Wanneer de praktijkondersteuner of de huisarts zich beperkt tot het bepalen van de twee parameters $FEV_1$ en FVC, dan is spirometrie een betrekkelijk eenvoudig, patiëntvriendelijk, aanvullend onderzoek. De huisarts, die verantwoordelijk is voor een voldoende nauwkeurige bepaling van de twee parameters en de juiste interpretatie ervan, onderhoudt aldus de noodzakelijke ervaring met uitvoering en interpretatie van het longfunctieonderzoek.

### 4.4.3 HET DOEL VAN SPIROMETRIE BIJ ASTMA EN COPD

Het doel van spirometrie is *niet*, volgens de huidige opvattingen, om onderscheid te maken tussen astma en COPD. De bedoeling is om luchtwegobstructie die past bij astma en COPD aan te tonen of uit te sluiten, waarbij het bij astma gaat om het uitsluiten van een eventueel ontstane chronische luchtwegobstructie en bij COPD om de mate van obstructie vast te stellen. De uitkomst van spirometrie op diverse momenten kan gebruikt worden om een variatie in luchtwegobstructie vast te stellen, onder de verschillende omstandigheden. Daarbij kan het gaan om een spontane variatie in de mate van obstructie, of om een afname van de obstructie na behandeling met medicatie. Een grote variatie in luchtwegvernauwing bij COPD zou kunnen wijzen op een astmacomponent. Een toename van de luchtwegobstructie na prikkeling van de luchtwegen met histamine (of metacholine), wordt wel gebruikt als maat voor de ernst van het astma: de histamineprovocatietest (PD20 of PC20). De histamineprovocatietest kan worden aangevraagd en geïnterpreteerd door de huisarts of specialist. De PD20 of PC20 bevindt zich op de grens tussen eenvoudig en complex aanvullend onderzoek. In de regel wordt uitvoering van de PC20 of PD20 overgelaten aan het longfunctielab van de longarts.

### 4.4.4 TOEREIKENDHEID PARAMETERS $FEV_1$ EN FVC IN HUISARTSPRAKTIJK

Een belangrijk doel van de astmabehandeling is het voorkómen van een chronische luchtwegobstructie of het voortschrijden ervan. Door op diverse momenten de $FEV_1$ en de FVC te bepalen, kan de mate van obstructie in kaart gebracht worden. De huisarts zou alleen de piekstroom kunnen meten, maar dit geeft te weinig houvast. Tegenwoordig vindt piekstroommeting alleen nog plaats in samenhang met klachtenregistratie door de patiënt zelf. Bij COPD is spirometrie niet zozeer de gouden standaard voor de diagnose, maar wel een van de hoekstenen daarvan. Volgens de GOLD-richtlijnen is er al sprake van COPD bij een luchtwegvernauwing zonder aanwezige klachten. Dit betekent dat klachten geen voorwaarde hoeven te zijn voor het bestaan van COPD. Zijn er naast een luchtwegvernauwing wel klachten, symptomen en een verminderde inspanningstolerantie, dan draagt dit bij aan het bepalen van de ernstgraad van COPD. Zeer ernstige COPD wordt op twee manieren gedefinieerd:
- $FEV_1$ < 35% van de voorspelde waarde;
- $FEV_1$ < 50% van de voorspelde waarde, in combinatie met tekenen van hypoxemie, frequente exacerbaties of een ernstige beperking in het dagelijks functioneren (zie ook tabel 4.3).

Een en ander betekent dat de praktijkondersteuner met de huisarts volledig volgens de GOLD-richtlijnen kan werken door te beschikken over de $FEV_1$ en FVCt, mits zij zich bewust zijn van de bovengenoemde beperkingen. De praktijkondersteuner kan samen met de huisarts van geval tot geval beslissen welk spirometrisch onderzoek doelmatig is bij respectievelijk case finding, diagnostiek en follow-up van astma/COPD.

Het bepalen van de $FEV_1$ en FVC is toereikend om het effect van de behandeling vast te stellen bij herhaalde bepaling na verloop van tijd. Na een eerste bepaling van de $FEV_1$ en FVC kan de longfunctiemeting na verloop van tijd of na behandeling beperkt blijven tot de $FEV_1$. Op deze manier kan het natuurlijk beloop van de luchtwegobstructie bij astma en COPD vastgelegd worden. Om te beginnen sluit een normale $FEV_1$ en FVC het bestaan van een chronische luchtwegobstructie uit. Het uitvoeren van de formele reversibiliteitstests bij het maken van onderscheid tussen astma en COPD, is slechts voor een deel relevant. Reversibiliteit wordt vaak ook waargenomen bij COPD. Het afkappunt van 'reversibiliteit' varieert van 9% van de voorspelde waarde van de $FEV_1$ in de vorige NHG-Standaard tot 15 à 20% in interventieonderzoek bij COPD.

### 4.4.5 RESTRICTIEVE LONGFUNCTIESTOORNIS UITSLUITEN MET $FEV_1$ EN FVC

Spirometrie kan ook wijzen in de richting van een restrictieve longfunctiestoornis. Hét kenmerk van een dergelijke stoornis is een afname van de TLC, al wordt deze niet met spirometrie vastgesteld. Een afgenomen FVC kan een aanwijzing zijn voor een restrictieve longfunctiestoornis. Een daling van de FVC zal ook een lagere $FEV_1$ geven dan de voorspelde waarde. Dit is anders dan een afgenomen $FEV_1$ bij luchtwegobstructie, omdat die wordt veroorzaakt door een vernauwing van de luchtwegen, wat de bekende afname van de $FEV_1/FVC$-ratio bij COPD (tabel 4.3) verklaart. Bij een restrictieve stoornis is de $FEV_1$ proportioneel verlaagd met de afgenomen FVC. Een verlaagde FVC bij een (ernstige) bronchusobstructie hoeft niet te wijzen op restrictie. Er kan immers sprake zijn van hyperinflatie (het onvermogen om volledig uit te ademen) waarbij geen sprake van een verminderde totale longinhoud, maar van een verhoogd residuaal volume (RV) dat met de spirometer niet te meten is (het volume lucht dat in de longen achterblijft passeert de spirometer niet). Omdat de luchtwegen bij een zuiver restrictieve longfunctiestoornis niet vernauwd zijn, wordt restrictie gekenmerkt door een verlaagde $FEV_1$ die gepaard gaat met een normale of zelfs een toegenomen $FEV_1/FVC$-ratio. De verschillen in $FEV_1$ en FVC en RV bij obstructie en bij restrictie worden weergeven in figuur 4.3.

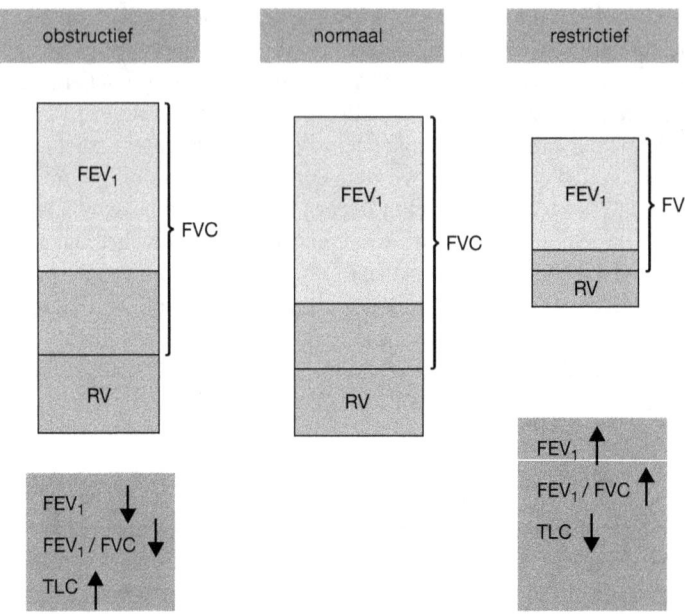

**Figuur 4.3** *De verschillen in $FEV_1$, FVC en RV bij obstructie en bij restrictie.*

De meeste restrictieve longziekten komen overigens niet aan het licht bij spirometrie, maar door lichamelijk onderzoek of een X-thorax. Hartfalen kan leiden tot een restrictieve longfunctiestoornis. Over de mate waarin dit zich voordoet en over de bijdrage hiervan aan de differentiaaldiagnose van COPD zijn nog weinig gegevens beschikbaar. Het meten van mogelijke restrictie in de huisartsenpraktijk is altijd een reden tot overleg met de huisarts, maar berust ook vaak op een technisch niet goed uitgevoerde manoeuvre.

### 4.4.6 VALKUILEN BIJ INTERPRETATIE SPIROMETRIE

Interpretatie van de hier beschreven spirometrie behoort tot de mogelijkheden van de klinisch ervaren praktijkondersteuner. Een second opinion van de huisarts kan daarbij helpen om valkuilen te vermijden. Uiteindelijk stelt de huisarts de diagnose.

*Leeftijdsafhankelijkheid*
Het feit dat de $FEV_1$/FVC-ratio leeftijdsafhankelijk is (tabel 4.1) kan bij jongeren leiden tot een onderschatting en bij ouderen tot een

overschatting van de chronische luchtwegobstructie. Het dilemma van de leeftijdsafhankelijkheid van de voorspelde $FEV_1/FVC$-ratio bij kinderen wordt hier niet uitgewerkt: spirometrie bij deze leeftijdsgroep in de huisartsenpraktijk staat nog in de kinderschoenen. Het dilemma bij ouderen is op te lossen door bij mensen van zeventig tot tachtig jaar een FER tot 0.65 als normaal te beschouwen. Bij mensen ouder dan tachtig jaar zou een FER tot 0.60 als normaal kunnen worden beschouwd. Het aantonen van een lichte bronchusobstructie bij zeer oude rokers heeft overigens weinig prognostische waarde. Het wijst eerder op een relatieve ongevoeligheid van de longen voor de schade van sigarettenrook dan op een verhoogd risico op COPD.

*Overschatting van de uitkomst van spirometrie*
De belangrijkste valkuil van spirometrie bij COPD is een overschatting van de spirometrische uitkomst op zich en daarmee een onderschatting van de longaandoening. De oorzaak hiervan is dat COPD gekenmerkt wordt door zowel obstructie van de luchtwegen als door emfyseem. Emfyseem is het resultaat van destructie van de alveoli (longblaasjes). De afgenomen $FEV_1/FVC$-ratio bij COPD weerspiegelt de obstructiecomponent, maar zegt weinig over de mate van destructie van de alveoli. Sommige COPD-patiënten hebben een ernstige mate van emfyseem bij een slechts geringe afname van de $FEV_1$. Deze groep emfyseempatiënten zou volgens het longfunctiecriterium van de GOLD-richtlijnen ten onrechte worden gerekend tot de categorie 'lichte COPD'. De inschatting van de ernst van COPD wordt medebepaald door de ernst van de symptomen en de mate van inspanningstolerantie. De GOLD-richtlijnen houden hier onvoldoende rekening mee. Bekend is dat veel patiënten met een $FEV_1 < 50\%$ van de voorspelde waarde vaak redelijk goed kunnen functioneren, zonder al te veel symptomen en met een behoorlijke inspanningstolerantie. Voor een adequate inschatting van de ernst van de ziekte moet de huisarts zich daarom niet alleen baseren op de uitslagen van het longfunctieonderzoek, maar ook op de ernst van de klachten, zoals hoesten, kortademigheid en vermindering van het inspanningsvermogen. Verder speelt bij de beoordeling van de ernst mee in welke mate de patiënt belemmerd wordt in zijn normale dagelijkse activiteiten, de hoeveelheid medicatie die nodig is voor het onder controle houden van de aandoening, de frequentie en de ernst van eventuele exacerbaties, de hardnekkigheid van de rookverslaving, de eventuele comorbiditeit en tot slot de leeftijd van de patiënt.

## Casus 4.1 Heeft meneer Lusaka astma of COPD?

Meneer Lusaka, 57 jaar oud en 1,70 meter lang, komt voor zijn 'jaarlijkse kuurtje'(doxycycline). Hij kreeg dat altijd van zijn vorige huisarts. Sinds drie weken hoest hij weer slijm op en hij heeft last van kortademigheid. Hij heeft veertig jaar gerookt, gemiddeld een pakje per dag. Een jaar geleden is hij daarmee na zijn verhuizing gestopt. Meneer Lusaka heeft, ook als kind, nooit astma of allergie gehad. Hij is altijd goed gezond geweest. Bij verder doorvragen blijkt de hulpvraag van meneer Lusaka: heb ik 'COPD'? Meneer Lusaka krijgt voorlopig een recept en er wordt een afspraak gemaakt voor longfunctieonderzoek over vier weken, omdat de huisarts niet beschikt over een handspirometer tijdens het consult. Het resultaat van het onderzoek is: $FEV_1$: 2,23L (62% pred.:3,23L); FVC: 3,98L (99% pred.: 4,02L); $FEV_1/FVC$: 0.56. Na 400 mcg salbutamol stijgt de $FEV_1$ van 2,23L naar 2,45L: 10% hoger dan de uitgangswaarde.

Vraag 4.1
- Heeft meneer Lusaka luchtwegobstructie volgens de GOLD-criteria?
- Welke ernstgraad van luchtwegobstructie heeft meneer Lusaka volgens de GOLD-criteria?
- Voldoet de toename in $FEV_1$ aan het NHG-criterium voor reversibiliteit?

Vraag 4.2
De diagnostische prednisolontest wordt niet meer aanbevolen in de NHG-Standaard.
- Wat kan een alternatief zijn voor de prednisolontest?
- Wat doet u anno 2010 om te differentiëren tussen astma en COPD bij meneer Lusaka?
- Wat draagt de flow/volumecurve bij aan uw diagnose bij meneer Lusaka?
- Zou u meneer Lusaka een proefbehandeling met ICS ontraden op basis van de flow/volumecurve?

## 4.5 X-thorax

De huisarts doet vaak de aanvraag voor de X-thorax, de praktijkondersteuner kan de patiënt hier wel op voorbereiden. Ook kan de praktijkondersteuner met de huisarts overleggen of gezien de situatie een X-thorax een mogelijkheid is. Een X-thorax wordt vooral aangevraagd om bij het vermoeden van astma of COPD andere oorzaken van symptomen als hoesten of kortademigheid uit te sluiten. Het gaat hierbij in het bijzonder om longkanker. Een gemiddelde huisartsenpraktijk heeft een- à tweemaal per jaar te maken met een patiënt met longkanker. Veel longkankerpatiënten presenteren de eerste symptomen bij de huisarts. De praktijkondersteuner moet er rekening mee houden dat ook de COPD-patiënt onder zijn behandeling longkanker kan ontwikkelen. Een eerste mogelijk symptoom van longkanker is een kortdurende episode van luchtwegklachten (< 3 weken) bij volwassenen. Een kortdurende episode van luchtwegklachten wordt gemiddeld veertigmaal per jaar gepresenteerd aan de huisarts. Het is daarom begrijpelijk dat een X-thorax, aangevraagd voor het uitsluiten van longkanker bij een eerste presentatie van astma of COPD, meestal geen afwijkingen laat zien. Een X-thorax levert meestal weinig op. Bijvoorbeeld, bij bijna driehonderd patiënten met een kortdurende episode van luchtwegklachten, leverde de X-thorax slechts tweemaal een suspecte afwijking op die bij nader onderzoek niet bleek te berusten op longkanker. Een thoraxfoto kan wel relevante informatie bieden bij oudere COPD-patiënten met mogelijk hartfalen als comorbiditeit (20%). De overweging om bij COPD en astma een X-thorax aan te vragen, kan zijn:
- *aantonen* van kenmerken van chronische obstructie, zoals hyperinflatie en emfyseem, waaronder bullae;
- *uitsluiten* van aandoeningen als longtumor, hartfalen, restrictieve longziekten, pneumonie, tuberculose en pleura-afwijkingen.

Het is gewenst dat de praktijkondersteuner de indicatie voor een X-thorax bespreekt met de huisarts. De praktijkondersteuner kan in het patiëntenoverleg met de huisarts de vraag aan de orde stellen waarom een X-thorax al dan niet aangewezen zou zijn.

## 4.6 Allergietests

Allergie is een immunologische reactie op soortvreemd, in principe niet-infectieus materiaal, die leidt tot een tijdelijke of blijvende beschadiging van de gastheer. Een eventuele positieve test op allergie kan helpen om:
- de luchtwegklachten van de patiënt te verklaren;
- samen met de patiënt te zoeken naar vermijdbare allergenen;
- bij astma het effect van inhalatiecorticosteroïden (ICS) te voorspellen: allergisch astma reageert beter op ICS;
- bij een chronische luchtwegobstructie een mogelijke astmacomponent in het vizier te krijgen.

Allergie kan worden aangetoond met serologisch onderzoek of met huidtests. Serologisch onderzoek bestaat uit de bepaling van totaal-IgE of van specifiek IgE (Phadiatop® of radioallergosorbenttest (RAST)). Huidallergologisch onderzoek kan cutaan (kras- of priktest) of intracutaan worden uitgevoerd. Het allergisch spectrum waarop gewoonlijk wordt getest omvat:
- uitwerpselen van de huisstofmijt;
- epitheel van hond en kat;
- graspollen (timotheegras);
- kruidachtigen (bijvoet, smalle weegbree);
- boompollen (berk, els en hazelaar);
- schimmels (Alternaria en Cladosporium).

De gevoeligheid van de RAST zou iets lager liggen dan die van de huidpriktest, maar de gebruiksvriendelijkheid van de RAST (voor patiënt en arts) geeft in de praktijk meestal de doorslag. In een aantal regio's kan de huisarts huidallergologisch onderzoek laten verrichten in een gespecialiseerd huisartsenlaboratorium of in het longfunctielaboratorium van het nabijgelegen ziekenhuis. De meest praktische optie is, ook voor de praktijkondersteuner, serologisch onderzoek. Daarbij staat de voorlichting en uitleg aan de patiënt over de betekenis van eventueel aangetoonde allergie voorop. De praktijkondersteuner zou een huidpriktest kunnen uitvoeren, maar de voordelen van de RAST-test wegen ruimschoots op tegen de nadelen van de huidpriktest in de praktijk.

Kernpunten
- Spirometrie is het registreren van het maximale volume lucht dat een proefpersoon uitblaast, als een functie van de tijd.
- De praktijkondersteuner formuleert het doel van spirometrie bij de individuele patiënt.
- De praktijkondersteuner levert een bijdrage aan de betrouwbare meting met spirometrie door de patiënt op de juiste manier te instrueren.
- De praktijkondersteuner kent de valkuilen bij de interpretatie van spirometrie.
- De verhouding tussen de longvolumes $FEV_1$ en FVC is een maat voor eventuele obstructie of vernauwing van de luchtwegen.
- De praktijkondersteuner kent de toereikendheid van $FEV_1$ en FVC voor diagnostiek en follow-up bij astma en COPD.
- De praktijkondersteuner kent de GOLD-criteria voor het bestaan van obstructie en de ernst ervan op zijn duimpje.
- De praktijkondersteuner kent de longfunctiecriteria voor het vermoeden op restrictieve longfunctiestoornis.
- De praktijkondersteuner is alert op een mogelijke indicatie voor een X-thorax.
- De praktijkondersteuner overlegt met de huisarts over de keus bij allergietests.

# Medicamenteuze behandeling 5

## 5.1 Inleiding

De medicamenteuze behandeling bij astma en COPD in de huisartspraktijk geschiedt vrijwel uitsluitend met inhalatiemedicatie. Het draait hoofdzakelijk om twee soorten: luchtwegverwijders en ontstekingsremmers. Bij astma worden ze in een andere volgorde gebruikt dan bij COPD. Zie tabel 5.3 Behandeling astma en tabel 5.6 COPD-behandeling. Aan het eind van dit hoofdstuk is een overzicht opgenomen van alle beschikbare medicatie bij astma/COPD in Nederland anno 2009.

De praktijkondersteuner astma/COPD heeft te maken met patiënten die meestal afhankelijk zijn van diverse soorten medicatie. In het bijzonder bij astma maar ook bij COPD is het aanpassen van medicatie vaak nodig. De medicamenteuze behandeling van patiënten met astma vertoont grote overeenkomst met die bij COPD. Een belangrijk gemeenschappelijk doel is het opheffen van de obstructie (vernauwde luchtwegen). Er is dan ook een overlap voor wat betreft behandeling met luchtwegverwijders. Het grootste verschil tussen astma en COPD schuilt in de behandeling van de inflammatiecomponent. Inflammatie bij astma, in het bijzonder de eosinofiele inflammatie, is gevoelig voor behandeling met inhalatiecorticosteroïden (ICS). De inflammatiecomponent bij COPD is niet of minder gevoelig voor ICS, tenzij astma de oorzaak is van de COPD. Bij astma staat daarom de behandeling met anti-inflammatoire middelen voorop: deze middelen pakken het probleem dicht bij de oorzaak (inflammatie) aan (zie tabel 5.1). Luchtwegverwijders hebben geen anti-inflammatoire werking. Bij COPD wordt de inflammatie overheerst door neutrofiele granulocyten en die zijn nauwelijks gevoelig voor ICS. De medicamenteuze behandeling van COPD blijft daardoor grotendeels beperkt tot luchtwegverwijding (zie tabel 5.1). Daarnaast is de emfyseemcomponent bij COPD niet met medicatie te verhelpen en de betekenis van behandeling van de *small airways disease*-component bij COPD met ICS is niet zonder meer duidelijk. In dit hoofdstuk worden eerst de luchtwegverwijders en de anti-inflammatoire middelen besproken. Daarbij wordt ook ingegaan op de invloed van deeltjesgrootte en worden de hulpmiddelen bij de toediening van inhalatiemedicatie toegelicht. In intermezzo 5.1 is een inhalatie-instructie te vinden en in intermezzo 5.2 wordt de keuze voor het soort inhalator besproken. Paragraaf 5.6 en 5.7 bieden een medicamenteus stappenplan bij respectievelijk astma en COPD. Tot slot wordt de plaats van ICS, het nog steeds verreweg belangrijkste anti-inflammatoire middel, besproken. De vaste combinatie van luchtwegverwijders met ICS bij astma en COPD wordt daarbij betrokken. In tabel 5.2 is een medicatieoverzicht opgenomen (zie ook bijlage 2 Medicatie stapsgewijs in de praktijk).

| Tabel 5.1 | Doel medicatie bij astma/COPD. | |
|---|---|---|
| – astma | inflammatie remmen | inhalatiecorticosteroïden (ICS) |
| – COPD | luchtwegen verwijden | luchtwegverwijders |

| Tabel 5.2 | Medicatie bij astma/COPD. | |
|---|---|---|
| – luchtwegverwijders | – kortwerkend en langwerkend | |
| | – bèta-2-agonisten en anticholinergica | |
| | – theofyllines (tevens anti-inflammatoir bij COPD) | |
| – ontstekingsremmers | – inhalatiecorticosteroïden en prednisolon | |
| | – leukotriënen receptorantagonisten (tevens luchtwegverwijdend) | |
| – middelen tegen allergie | – werken niet specifiek tegen astma | |
| – antibiotica | – werken niet specifiek tegen COPD | |

5.2   Luchtwegverwijders

De bèta-2-(adrenerge)agonisten (bèta-2-sympathicomimetica), de anticholinergica en de xanthinederivaten (theofylline) worden tot de luchtwegverwijders gerekend. Bij astma kan de behandeling beginnen met kortwerkende bèta-2-agonisten naar behoefte. Maar indien het bestaan van astma redelijk zeker is, kan de behandeling beginnen met ICS met kortwerkende luchtwegverwijders 'achter de hand'. Sommige patiënten met astma reageren beter op kortwerkende anticholinergica dan op bèta-2-agonisten. Bij COPD is luchtwegverwijding een eerste doel. Net als bij astma kunnen kortwerkende luchtwegverwijders 'achter de hand' gehouden worden, want langwerkende luchtwegverwijders zijn de eerste keus wanneer continue medicamenteuze behandeling nodig blijkt.

### 5.2.1 BÈTA-2-AGONISTEN

De bèta-2-agonisten gaan de samentrekking van de gladde spieren van de luchtweg tegen, doordat ze invloed uitoefenen op de intracellulaire concentraties van cyclisch AMP (cyclisch adenosinemonofosfaat). Ze brengen een bronchusverwijding teweeg, ongeacht de aard van de bronchusconstrictieve prikkel. De bèta-2-agonisten worden onderscheiden in kortwerkende (salbutamol, terbutaline, fenoterol, 4-6 uur) en langwerkende (salmeterol, formoterol, 12-24 uur). Formoterol heeft een iets kortere inwerktijd dan salmeterol. Zowel de kort- als de langwerkende bèta-2-agonisten hebben geen anti-inflammatoire werking. Een langdurige onderhoudsbehandeling met bèta-2-agonisten als monotherapie kan bij astma leiden tot een verminderd beschermend effect van deze middelen tegen bronchusobstructieve prikkels en tot een toegenomen bronchiale hyperreactiviteit. Dit is onder meer het gevolg van het inactief worden van de bèta-receptor onder invloed van de bèta-2-agonist, en van een niet-behandelde ontstekingscomponent. Daarom moet een ICS altijd worden toegevoegd als een kortwerkende bèta-2-agonist meer dan incidenteel wordt gebruikt bij astma. Bijwerkingen van bèta-2-agonisten zijn vooral tachycardie, palpitaties en tremor.

### 5.2.2 ANTICHOLINERGICA

Anticholinergica veroorzaken via de nervus vagus een bronchusverwijding door een blokkade van muscarinereceptoren (M(3)-receptoren) op het gladde spierweefsel in de luchtwegen. Kortwerkende anticholinergica zijn beschikbaar in de vorm van ipratropiumbromide. Dit medicament werkt na twintig tot dertig minuten en heeft een werkingsduur van vier tot zes uur. Sinds enkele jaren is er een langwerkend anticholinergicum beschikbaar: tiotropium. Dit medicament werkt 24 uur. Bijwerkingen van anticholinergica zijn onder andere een droge mond en een neiging tot urineretentie. Langwerkende anticholinergica en langwerkende bèta-2-agonisten kunnen op zich of in combinatie gelijktijdig worden voorgeschreven. Het is niet goed te voorspellen welke COPD-patiënt het beter doet op langwerkende anticholinergica of langwerkende bèta-2-agonisten (LABA). Op basis van hun verschillende werkingsmechanisme is combinatie van beide middelen in principe mogelijk. Maar ze passen op grond van hun onderlinge fysische interactie niet samen in dezelfde inhalator of *device*.

### 5.2.3 THEOFYLLINE

Het werkingsmechanisme van theofylline is nog steeds niet duidelijk. Aangenomen wordt dat de bronchusverwijdende werking van theofylline berust op remming van de fosfodiësteraseactiviteit in de gladde luchtwegspieren. Theofylline in therapeutische dosering heeft in het verleden niet op grote schaal ingang gevonden vanwege bijwerkingen als misselijkheid en braken, die al bij een normale dosering optraden. Theofylline heeft dus een ongunstig 'safety/efficacy profile'. In lage (niet-bronchusverwijdende) dosering blijkt theofylline anti-inflammatoire eigenschappen te hebben, zowel bij astma als bij COPD.

## 5.3 Anti-inflammatoire middelen

Anti-inflammatoire middelen zijn glucocorticosteroïden en leukotriënen receptorantagonisten.

### 5.3.1 GLUCOCORTICOSTEROÏDEN

Glucocorticosteroïden hebben een ontstekingsremmende werking bij eosinofiele inflammatie. Dit berust op het tegengaan van vrijmaking van cytokinen en mediatoren uit ontstekingscellen, Th2-lymfocyten, eosinofielen en macrofagen. Ook gaan glucocorticosteroïden de instroom van eosinofiele cellen in de long tegen, na allergeeninhalatie en bij door allergenen geïnduceerde bronchiale hyperreactiviteit. Glucocorticosteroïden beïnvloeden de eiwitsynthese door zich te binden aan specifieke receptoren die in het cytoplasma of mogelijk in de celkern gelokaliseerd zijn. Daardoor wordt in het DNA de genexpressie van een aantal anti-inflammatoire eiwitten verhoogd. Ook de synthese van bèta-2-receptoren wordt gestimuleerd, hetgeen bijdraagt aan een verhoogde effectiviteit van bèta-2-agonisten bij de met ICS behandelde astmapatiënt.

### 5.3.2 LEUKOTRIËNEN RECEPTORANTAGONISTEN

Leukotriënen receptorantagonisten (LTRA) behoren tot de meer recente groep orale anti-inflammatoire middelen. Ze hebben tevens bronchusverwijdende eigenschappen. De selectieve cysteïnyl-leukotriënen receptorantagonist, montelukast, heeft een remmend effect op bronchusobstructie geïnduceerd door allergene en niet-allergene prikkels. Voortgezet gebruik van montelukast verbetert de longfunctie bij patiënten met licht tot matig ernstige astma en doet astmasymptomen en het aantal exacerbaties afnemen. Toevoeging van montelukast aan ICS leidt bij astma tot een extra anti-inflammatoir en bronchusverwijdend effect. LTRA dienen niet als vervanging van orale corticosteroïden of ICS. Wel kunnen ze als monotherapie worden ingezet bij patiënten met inspanningsastma.

## 5.4 Inhalatiemedicatie en invloed van de deeltjesgrootte

Inhalatie is de meest gebruikte toedieningsvorm van medicatie bij astma en COPD. De belangrijkste luchtwegverwijders en glucocorticosteroïden zijn beide in inhalatievorm beschikbaar (zie ook bijlage 1 Inhalatiemedicatie en stofnamen). Het voordeel van behandeling met geïnhaleerde bronchusverwijders en anti-inflammatoire medicatie (meestal ICS) is dat de werkzame stof rechtstreeks in de long komt en zo min mogelijk in de systemische circulatie. Dit is wel het geval bij theofylline en prednisolon, die uitsluitend per os kunnen worden toegediend. Montelukast, per os, kent weinig bijwerkingen, maar wordt verhoudingsgewijs weinig toegepast. Inhalatie kan geschieden per:
- drogepoederinhalator;
- dosisaerosol;
- vernevelaar.

### Drogepoederinhalator

Is de inhalatiekracht van de patiënt voldoende en heeft de patiënt voldoende mond/handcoördinatie, dan is een drogepoederinhalator de eerste keus. De gemiddelde deeltjesgrootte (*mass mean aerodynamic diameter* (MMAD)) is minder belangrijk bij bèta-2-mimetica, omdat zich distaal van de terminale bronchioli (in de kleinere luchtwegen) geen glad spierweefsel meer in de wand van de luchtwegen bevindt. Een kleine MMAD is ook voor de anticholinergica minder belangrijk, omdat de cholinerge receptoren zich vooral in de meer proximale, de grotere luchtwegen bevinden. Daarentegen is de gemiddelde deeltjesgrootte van een ICS weer wel van belang voor de werkzaamheid bij astma en eventueel bij COPD, omdat alleen deeltjes met een MMAD < 2 µm de kleinere luchtwegen kunnen bereiken. Juist in deze kleinere luchtwegen (*small airways*) zou zich de grootste concentratie aan steroïdreceptoren bevinden.

*Dosisaerosol*
Een dosisaerosol kan worden gebruikt met of zonder voorzetkamers, of met een mechanisme dat in werking treedt bij voldoende inademingskracht (*breath actuated inhalator*). Bij toepassing van de voorzetkamer brengt de patiënt een puf van de aerosol in dit hulpstuk, waarna op een rustige manier kan worden geïnhaleerd. Het coördinatieprobleem van de dosisaerosol wordt daardoor voorkomen, en dosisafgifte en deeltjesgrootteverdeling worden bij een dosisaerosol niet beïnvloed door de inspiratoire stroomsterkte.

*Vernevelaar*
Behandeling met een vernevelaar is slechts aangewezen wanneer de twee voorgaande inhalatiemethoden tekortschieten. Dit is het geval bij zeer jonge kinderen, hoogbejaarden en bij patiënten die er ernstig aan toe zijn. Het opgeloste medicament wordt met behulp van het apparaat en via een masker door de patiënt geïnhaleerd.

*Voorkeur inhalatiemethode*
De keuze valt op de vernevelaar wanneer de patiënt niet bewust kan inhaleren, of chronisch of tijdelijk te kortademig of benauwd is. Zowel de patiënt met ernstige COPD als de astmapatiënt tijdens en ernstige astma, kan blijvend of tijdelijk over te weinig inspiratiekracht beschikken. Bij de patiënt die voldoende inspiratoire flow kan bewerkstelligen en tevens over voldoende mond-/handcoördinatie beschikt, zal de keus vallen op een poederinhalator maar ook een dosisaerosol behoort dan tot de mogelijkheden. Bij onvoldoende coördinatie en/of onvoldoende inspiratoire flow zal de keus moeten vallen op een dosisaerosol met voorzetkamer of *breath actuated* dosisaerosol. In het bijzonder bij ICS kan een dosisaerosol met voorzetkamer de voorkeur hebben om orofaryngeale klachten te voorkomen. De meeste grote deeltjes van ICS blijven achter in de voorzetkamer, terwijl de werkzame kleine deeltjes van ICS de orofarynx passeren en grotendeels terechtkomen op de juiste plek: in de perifere kleinere

luchtwegen. De laatste jaren is een aantal dosisaerosolen met een veel kleinere deeltjesgrootte en een lagere afvuursnelheid beschikbaar gekomen. In de richtlijnen en standaarden hebben ze nog geen vaste plaats gekregen. Maar van geval tot geval zal moeten worden bekeken of een dergelijk dosisaerosol mogelijk is aangewezen ter verbetering van het effect van ICS. Het gaat om beclometason (Qvar™ Extrafijne Aerosol) ciclesonide (Alvesco®, tevens geschikt voor eenmaal daagse dosering) en de vaste combinatie beclometason en formoterol (Foster®).

> Intermezzo 5.1: Inhalatie-instructie in de praktijk
> Het is zaak om samen met de patiënt de bijzonderheden te bespreken van het inhaleren van luchtwegmedicatie. Alles kan niet in één keer: het gaat om het maken van een keuze en het vertrouwd raken met de gekozen toedieningsvorm. Medicatie bij astma/COPD wordt meestal geïnhaleerd. Dit heeft als voordelen dat:
> – het medicijn direct in de luchtwegen komt;
> – er minder medicatie nodig is;
> – er minder bijwerkingen zijn;
> – er sneller effect is (denk aan de luchtwegverwijders).
>
> Uit onderzoek blijkt dat 70% van de patiënten niet correct inhaleert. Het mag duidelijk zijn dat dit gevolgen heeft voor de behandeling. Het is dan ook van belang dat de patiënt een goede uitleg krijgt en dat ook regelmatig de inhalatietechniek gecontroleerd wordt.
>
> *Inhalatietechniek bij poederinhalator*
> Allereerst wordt de inhalator gebruiksklaar gemaakt (er zijn verschillende typen). Wat te doen:
> – adem uit;
> – plaats het mondstuk tussen de tanden en omsluit het met de lippen;
> – houd het hoofd lichtjes achterover;
> – adem krachtig en diep in;
> – neem de inhalator uit de mond;
> – houd de adem vijf tellen vast;

- adem uit, let erop dat er niet door het mondstuk uitgeademd wordt!

Overige aandachtspunten:
- bewaar de inhalator niet in vochtige ruimten;
- geef uitleg over het schoonmaken van de inhalator;
- geef uitleg over het gebruiksklaar maken van de inhalator (bijv. diskus altijd horizontaal houden, ook bij gebruiksklaar maken)
- geef uitleg over de controle van de inhoud;
- geef uitleg over de vervanging van de inhalator.

*Inhalatietechniek bij dosisaerosol*
Deze wijze van inhaleren is ingewikkeld en vereist een goede mond-/handcoördinatie. Het zal in de praktijk maar voor zeer weinig patiënten geschikt zijn. De laatste jaren zijn er diverse typen dosisaerosolen op de markt gekomen die het probleem van de goede mond-/handcoördinatie ondervangen. Bij de zogenoemde *breath-activated aerosol* wordt automatisch een dosering afgegeven als de patiënt inhaleert. Wat te doen:
- schud de dosisaerosol;
- neem het beschermkapje ervan af;
- houd de dosisaerosol met de opening naar de beneden;
- adem uit;
- plaats het mondstuk tussen de tanden en omsluit het met de lippen;
- adem langzaam in en druk tegelijkertijd de verstuiver in en blijf inademen;
- houd de adem 5 tot 10 tellen vast.

Overige aandachtspunten:
- geef uitleg over het schoonmaken;
- geef uitleg over de controle van de inhoud;
- deel het aantal doses per dag door het totale aantal aanwezig in de aerosol of eventueel voor controle tegen de spiegel of donkere achtergrond spuiten.

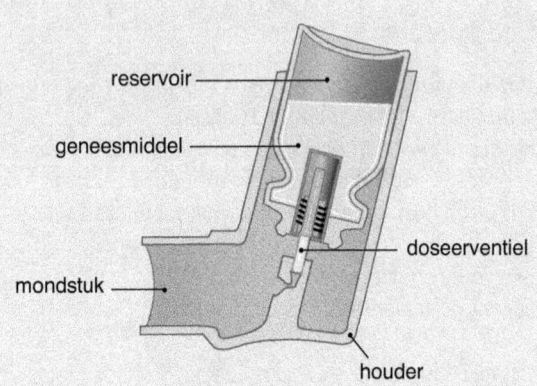

**Figuur 5.1** De dosisaerosol.

Inhalatietechniek bij dosisaerosol met voorzetkamer
- schud de dosisaerosol;
- plaats de dosisaerosol in de voorzetkamer;
- plaats het mondstuk van de voorzetkamer tussen de tanden en omsluit het met de lippen of plaats het kapje over neus en mond;
- druk de verstuiver in;
- adem rustig maar volledig in en uit door de voorzetkamer, volwassenen drie tot vijf keer, kinderen en ernstig benauwde personen vijf tot tien keer afhankelijk van het volume van de voorzetkamer;
- breng maar één dosering per keer in;
- herhaal de handeling wanneer er meerdere doseringen voorgeschreven zijn.

Overige aandachtspunten:
- geef uitleg over de controle van de inhoud van de dosisaerosol;
- geef uitleg over het schoonmaken van de dosisaerosol en de voorzetkamer, voor alle plastic voorzetkamers geldt hierbij eenmaal per week schoonmaken in een warm afwassopje, niet afdrogen maar aan de lucht laten drogen;
- geef uitleg over de vervanging van de voorzetkamer.

- geef uitleg over het gebruik van de voorzetkamer (bijv. de aerochamber mag niet gaan piepen of toeteren als je inademt).

*Inhalatietechniek bij vernevelaar*
- handen wassen;
- doe de medicatie, eventueel verdund met fysiologisch zout, in de medicijnkamer: werk hierbij zo schoon mogelijk;
- verwarm de medicijnkamer in de hand;
- zet het apparaat aan;
- plaats het mondstuk tussen de tanden en omsluit het met de lippen, of bij gebruik van een kapje: plaats dit over neus en mond;
- blijf rechtop zitten;
- adem rustig in en uit totdat de vernevelkamer leeg is (pruttelend geluid);
- maak alle onderdelen schoon volgens voorschrift fabrikant;
- filter en onderdelen moeten regelmatig vervangen worden!

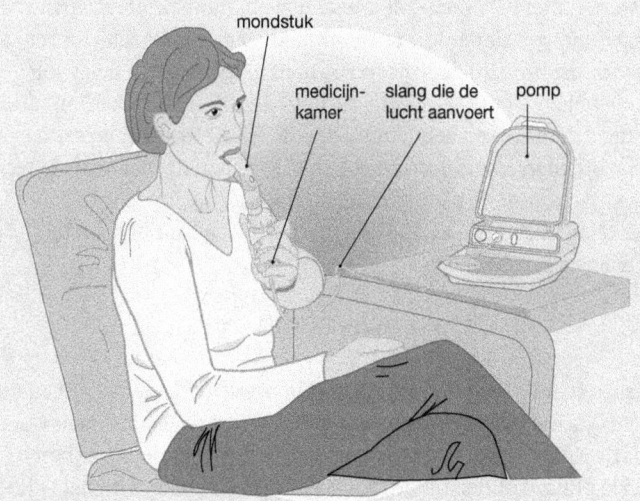

**Figuur 5.2** De vernevelaar.

> **Inhalatiecorticosteroïden**
> Na gebruik van inhalatiecorticosteroïden is het belangrijk dat de mond gespoeld wordt (niet doorslikken). Bij gebruik van een kapje tevens de huid rond mond en neus wassen.

## 5.5 Valkuilen medicamenteuze therapie

Het bespreken van de werking en eventuele bijwerkingen van de medicatie is bij uitstek een taak voor de praktijkondersteuner. De praktijkondersteuner heeft daar meer tijd voor dan de huisarts en komt hier als het goed is ook in meerdere consulten op terug. Ook bij verkeerd gebruik van de medicatie komt de werking van het medicijn weer ter sprake, om te kijken of de patiënt weet wat het doel van de medicatie is en wat het effect is op zijn gezondheid. De belangrijkste valkuil is weinig aandacht voor de bijwerkingen van inhalatiemedicatie. Het steeds weer bespreken van de werking en de mogelijke bijwerkingen wordt hopelijk beloond met therapietrouw. Een valkuil bij astma is te lang voortgezet gebruik van luchtwegverwijders in plaats van starten met ICS. Bèta-2-agonisten als monotherapie bij astma resulteert in verminderde werkzaamheid en mogelijk zelfs tot een toegenomen bronchiale hyperreactiviteit als gevolg van de onvoldoende behandelde ontstekingscomponent bij astma. Daarom moet eventueel gebruik van een langwerkende bèta-2-agonist bij astma altijd worden gecombineerd met een ICS. Een derde valkuil is te weinig aandacht voor de plaats van theofylline als luchtwegverwijder bij patiënten met astma en COPD die onvoldoende baat hebben bij luchtwegverwijders.

## 5.6 Medicamenteus stappenplan bij astma

De ervaren praktijkondersteuner kan in overleg met de patiënt en de huisarts de medicatie aanpassen, of vaststellen dat een consult van de longarts aangewezen is om de doelen van de behandeling te bereiken. De praktijkondersteuner volgt de NHG-Standaard bij het wijzigen van medicatie. De praktijkondersteuner kan eveneens een behandelvoorstel doen aan de huisarts. De doelen van de behandeling bij astma zijn:
- symptomen wegnemen;

- enkelvoudige medicatie zonder bijwerking;
- geen beperkingen door astma;
- normale longfunctie op langere termijn.

De eerste stap in elke behandeling betreft sanering van allergenen en – ook bij patiënten met astma – stoppen met roken. Daarnaast wordt bij de medicamenteuze behandeling een stappenplan gehanteerd. Volgens een internationale consensus wordt de behandeling van astma feitelijk in vier stappen ingedeeld, waarvan de laatste stap onder de longarts ressorteert. De ideale medicamenteuze behandeling bestaat uit één of twee puffen per dag, die de symptomen wegnemen en garant staan voor normaal functioneren met behoud van longfunctie op lange termijn: 'two puffs a day keep the doctor away'.

Tabel 5.3 Behandeling astma (GINA 2008/NHG 2007).

| Stap 1 | Stap 2 | Stap 3 | Stap 4 | Stap 5 |
|---|---|---|---|---|
| astmaeducatie/controle omgevingsfactoren | | | | |
| zo nodig snelwerkend bèta-2-agonist | | | | |
| | 'controller options' | | | |
| | kies | kies | voeg toe | voeg toe |
| | ICS laag | ICS hoog | naar keus: | naar keus: |
| | begin met IS als de diagnose astma duidelijk is | ICS hoog + LABA | ICS hoog + LABA | |
| | is intermitterende behandeling de beste optie | ICS laag + leukotriene Δ | leukotriene Δ | prednisolon |
| | | ICS laag + theofylline | theofylline | anti/IgE |

*Stap 1: bij alle gradaties van astma: luchtwegverwijders achter de hand*
Het schema in tabel 5.3 laat zien dat de plaats van kortwerkende bèta-2-mimetica zich zo nodig uitstrekt over de gehele range van astma: van licht tot ernstig astma. In figuur 5.3 is te zien hoe de plaats van luchtwegverwijders de laatste twintig jaar is geëvolueerd van prominent naar 'voor achter de hand'.

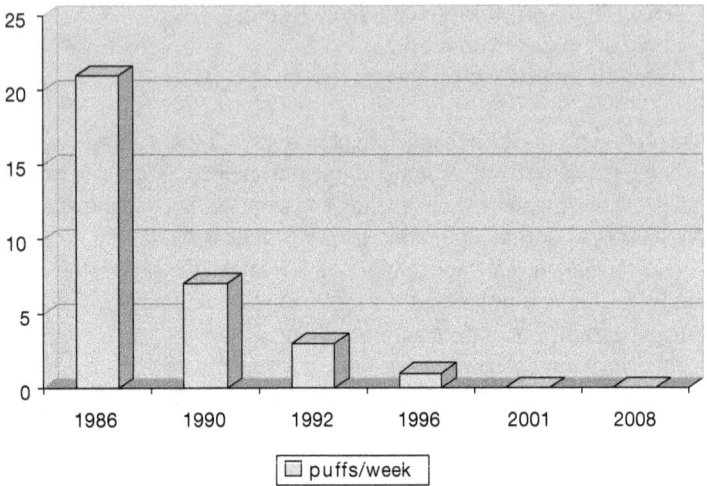

**Figuur 5.3** Hoeveel bèta-2-mimetica als stap 1 bij astma?

Stap 2: licht persisterend astma
Deze stap met ICS vormt feitelijk de eerste stap in de medicamenteuze behandeling van astma. Stap 1 wordt tegenwoordig meer beschouwd als een 'noodmaatregel', die niet nodig zou moeten zijn door adequate behandeling met ICS. Behandeling: dagelijks antiinflammatoire therapie per inhalatie (ICS < 400 µg). Bij persisterende en/of nachtelijke klachten overschakelen op een ICS met een hoge perifere depositie. Zo nodig toevoegen van inhalatie van een langwerkende bèta-2-agonist. Zo nodig toevoegen van een orale LTRA (montelukast).

Stap 3: matig persisterend astma
Bij stap drie gaat de keuze tussen verhogen van ICS of toevoegen van een langwerkende bèta-2-agonist (LABA), terwijl een leukotriënen antagonist of theofylline een optie is bij zowel stap 3 als 4. Behandeling: dagelijks inhalatiecorticosteroïden tot een dosis van 800 µg. Dagelijks langwerkende bèta-2-agonist (eventueel een combinatiepreparaat van ICS en langwerkende bèta-2-agonist). Eventueel dagelijks een tablet LTRA (montelukast). Theofylline proberen als het bovenstaande onvoldoende effect heeft.

## Stap 4: ernstig persisterend astma

Behandeling: dagelijks hoge dosis ICS, maar liefst niet meer dan 1000-1500 mcg. Tweemaal daagse toediening van een langwerkende bèta-2-agonist (LABA) is dan op zijn plaats. De vaste combinatie ICS/LABA is hier een uitkomst. Te overwegen is anticholinergicum, theofylline of LTRA toe te voegen aan de vaste combinatie. Langwerkende bèta-2-agonisten effectueren vooral een verbetering van de longfunctie, terwijl LTRA min of meer effectief kunnen zijn bij de ontstekingscomponent van astma. Bij astma met specifieke inspanningsklachten is onderhoudsbehandeling met een LTRA (montelukast) een optie, omdat deze LTRA tevens luchtwegverwijdende eigenschappen heeft. Bij patiënten met matig tot ernstig persisterend astma reduceert LTRA toegevoegd aan ICS het aantal exacerbaties van astma. Beide toevoegingen aan ICS geven een duidelijke verbetering, alleen ligt bij elk het accent verschillend. Zo realiseren langwerkende bèta-2-agonisten vooral een verbetering van de longfunctie, terwijl LTRA vooral effectief zijn tegen ontstekingscomponenten. Hierna moet in een stabiele situatie altijd worden geprobeerd de dosis ICS te reduceren (zie paragraaf 5.6.1).

## Stap 5: consult van de longarts

Het langdurig toevoegen van prednisolon per os of het overwegen van behandeling met IgE betekent: consult van de longarts. De indicaties voor behandeling van astma met IgE worden volledigheidshalve weergegeven in tabel 5.4. Voor patiënten met ernstig allergisch astma met frequente exacerbaties is behandeling met omazulimab een laatste stap in de behandeling. Het gaat om een tweewekelijkse injectie met een monoclonaal antilichaam (omazulimab) dat de hoeveelheid vrij beschikbaar IgE vermindert. Vrij beschikbaar IgE kan een stroomversnelling van allergische reacties veroorzaken. De patiënt moet na de injectie gedurende twee uur onder medisch toezicht blijven wegens soms optredende systemische bijwerkingen (0,1-1%), waaronder bronchospasmen en collaps door hypotensie. Evaluatie van het effect wordt bepaald na zestien weken behandeling aan de hand van het aantal exacerbaties. Het serum IgE blijft hoog en kan dus niet gebruikt worden als controleparameter (tabel 5.4). Het is duidelijk dat de behandeling met monoclonale antilichamen slechts ingesteld kan worden door (long)artsen met ervaring met deze vorm van behandeling van astma. De taak van praktijkondersteuner en huisarts kan zijn de patiënten te selecteren die voor een dergelijke behandeling in aanmerking komen en het desgewenst geven van de tweewekelijkse injectie.

**Tabel 5.4 Anti-IgE (omazulimab).**

- stap 5 in de behandeling
- ernstig persisterend IgE-gemedieerd astma
- IgE > 76 IE/ml
- subcutane injectie eenmaal per twee tot vier weken
- evaluatie van het effect na zestien weken
- IgE blijft hoog: is geen controleparameter

### 5.6.1 ASTMA ONDER CONTROLE

Is de situatie onder controle dan wordt altijd geprobeerd de dosis ICS te reduceren. De ICS moeten echter niet worden gestopt terwijl langwerkende bèta-2-agonisten wel worden gecontinueerd. Dit kan de klachten maskeren, terwijl het inflammatoire proces in de luchtwegen kan doorgaan. ICS staan op de eerste plaats. Inspanningsgebonden luchtwegvernauwing en nachtelijk astma zijn bruikbare anamnestische indicatoren voor een actieve luchtwegontsteking bij astma. Is de astma niet onder controle, dan gaat de voorschrijver steeds na waardoor dit het geval is:
- Is de diagnose astma wel juist?
- Zijn er bekende of nieuwe uitlokkende factoren in het spel?
- Zijn er barrières voor adequate inname van de medicatie?
- Is de eerder gekozen toedieningsvorm nog steeds geschikt?
- Bereikt de ICS wel de kleinere luchtwegen?

Ook bij de normale follow-up passeren deze vragen steeds weer de revue, om na te gaan of de medicatie het juiste niveau bereikt. Je zou kunnen zeggen dat de ernst van astma wordt bepaald door de hoeveelheid medicatie die de patiënt nodig heeft om klachtenvrij, en ook op langere termijn, gezond te blijven. Bij een ernstige astma-exacerbatie wordt een stootkuur prednisolon gedurende zeven dagen voorgeschreven of door de patiënt zelf gestart. Antibiotica zijn alleen geïndiceerd bij exacerbaties van astmapatiënten die een slechte longfunctie hebben, of als er duidelijke klinische aanwijzingen zijn voor een bacteriële infectie (hoge en langdurige koorts, afwijkend bloedbeeld, ernstig zieke patiënt).

> **Intermezzo 5.2: Keuze inhalator in de praktijk**
> Ga allereerst na of de patiënt voldoende krachtig kan inhaleren, want als dit niet het geval is vallen alle poederinhalatoren af.
> Ga vervolgens na of bewuste inhalatie via de mond mogelijk is. Zo ja, kies dan voor de dosisaerosol met voorzetkamer, de *breath-activated aerosol* of de vernevelaar. Zo nee, kies dan voor de voorzetkamer met mond-neuskapje of vernevelaar met mond-neuskapje. Uit onderzoek blijkt dat een dosisaerosol met voorzetkamer even effectief is als een vernevelaar. Nadelen van verneveling zijn:
> – inhaleren kost veel tijd voor de patiënt;
> – gevaar van besmetting van de vernevelvloeistof;
> – vervuiling van het apparaat;
> – het is kostbaar.
>
> **Bij kinderen**
> Bij kinderen onder de vier jaar wordt altijd gekozen voor een dosisaerosol met voorzetkamer met mond-neuskapje of eventueel een vernevelaar met mond-neuskapje. Bij kinderen vanaf vier jaar heeft verneveling via voorzetkamer met mondstuk of eventueel verneveling via mondstuk de voorkeur. Ga wel na of het kind dit inderdaad goed kan. Bij kinderen vanaf zeven jaar kan gestart worden met een poederinhalator.

## 5.7 Medicamenteus stappenplan bij COPD

Het lijstje met doelen bij de behandeling van COPD is langer dan dat bij astma (zie tabel 5.5). Astma is een meer voorbijgaand, of soms zelfs vluchtig ziektebeeld, dat meer flexibiliteit van de behandelaar vergt dan COPD. Het meestal niet-ernstig aandoende ziektebeeld van astma kan de patiënt wel veel overlast bezorgen en de kwaliteit van leven negatief beïnvloeden. Astma ontpopt zich in een aantal gevallen als een medeoorzaak van chronische luchtwegobstructie. Bij astma met persisterende (chronische) luchtwegobstructie zijn de doelen van de behandeling dezelfde als die bij COPD door andere oorzaken.

**Tabel 5.5  Doelen bij de behandeling van COPD.**

- afname van hoesten en kortademigheid
- voorkomen van progressie van de obstructie
- verbeteren van het inspanningsvermogen
- verbeteren van de kwaliteit van leven
- afname van het aantal exacerbaties
- verhogen van de levensverwachting

Het schema in tabel 5.6 laat zien dat langwerkende luchtwegverwijders zonder ICS een plaats hebben bij de behandeling van COPD. De medicatie bij patiënten met COPD (chronische bronchitis, emfyseem) bestaat in eerste instantie meestal uit een (langwerkende) luchtwegverwijder. De keuze van de luchtwegverwijder wordt medebepaald door de al of niet optredende verbetering van het prestatievermogen en de longfunctie na behandeling met inhalatie van een bèta-2-agonist of een anticholinergicum. De MRC-dyspneuscore lijkt een geschikt middel om samen met de patiënt te bepalen of er voldoende aanleiding is om te starten met een kort- of langwerkende luchtwegverwijder bij COPD. Ook als de $FEV_1$ niet blijkt te verbeteren kan er wel een subjectieve verbetering optreden, zoals vermindering van de kortademigheid en een toegenomen inspanningsvermogen. Mogelijk kan dit worden verklaard door een positief effect op de doorgankelijkheid van de kleine luchtwegen, waardoor de mate van hyperinflatie ('airtrapping') in rust en tijdens inspanning afneemt. COPD-patiënten lijken vaak beter op een anticholinergicum te reageren dan astmapatiënten. Waarom dat zo is, is niet duidelijk. Theofylline kan worden ingezet bij onvoldoende effect van LABA en of langwerkende anticholinergica. De werkingsduur van het langwerkende anticholinergicum (tiotropium (Spiriva®)), is langer dan 24 uur. Dit middel hoeft daarom slechts eenmaal per dag te worden geïnhaleerd. Wordt tiotropium als onderhoudsmedicatie gegeven aan COPD-patiënten, dan daalt het aantal exacerbaties sterker dan bij gebruik van kortwerkende bèta-2-agonisten. Mogelijk kan een nog beter luchtwegverwijdend effect worden bereikt door tiotropium te combineren met een langwerkende bèta-2-agonist.

De plaats van ICS bij de behandeling van COPD staat vast wanneer astma de (mede)oorzaak is van de chronische luchtwegobstructie. Je zou kunnen zeggen dat het dan gaat om astmapatiënten bij wie het vierde behandeldoel – behoud van normale longfunctie – niet is bereikt. In dat geval kan al na enkele weken een gunstig effect van ICS worden bemerkt. Gaat het om ICS die het aantal exacerbaties bij 'zuivere COPD' (COPD zonder astmacomponent) zou moeten reduceren, dan is het duidelijk dat binnen een paar weken nog geen effect verwacht mag worden. In dit geval zal evaluatie van het effect steeds na enige maanden plaatsvinden en na een jaar. ICS blijken de achteruitgang van de longfunctie bij COPD niet te kunnen voorkomen. Een vuistregel is om bij twee of meer exacerbaties per jaar een proefbehandeling met ICS gedurende een jaar te overwegen. Dit kan resulteren in een afname van het aantal exacerbaties met ongeveer 25%. Antioxidantia (N-acetylcysteïne) kunnen kortdurend worden toegepast bij patiënten met recidiverende exacerbaties. Of ze een additioneel effect hebben als patiënten al ICS gebruiken, is onduidelijk. In de NHG-Standaard wordt N-acetylcysteïne niet meer aanbevolen als onderhoudsbehandeling bij COPD.

Tabel 5.6 COPD-behandeling.

|  | mild | matig | ernstig | zeer ernstig |
|---|---|---|---|---|
| $FEV_1$ | > 80% | 50-80% | 30-50% | < 30% |
| leefstijl/niet roken | bewegen | bewegen | bewegen | |
| luchtwegverwijding | (langwerkende) bèta-2-agonist en/of anticholinergica | | | |
| | | | ICS (bij meerdere exacerbaties per jaar) | |
| | | | revalidatie | $O_2$/OK |

De tabel laat zien dat dagelijks bewegen en niet-roken de belangrijkste therapie is bij COPD. Vervolgens begint en eindigt de medicamenteuze behandeling bij COPD met langwerkende luchtwegverwijders. Inhalatiesteroïden bij COPD worden alleen voorgeschreven bij patiënten met gevorderd COPD die tweemaal per jaar of vaker een exacerbatie hebben. Let wel dat patiënten met chronische luchtwegobstructie door astma (de dubbeldiagnose 'astma en COPD') worden behandeld als astmapatiënten, dus van begin af aan met inhalatiesteroïden. Revalidatie is aangewezen bij COPD-patiënten bij wie reactivering in het dagelijks leven niet meer lukt. Behandeling met zuurstof ($O_2$) kan aangewezen zijn in een vergevorderd stadium van COPD. Operatieve behandeling (op de operatiekamer, bestaat uit longvolumereductiechirurgie waarbij sterk emfysemateuze delen van de longen worden verwijderd om het overgebleven, minder emfysemateuze, deel van de longen beter te laten functioneren) is aangewezen bij een beperkt aantal ernstige COPD-patiënten. Ook een enkele minder enstige COPD-patiënt met bullae (zie het intermezzo) kan in aanmerking komen voor behandeling op de operatiekamer.

### 5.7.1 BEHANDELING BIJ EEN COPD-EXACERBATIE

Om een exacerbatie van COPD te behandelen:
- is een prednison- of prednisolonkuur de manier. Patiënten met frequente exacerbaties kunnen een recept meekrijgen zodat zij zelf bij een toename van de klachten de kuur kunnen starten (ook bij COPD kan zelfzorg effectief zijn);
- zijn antibiotica alleen geschikt bij de groep patiënten met een slechte longfunctie, of als er duidelijke klinische aanwijzingen zijn voor een bacteriële infectie, zoals bij astma (hoge en langdurige koorts, afwijkend bloedbeeld, ernstig zieke patiënt).

> *Standpunten pro*
> - Medicatie werkt wanneer het de gezondheid bevordert bij gebruik en wanneer de gezondheid achteruitgaat bij stoppen.
> - Alle COPD-patiënten hebben chronische luchtwegobstructie ondanks/na behandeling.
> - Bronchiale hyperreactivteit (BHR) en reversibiliteit op salbutamol werden in het verleden beschouwd als specifieke kenmerken van astma.
> - Patiënten met astma vertonen echter niet altijd BHR of reversibiliteit, medeafhankelijk van het effect van ICS-medicatie die BHR tegengaat.
> - Patiënten met COPD die worden ingesloten bij geneesmiddelenstudies vertonen vaak (30-60%) toegenomen reversibiliteit en BHR.
> - Risicofactor voor progressief longfunctieverlies zijn: roken, hogere leeftijd, vrouwelijk geslacht, BHR, productief hoesten, ondergewicht en frequente exacerbaties.

- COPD wordt volgens de richtlijnen behandeld met (langwerkende) luchtwegverwijders. ICS worden aanbevolen bij ernstig COPD en bij COPD met frequente exacerbaties (de vuistregel).
- Er is een COPD-fenotype (verschijningsvorm) dat wordt gekenmerkt door toegenomen reversibiliteit en BHR, zoals waargenomen in de GLUCOLD-studie.
- Op grond van deze studie is ICS niet alleen geïndiceerd bij ernstig COPD maar ook bij de minder ernstige vormen.
- Bijwerkingen van ICS, zoals cataract en osteoporose, komen al vaak voor bij COPD op zich.
- Pneumonie: komt vaker voor bij gebruik van ICS bij COPD, maar de vaste combinatie ICS+LABA heeft juist een lagere sterfterisico.
- Kleine deeltjes ICS kunnen het beter doen bij COPD, omdat inflammatie meer voorkomt in de perifere (small airways) dan in de centrale luchtwegen bij COPD.
- ICS leiden tot verbetering van de gezondheidstoestand van COPD-patiënten en stoppen met ICS leidt tot verslechtering.

*Standpunten contra*
- COPD bestaat uit drie componenten: emfyseem, chronische bronchitis en 'small airways disease'.
- Werkzaam bij COPD zijn: stoppen met roken, revalidatie, luchtwegverwijders, zuurstof en korte stootkuren prednisolon per os, eventueel gecombineerd met antibiotica.
- Vanaf de jaren 1980 zijn ICS op grote schaal toegepast bij COPD zonder bewijs van werkzaamheid, laat staan van kosteneffectiviteit.
- In de 21e eeuw krijgt 50% van de nieuwe COPD-patiënten ICS eventueel gecombineerd met LABA (zie figuur 5.4).
- Het op grote schaal gebruiken van ICS bij COPD had tot gevolg dat studies in feite het stoppen met ICS en het er weer mee starten bestudeerden.
- De eerste golf onderzoeken naar ICS bij COPD in de jaren 1990 toonden geen effect.
- De tweede golf die begon na de millenniumwisseling combineerde ICS met LABA.

- Vrijwel alle studies schoten tekort in de duur van de follow-up.
- De beperkte werkzaamheid van ICS bij COPD wordt niet verklaard door het niet-bereiken van ICS van de perifere luchtwegen, want prednisolon heeft ook geen effect op de inflammatie.
- ICS deed het goed bij die COPD-patiënten die al ICS gebruikt hadden (selectie).
- Verder onderzoek van het effect van ICS op de drie verschillende componenten van COPD is nodig.

## 5.8 Overzicht van de beschikbare medicatie bij astma/COPD

*Inhalatiemedicatie bij astma/COPD*
1) Ontstekingsremmers:
*Inhalatiecorticosteroïden*
Kortwerkend:
- Beclometason (Beclometason[Div], Qvar®)
- Budesonide (Pulmicort®, Budesonide[Div])
- Fluticason (Flixotide®)

Langwerkend:
- Ciclesonide (Alvesco®)

2) Luchtwegverwijders:
*Bèta-2-sympaticomimetica:*
Kortwerkend:
- Salbutamol (Ventolin®, Airomir®, Salbutamol[Div])
- Terbutaline (Bricanyl®)

Langwerkend:
- Formoterol (Foradil®, Oxis®, Formoterol[Div], Atimos®)
- Salmeterol (Serevent®)

*Parasympaticolytica:*
Kortwerkend:
- ipratropiumbromide (Atrovent®, Ipratropium[Div], Ipraxa®)

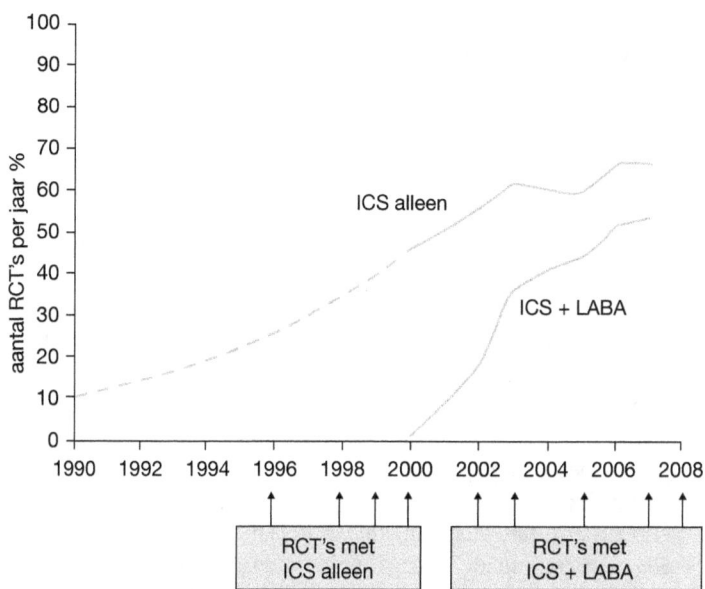

**Figuur 5.4** Schatting van het percentage COPD-patiënten dat inhalatiesteroïden gebruikte, alleen (ICS) of in combinatie met long-acting bronchodilator (langwerkende luchtwegverwijder, LABA), op basis van studies in de VS en Europa tussen 2000 en 2007 (streep) en teruggerekend tot 1990 (stippellijn). Beneden de horizontale as staan de publicatiedata van randomized controlled trials (RCT's) naar de werkzaamheid bij COPD van ICS op zich of in combinatie met LABA.

Langwerkend:
- tiotropium (Spiriva®)

3) Vaste combinaties van luchtwegverwijders
Bèta-2-sympaticomimetica en parasympaticolytica
Kortwerkend:
- salbutamol/ipratropium (Berodual®)
- fenoterol/ipratropium (Combivent®)

4) Vaste combinaties van ontstekingsremmers en luchtwegverwijders
- salmeterol/fluticason (Seretide®)
- formoterol/budesonide (Symbicort®)
- formoterol/beclometason (Foster®)

*Orale medicatie bij astma/COPD*
- Corticosteroïden: prednis(ol)on (Prednis(ol)on[FNA]
- Xantinederivaten: theofyllines (Theofylline[Div])
- Antileukotriënen(astma): montelukast (Singulair®)

*Immunomodulantia bij astma*
- Omazulimab (Xolair®, injectievloeistof)

*Aanwijzing voor het gebruik van dit overzicht*
- Voor details zoals dosering, eventuele specifieke verschillen tussen de diverse stoffen en medicatie per vernevelaar: raadpleeg het *Farmacotherapeutisch Kompas* (www.fk.cvz.nl).
- Overleg met de huisarts over de keus bij de betreffende patiënt: voor een bepaalde stof, voor een vaste combinatie of voor een bepaalde toedieningsvorm.
- Ga bij elke inhalator steeds na welke soort werkzame stof(fen) erin zit(ten): een ontstekingsremmer, een luchtwegverwijder of een vaste combinatie, en leg dit uit aan de patiënt.
- Eventuele orale medicatie is aanvullend op inhalatiemedicatie.
- Toepassing van immunomodulantia vereist specialistische expertise.

*Opmerkingen bij het maken van de keuze uit de middelen in het overzicht*
Inhalatiesteroïden: de onderlinge verschillen in werkzaamheid zijn niet groot. Ciclesonide is de uitzondering. Door de lange werkzaamheid van ciclesonide hoeft het slechts eenmaal daags te worden toegediend in tegenstelling tot beclometason, budesonide en fluticason.

Langwerkende bèta-2-sympaticomimetica: de inwerktijd van formoterol is iets korter dan die van salmeterol. Dat heeft ertoe geleid dat de vaste combinatie budesonide/formoterol geschikt is voor 'zo nodig' gebruik indien gecombineerd met onderhoudsbehandeling.

*De vaste combinaties van ICS en LABA (langwerkende bèta-2-sympaticomimetica), ICS+LABA*
Het gebruik van ICS+LABA bij astma respectievelijk COPD kent enkele 'eigenaardigheden'.
- Astma: ICS+LABA bij astma is de derde stap in de behandeling. Bij een eerste presentatie van astma kan de neiging bestaan om onmiddellijk te beginnen met ICS+LABA, zeker wanneer de sympto-

men acuut en heftig lijken. Voor het vertrouwen van de patiënt in de werkzaamheid van de inhalatietherapie lijkt ICS+LABA dan een voordeel. Nadeel is dat de voorschrijvend arts naderhand niet goed weet wat de werkzame component is: het ICS of de LABA. Een ander nadeel is dat de voor de hand liggende continuering van ICS+LABA bij deze patiënt ongemerkt kan leiden tot overbehandeling van zijn astma met LABA. Het voordeel van starten van de behandeling van astma met ICS en kortwerkende luchtwegverwijders (SABA) alleen voor 'zo nodig' is dat de diagnose astma ondersteund wordt wanneer ICS goed blijkt te werken. In beide gevallen, starten met ICS+LABA respectievelijk ICS en SABA leidt follow-up op korte termijn (1-2 weken) tot de oplossing van dit dilemma.

- COPD: ICS bij COPD hebben een plaats bij de patiënten met spirometrisch matig tot ernstig COPD met jaarlijks meerdere exacerbaties. Deze patiënten hebben meestal reeds langwerkende luchtwegverwijders, zodat bij hen ICS+LABA de juiste keus zijn. Bij het ontbreken van studies met directe vergelijking tussen salmeterol/fluticason (Seretide®) formoterol/budesonide (Symbicort®) en formoterol/beclometason (Foster®) komen alle drie deze middelen in aanmerking. De klinische relevantie van het onderlinge verschil in inwerkingssnelheid van het LABA (formoterol resp. salmeterol bij Symbicort en Foster resp. Seretide) noch van het verschil in deeltjesgrootte (kleiner bij Foster) voor deze indicatie is niet aangetoond. De keus is aan de behandelend arts.
- Het langwerkend anticholinergicum tiotropiumbromide (Spiriva®) kan worden toegevoegd aan ICS+LABA bij COPD, maar niet in dezelfde inhalator.
- Bij overwegend behoefte aan eenmaal in plaats van tweemaal daagse toediening van ICS en een langwerkende luchtwegverwijder kan, bij zowel astma als COPD, de keus vallen op ciclesonide (Alvesco®) en tiotropiumbromide (Spiriva®). Maar ook hier om technische redenen: niet in dezelfde inhalator.

Astma wordt gekenmerkt door overprikkelbare luchtwegen (bronchiale hyperreactivteit, BHR), inflammatie van de luchtwegen en luchtwegvernauwing die spontaan of door medicatie kan verdwijnen. De eerste voorwaarden voor adequate behandeling van astma zijn preventieve maatregelen, zoals het vermijden of elimineren van prikkels, patiëntenvoorlichting en -opvoeding en doelgerichte follow-up van de patiënt. Behandeling van de luchtwegobstructie bij astma met luchtwegverwijders zonder anti-inflammatoire werking is vooral bedoeld om benauwdheidsklachten bij astma te verhelpen. Het doel van de behandeling van astma met de anti-inflammatoir werkende inhalatiesteroïden (ICS) is het in remissie brengen van de aandoening. Hogere doelen bij de behandeling van astma, zoals het natuurlijk beloop van astma beïnvloeden of zelfs astma genezen met ICS, zijn niet realistisch gebleken. De doelen van de behandeling van astma zijn: afwezigheid van symptomen overdag en 's nachts, het overbodig zijn van luchtwegverwijders als rescue medicatie, het uitblijven van exacerbaties en abnormaal longfunctieverlies, en dit alles zonder beperkingen in het dagelijks leven. De casus van meneer Anysoli laat zien hoe ICS gebruikt kunnen worden door patiënten met astma.

Casus 5.1 Meneer Anysoli en medicatie bij astma
Meneer Anysoli is veertig jaar. Hij is nieuw in de praktijk en komt voor herhaalreceptuur op het spreekuur. Hij gebruikt budesonide 1dd 200 mcg (pulmicort turbuhaler 200 cg/d 200d, 1dd 1 puff) en formoterol zo nodig (oxis turbuhaler 12 mcg/d, 60d). De astma-anamnese van meneer Anysoli is rechttoe rechtaan. Sinds zijn tiende jaar heeft hij last van allergische rinitis (hooikoorts) en astma. De aanvallen van benauwdheid waren, en zijn nog steeds, prominenter aanwezig dan de rinitisklachten. Meneer Anysoli, die nooit gerookt heeft, heeft in wisselende mate last van alle bekende allergische en niet-allergische prikkels, afhankelijk van de blootstelling eraan. Zo nemen zijn astmaklachten toe in november (huisstofmijtenseizoen), mei/juni (hooikoortsseizoen), bij passief roken en bij koude buitenlucht. Acute inspanning is geen probleem, want daar doet hij niet zo vaak aan. Tijdens verblijf hoog in de bergen is er geen benauwdheid, behalve 's zomers tijdens overnachting in (bedompte) hutten voor bergbeklimmers.
Bij de dagelijkse medicatie budesonide gebruikt meneer Anysoli minstens eenmaal per week één of meer puffen formoterol, wegens acute, onverwacht optredende benauwdheid. Wanneer de huisarts wijst op het belang van regelmatige inname van de budesonide (ICS) ten gunste van minder gebruik van de luchtwegverwijder merkt meneer Anysoli dan ook op: 'maar ik zou

niet graag zonder formoterol op zak de deur uitgaan'. Afgesproken wordt om in perioden van verhoogde blootstelling aan huisstofmijten en graspollen de dosering budesonide te verhogen tot tweemaal daags 200 mcg of 400 mcg, om het gebruik van formoterol geheel overbodig te maken. De $FEV_1$ bedroeg tijdens het consult 4,19L (voorspeld 4,31L), de FVC 5,61L (voorspeld 5,28L).

Vraag 5.1
Meneer Anysoli heeft allergisch astma, is met een beperkte dosering ICS niet geheel symptoomvrij en is vrij van aanwijzing voor chronische luchtwegobstructie. Vóór aanpassing van de astmamedicatie zijn er drie opties. Welke?

Kernpunten
- Tot de luchtwegverwijders behoren: bèta-2-(adrenerge)agonisten (bèta-2-sympathicomimetica), anticholinergica en xanthinederivaten (theofylline).
- Anti-inflammatoire middelen zijn glucocorticosteroïden en leukotriënen receptorantagonisten.
- Inhalatie is de meest gebruikte toedieningsvorm van medicatie bij astma en COPD.
- Valkuilen bij medicamenteuze therapie zijn onder andere: weinig aandacht voor de bijwerkingen van inhalatiemedicatie, te lang voortgezet gebruik van luchtwegverwijders in plaats van starten met ICS bij astma, mogelijk te weinig aandacht voor de plaats van theofylline als luchtwegverwijder bij chronische luchtwegobstructie.

# Niet-medicamenteuze behandeling 6

## 6.1 Inleiding

De niet-medicamenteuze behandeling van patiënten met COPD en chronische luchtwegobstructie door andere oorzaken, zoals astma, omvat een aantal onderdelen. In paragraaf 6.1 wordt een aantal interventies besproken en deze worden verder uitgewerkt in de daaropvolgende subparagrafen. De rest van dit hoofdstuk gaat over stoppen met roken, omdat de meeste chronische luchtwegobstructies veroorzaakt worden door roken, en helpt de praktijkondersteuner bij de inzet bij stoppen met roken en andere gedragsinterventies bij COPD.

## 6.2 Interventies

De interventies bij de niet-medicamenteuze behandeling van patiënten met COPD en chronische luchtwegobstructie zijn:
- *actief opsporingsbeleid*, waarbij te denken valt aan *screening* en *case finding*, naast de normale klachtgerichte benadering door de huisarts;
- *stoppen met roken*, van levensbelang voor in ieder geval de rokende COPD-patiënt;
- *inspanningstraining*, bij alle gradaties van COPD;
- *longrevalidatie*, wordt uitsluitend gegeven binnen een longrevalidatieprogramma;
- *voedingsinterventie*, wordt overwogen bij ernstige COPD-patiënten met ondergewicht, ongewenst gewichtsverlies of een tekort aan vetvrije massa;
- *inspanningsonderzoek*, bij de patiënt die door COPD beperkt wordt in zijn beroepsbezigheden;

- *onderhoudsbehandeling met zuurstof*, wordt overwogen bij hypoxie: bij een percutaan gemeten $O_2$-saturatie < 92% wordt de arteriële zuurstofsaturatie (PaO2) bepaald;
- *jaarlijkse influenzavaccinatie*, geïndiceerd bij astma en COPD;
- *begeleiding*, gericht op zelfredzaamheid, erbij betrekken van partner en naaste omgeving.

De praktijkondersteuner astma/COPD heeft kennis en vaardigheden nodig om de genoemde interventies te kunnen uitvoeren. De meeste interventies kunnen plaatsvinden in de eerste lijn. Alleen bij voedingsinterventie, onderhoudsbehandeling met zuurstof en longrevalidatie is advies van de longarts nodig, omdat het hier patiënten met ernstig COPD betreft.

### 6.2.1 ACTIEF OPSPORINGSBELEID

Bij actief opsporingsbeleid valt, naast de normale klachtengerichte benadering door de huisarts, te denken aan 'screening' en 'case finding'. Screening is onderzoek van de bevolking op de aanwezigheid van ziekten, case finding is screening onder de personen met een bepaalde risicofactor.

*Screening*
De bij de huisarts ingeschreven patiënten vormen de 'praktijkpopulatie'. Het totaal van alle patiënten die ingeschreven zijn bij een van de ongeveer zevenduizend huisartspraktijken komt overeen met de Nederlandse bevolking. Van dit gegeven werd gebruikgemaakt bij de uitvoering van het bevolkingsonderzoek op baarmoederhalskanker en borstkanker in Nederland. Screening, bevolkingsonderzoek, is in Nederland aan wettelijke regels gebonden. Bij astma/COPD zijn de voorwaarden voor screening van de bevolking – conform de criteria van Wilson en Jungner – niet vervuld. Dit betekent dat ook de huisarts zijn praktijkpopulatie niet zal screenen op astma/COPD.

*Case finding*
Case finding betekent zoveel als screening binnen een risicogroep. Screening onder de personen met een risicofactor voor astma/COPD zou kunnen betekenen: onderzoek van de longfunctie bij alle bij de huisarts bekende rokers. Een argument vóór een dergelijke case finding is vroegtijdige diagnose van chronische luchtwegobstructie. Van het vroegtijdig vaststellen van chronische luchtwegobstructie

wordt een groter effect van voorlichting en leefstijlverandering (zoals stoppen met roken, meer bewegen) verwacht. Een ander argument vóór case finding kan zijn het vroegtijdige herkennen van astma, dat naast roken een factor is bij het ontstaan van chronische luchtwegobstructie. Blijkt astma een rol te spelen bij het ontstaan van chronische luchtwegobstructie, dan is een meer op astma gerichte behandeling op zijn plaats. Consensus binnen de beroepsgroep van huisartsen, gesteund door NHG-Standaarden en CBO-richtlijnen, kan bijdragen aan de maatschappelijke acceptatie van opsporing van de risicofactor 'roken' bij astma/COPD en astma. De zorgstandaard COPD (2010) lijkt hierin te voorzien. De praktijkondersteuner zou het voortouw kunnen nemen bij 'case finding' van COPD.

### 6.2.2 OPTIMALISEREN LICHAMELIJK PRESTATIEVERMOGEN

Bij patiënten met inspanningsgerelateerde klachten door COPD is fysieke training zinvol. Indien het een patiënt niet lukt zijn conditie zelf op peil te houden of te verbeteren door fysieke training (dagelijks een flink eind wandelen of gelijkwaardige beweging), kunnen huisarts, fysiotherapeut, longverpleegkundige en praktijkondersteuner de patiënt adviseren en begeleiden. Aanmoediging tot 'normaal' bewegen is op haar plaats. Bij patiënten met ernstige COPD wordt de training voorafgegaan door inspanningsonderzoek en wordt de inspanningstraining meestal gegeven in het kader van een longrevalidatieprogramma bij de longarts. Ook bij patiënten met ernstige COPD leidt fysieke training tot verbetering van het inspanningsvermogen, afname van dyspneuklachten en verbetering van de kwaliteit van leven.

### 6.2.3 ADEMHALINGSOEFENINGEN

Bij matig COPD kunnen ontspanningsoefeningen tijdelijk de ademfrequentie verlagen en dyspneu en angst verminderen. Bij meer ernstige COPD kunnen de thoraxexcursies worden verbeterd en de zuurstofsaturatie kan toenemen door ontspanningsoefeningen. Bij emfyseem en verminderde elasticiteit van de kleinere luchtwegen kan 'pursed-lips breathing' de kortademigheid doen afnemen. Men ademt in door de neus en ademt uit tegen de lichte weerstand die wordt gevormd door de getuite lippen. Daardoor verplaatst het zogenoemde 'equal pressure point' zich omhoog naar de grotere luchtwegen, waarvan de doorgankelijkheid minder wordt beïnvloed door de afgenomen elasticiteit van de longen dan bij de kleinere luchtwegen het geval is. Bij dyspnoïsche COPD-patiënten met afgenomen inspiratoire spierkracht leidt inspiratoire weerstandstraining tot versterking van de inademspieren, vergroting van het inspanningsvermogen en vermindering van de dyspneu. Fysiotherapie, zoals autogene drainage (huffen) en 'active cycle of breathing'-techniek (pursed-lips breathing), hebben een positief effect op het opgeven van slijm, maar geen effect op de longfunctie. Houdingsdrainage kan effectief zijn bij COPD-patiënten die veel sputum produceren. Het lijkt verstandig dat deze activiteiten worden overgelaten aan een fysiotherapeut. De ademhalingsoefeningen kunnen het best begeleid worden door een fysiotherapeut, die zich hierin bekwaamd heeft. De rol van de praktijkondersteuner is de aangewezen patiënt te motiveren tot deelname aan een programma bij de fysiotherapeut.

### 6.2.4 LONGREVALIDATIE

Bij alle COPD-patiënten wordt de aandacht gericht op een mogelijke indicatie voor longrevalidatie. De mate van kortademigheid is een eerste punt van aandacht. Longrevalidatie wordt verder overwogen bij het niet kunnen deelnemen aan de – voor de leeftijd – normale dagelijkse activiteiten, sport of werk. Zeker wordt revalidatie overwogen wanneer gebleken is dat reactivering en inspanningstraining binnen de eerste lijn niet toereikend waren om het lichamelijk prestatievermogen te verbeteren. Bij longrevalidatie past nader onderzoek naar de inspanningsbeperking van de patiënt, met wie vervolgens een individueel toegesneden programma wordt gestart. Ergometrie bij de longarts wordt geadviseerd ter bepaling van de belastbaarheid bij intensieve lichamelijke inspanning van patiënten met ernstige of zeer ernstige COPD. Bij patiënten met matige COPD kan de risico-inschatting beperkt blijven tot anamnese en het bepalen van de ernst van de longfunctiestoornis.

### 6.2.5 VOEDING

De voedingstoestand van COPD-patiënten met een:
- $FEV_1$ > 70% bleek verminderd bij 7%;
- $FEV_1$ van 50-70% bleek verminderd bij 10%;
- $FEV_1$ < 50% bleek verminderd bij 13%.

Een verminderde voedingstoestand bij patiënten met COPD gaat gepaard met:

- slechtere kwaliteit van leven;
- slechter algeheel functioneren;
- verhoogd risico op heropname voor COPD;
- licht verhoogd risico op sterfte.

Voor de diagnostiek en de beoordeling van de voedingstoestand is bepaling van de *body mass index* (BMI), het gewichtsverloop en/of de lichaamssamenstelling (vetvrije massa (VVM)) noodzakelijk. Een tekort aan VVM leidt tot een verminderde functionele capaciteit. Bepaling van de lichaamssamenstelling is bij COPD geïndiceerd bij een BMI < 21 en/of ongewenst gewichtsverlies van > 10% in zes maanden of bij ernstige COPD. Voedingsinterventie wordt meestal gecombineerd met inspanningsoefeningen om het lichamelijk prestatievermogen te optimaliseren. Het meten van het lichaamsgewicht door de praktijkondersteuner leidt tot 'case finding' van patiënten bij wie voedingsinterventie aangewezen is. De dieetbegeleiding van de COPD-patiënt met een BMI < 21 of een ongewild gewichtsverlies van > 10 kg, ligt voor een groot deel bij de diëtiste. De praktijkondersteuner moet wel alert blijven op het gewicht van de patiënt en het bespreekbaar maken als dit nodig is. De praktijkondersteuner kan in overleg met de huisarts de patiënt doorverwijzen naar de huisarts.

### 6.2.6 COPD EN WERK

De bedrijfsarts adviseert werkgever en werknemers over preventieve maatregelen op de werkplek, gericht op het verminderen van blootstelling aan schadelijke gassen, dampen of aerosolen. Bij de werknemers die worden blootgesteld aan stoffen, nevel en rook, en bij werknemers die mogelijk werkgerelateerde luchtwegklachten rapporteren, doet de bedrijfsarts nader onderzoek. Bedrijfsartsen en andere (arbo)professionals gaan na in hoeverre COPD en comorbiditeit van invloed zijn op de relatie belasting en belastbaarheid in het werk. Bij COPD-patiënten die beperkingen ervaren ten aanzien van de fysieke belasting in hun werk, is longfunctieonderzoek alleen onvoldoende om de energetische belastbaarheid goed te kunnen beoordelen. Inspanningsonderzoek is in dat geval geïndiceerd. De praktijkondersteuner informeert steeds naar de arbeidsomstandigheden.

## 6.2.7 ZUURSTOFTHERAPIE EN ADEMHALINGSONDERSTEUNING

Onderhoudsbehandeling met zuurstof bij patiënten met COPD is geïndiceerd in geval van $PaO_2 < 7{,}3$ kPa in een stabiele fase. De dosering van de zuurstof wordt bepaald aan de hand van de arteriële bloedgassen of de transcutaan gemeten zuurstofsaturatie. Gestreefd wordt naar een $PaO_2 > 8{,}0$ kPa of een zuurstofsaturatie gemeten met pulsoximetrie > 92%. Onderhoudsbehandeling met zuurstof resulteert bij een beperkt aantal patiënten op de korte termijn in vermindering van de kortademigheid en de ademarbeid, en in een kleine toename van de inspanningstolerantie. Bij COPD-exacerbaties wordt zuurstofbehandeling aanbevolen als $PaO_2 < 8{,}0$ kPa is of als de zuurstofsaturatie gemeten met pulsoximetrie < 90% is onder controle van de $PaO_2$. De COPD-patiënt die geïndiceerd is voor zuurstoftherapie, is meestal onder controle bij de longarts en wordt dus meestal niet gezien door de praktijkondersteuner.

## 6.2.8 VACCINATIES

Influenzavaccinatie vermindert het aantal exacerbaties van COPD in het daaropvolgende jaar, maar heeft verder geen duidelijke invloed op de longfunctie, het aantal ziekenhuisopnamen en de sterfte tijdens influenza-epidemieën. Influenzavaccinatie van COPD-patiënten geschiedt jaarlijks. Pneumokokkenvaccinatie wordt bij COPD niet aanbevolen wegens onvoldoende werkzaamheid. Vaccinaties zullen meestal worden uitgevoerd door huisarts en de doktersassistente, maar ook de praktijkondersteuner kan hierin een rol spelen. De praktijkondersteuner kan patiënten uitleg geven over het nut van de vaccinatie bij astma/COPD.

## 6.2.9 PSYCHOSOCIALE INTERVENTIE

Angst en depressie komen vaak voor bij patiënten met chronische luchtwegobstructie. Om de kwaliteit van leven van deze patiënten ook verder goed te kunnen beoordelen, is het van belang om aan alle patiënten, ongeacht de ernstgraad, steeds te vragen naar welbevinden, functionele beperkingen en sociaal functioneren. Comorbiditeit dient in kaart gebracht te zijn door de behandelend arts. Er zijn beperkte aanwijzingen dat psychosociale interventies, zoals relaxatietraining of cognitieve gedragstherapie, bij patiënten met chronische luchtwegobstructie een positief effect hebben op hun welbevinden en psychosociaal functioneren. 'Copinggedrag' van de patiënt zelf en ondersteuning door de partner en door het sociale netwerk spelen hierbij een belangrijke rol. Terugkerend contact met de praktijkondersteuner kan een doelmatige psychosociale interventie zijn. Een mogelijk hulpmiddel bij de communicatie met de COPD-patiënt is de CAT, de COPD Assessment Test. Gebruik van de CAT kan leiden tot een met de COPD-patiënt gedeeld inzicht in de ernst en de mate van beperking als gevolg van deze aandoening.

> Intermezzo 6.1: Is uw communicatie met de COPD-patiënt CAT-proof?
> De diagnose COPD berust op de trits: chronisch obstructief gestoorde longfunctie, een aanwijsbare (vermoedelijke) oorzaak, zoals roken, en een zekere mate van klachten en beperkingen. Voor wat betreft de meer precieze indicatie voor het starten met enige therapie (hoe erg moeten de symptomen en beperkingen zijn?) laten de huidige richtlijnen praktijkondersteuner en huisarts in het ongewisse. Recent werd een korte (acht item)vragenlijst ontwikkeld, de COPD Assessment Test (CAT). De CAT is valide, voldoende gevoelig voor verandering, betrouwbaar en geschikt voor wereldwijd gebruik voor beoordeling en follow-up van patiënten met COPD. De items gaan over hoesten, slijm opgeven, vastzitten op de borst ('chest tightness'), beperking in activiteiten binnenshuis, het vertrouwen om zich buitenshuis te begeven, slapen en 'energie'. De CAT is geen diagnostisch instrument, en is evenals $FEV_1$ en MRC-dyspneuscore (5 items over kortademigheid, zie hoofdstuk 2) ongeschikt om bij de individuele patiënt het effect van enige behandeling te meten. Voor effectstudies bij COPD is en blijft de St George Respiratory Questionnaire (50 items) de gouden standaard. Een item zoals 'energie' lijkt misschien soft, maar 'energie' is misschien wel iets waar met onze COPD-patiënt over te praten valt. Tot slot blijft de vraag of de CCQ (10 items, te vinden op www.ccq.nl), die reeds wordt gebruikt in een aantal COPD-protocollen, meer of minder 'proof' is dan de CAT. Oordeelt u voorlopig zelf over het 'CAT-proof' zijn van de communicatie van u en uw praktijkondersteuner met uw COPD-patiënt. Gebruik van de CAT kan leiden tot een met de COPD-patiënt gedeeld inzicht in de ernst en de mate van beperking als gevolg van deze aandoening.

| Kruis het vakje aan dat het best overeenkomt met uw ervaring, bijvoorbeeld: | | |
|---|---|---|
| Ik ben zeer gelukkig | 0 1 2 3 4 5 | Ik ben zeer ongelukkig |

score

| | | |
|---|---|---|
| Ik hoest *nooit* | 0 1 2 3 4 5 | Ik hoest *altijd* |
| Ik heb *geen* slijm in de longen | 0 1 2 3 4 5 | Ik heb *veel* slijm in de longen |
| Het zit *niet* vast op de borst | 0 1 2 3 4 5 | Het zit *erg* vast op de borst |
| Ik ben *niet* buiten adem na één trap omhoog lopen | 0 1 2 3 4 5 | Ik ben *zeer* buiten adem na één trap omhoog lopen |
| Ik ben *niet* beperkt in mijn activiteiten binnenshuis | 0 1 2 3 4 5 | Ik ben *zeer* beperkt in mijn activiteiten binnenshuis |
| Ik kan *gerust* buitenshuis gaan ondanks mijn longconditie | 0 1 2 3 4 5 | Ik kan *niet gerust* buitenshuis gaan met mijn longconditie |
| Ik slaap *lekker* | 0 1 2 3 4 5 | Ik slaap *niet lekker* wegens mijn longconditie |
| Ik heb *genoeg* energie | 0 1 2 3 4 5 | Ik heb *helemaal geen* energie |

totaal score ☐

**Figuur 6.1** Hoe is het met uw COPD (de CAT-vragenlijst)?

- De items voor 'hoesten' en 'slijm opgeven' discrimineren meer bij licht COPD, de items voor 'vastzitten op de borst' en 'gerust buitenshuis gaan' discrimineren meer bij ernstig COPD.
- De CAT-score is de som van alle antwoorden. Bij ontbreken van één of twee items kan hun score worden gesteld op het gemiddelde van de zes of zeven wél ingevulde scores. De totaalscore van de CAT reikt van 0 tot en met 40.

## 6.3 Stoppen met roken bij COPD en astma

### 6.3.1 INLEIDING

Het leeuwendeel van chronische luchtwegobstructie wordt veroorzaakt door roken. Dat maakt dat bij de niet-medicamenteuze behandeling van COPD stoppen met roken op de eerste plaats staat. Een rokende COPD-patiënt heeft mogelijk twee chronische aandoeningen: COPD en rookverslaving. Bij astma is aandacht voor roken evenzeer op zijn plaats, omdat de rokende astmapatiënt minstens twee risicofactoren heeft om chronische luchtwegobstructie te ontwikkelen: astma en roken. Rokende astma- en COPD-patiënten behoren tot de harde kern van de rokers. Ze hebben hun ongezonde gewoonte vastgehouden, in weerwil van het feit dat ze er zelf ook schade van ondervinden. De stelling 'patiënten met COPD dienen niet te roken' oogt simpel, maar daarmee is de zorg niet klaar. Bij astma en COPD laat de huisarts zijn gebruikelijke reactieve (vraaggestuurde) zorg varen voor een meer 'proactieve' rol als het gaat om stoppen met roken. Bij rokende patiënten met astma en COPD is het onontkoombaar dat de praktijkondersteuner en/of huisarts steeds opnieuw, gevraagd en ongevraagd, op het roken terugkomt. Hulp bij stoppen met roken levert meer op naarmate de steun intensiever is en langer duurt. Het geschatte maximum van de duur van effectieve hulp bij stoppen met roken varieert in de literatuur van dertig tot vijfhonderd minuten. Maar ook een enkele, goed getimede opmerking kan effectief zijn. Stoppen met roken wordt in de volgende paragrafen verder uitgewerkt. In paragraaf 6.4 worden de principes van de MIS besproken. Deze principes liggen aan de basis van de NHG-Standaard 'Stoppen met roken' (zie ook bijlage 5) en de CBO-richtlijn Tabaksverslaving, die daarna in paragraaf 6.5 aan bod komen. In het verleden was niet duidelijk of het geven van feedback over spirometriegegevens en over meting van uitgeademd koolmonoxide bijdraagt aan stoppen met roken. Elders in dit hoofdstuk vindt u meer recente informatie over dit onderwerp. In paragraaf 6.6 staat het maken van een totaalplan voor het stoppen met roken en preventie centraal.

### 6.3.2 SELECTIEVERTEKENING BIJ ONDERZOEK NAAR HULP BIJ STOPPEN MET ROKEN

Het effect van farmacologische ondersteuningsmiddelen als NRT (Nicotin Replacement Therapy, tijdelijk gebruik van nicotinepleisters en kauwgom e.d. bij de stoppoging) en antidepressiva bij het stoppen met roken is bewezen. Echter, de groep rokers die bereid is deze middelen langdurig te gebruiken, vormt een selectie van meer gemotiveerde mensen. De vraag rijst dan wat de werkzame factor is bij NRT en antidepressiva: de gebruikte hulpmiddelen zelf of de sterkere motivatie van deze groep om te stoppen met roken. Een ander voorbeeld van selectievertekening is te zien bij langdurige gedragsveranderende psychotherapie, die werkt bij de rokers die bereid en in staat zijn deze stap te nemen. Studies naar interventies bij stoppen met roken maken gebruik van een selectie van patiënten, waardoor vertekening van resultaten optreedt en de generaliseerbaarheid ervan beperkt is. Aangezien de klinische relevantie van medicatie en psychotherapie bij stoppen met roken niet steeds duidelijk is en de motivatie bij de patiënt om dit soort hulp te gebruiken beperkt is, heerst er grote variatie in benadering van de rokende patiënt in de huisartspraktijk. Wanneer het gaat om patiënten met astma en COPD in de huisartspraktijk is het zaak dat hulp bij stoppen met roken aan zoveel mogelijk van deze patiënten geboden wordt. Een individueel hulpplan is daarbij noodzakelijk. Praktijkondersteuner en huisarts beoordelen wie voor welke aanpak in aanmerking komt. Het stappenplan van de minimale interventie bij stoppen met roken (MIS, zie paragraaf 6.4) is een handvat voor dit individuele hulpplan. Verder is individuele hulp bij stoppen met roken meer effectief in een maatschappelijke context, zoals waarschuwingen op verpakkingen en voortdurende prijsverhoging van rookwaren, het rookverbod in openbare gelegenheden en horeca. Dit laatste kan bovendien als gevolg hebben dat meer mensen uit zichzelf stoppen met roken, of meer vragen om hulp bij stoppen met roken bij de huisarts. Tot slot vervult het sociale systeem van de patiënt een sleutelrol bij stoppen met roken.

### 6.3.3 DE LEVENSLOOP VAN DE ROKER

De door Prignot genoemde 'rokerscarrière', verbeeld in figuur 6.2, laat de levensloop van de roker zien. Het illustreert zijn probleem. Iedereen wordt geboren als non-smoker (A), vanaf de leeftijd van tien jaar, of eerder, maakt een aantal kinderen kennis met de eerste sigaret en is dan een 'trying smoker' geworden. De eerste sigaret is de aanleiding tot incidenteel (B) of dagelijks roken (C). De vraag 'heb je al eens een sigaret gerookt?' kan bij kinderen op zijn plaats zijn. Het wordt relevant geacht het tijdstip van kennismaking met de sigaret, in het bijzonder bij het jonge kind, zo lang mogelijk uit te stellen. De puberteit betekent voor een aantal kinderen dat ze erbij horen door te roken: de 'happy smoker' (D). Bij de helft van de kinderen die rookt in de puberteit krijgt ambivalentie over het roken zodanig de overhand (E), dat na kortere of langere tijd het plan om te stoppen gerijpt is (F). De problemen beginnen pas goed na de eerste stoppoging (G), want de poging om te stoppen lukt vaker niet (I) dan wel (H). Zo kan worden aangenomen dat de COPD-patiënt die op middelbare leeftijd gediagnosticeerd wordt, op dat moment gemiddeld al vier à vijf serieuze stoppogingen achter de rug heeft. Mislukte pogingen worden gezien als een barrière voor een nieuwe poging om te stoppen. Terloops aan een nieuwe COPD-patiënt de vraag stellen 'hoe vaak bent u al gestopt met roken?', levert veel informatie in korte tijd. De patiënt doet verslag van zijn stoppogingen en evenzoveel mislukkingen. Ook bij de enkeling die nog nooit heeft gedacht over stoppen met roken, heeft u een goed aanknopingspunt voor een volgend gesprek. Een van de latere pogingen is meestal succesvol (J), en een enkele roker gaat ermee door tot het eind (K).

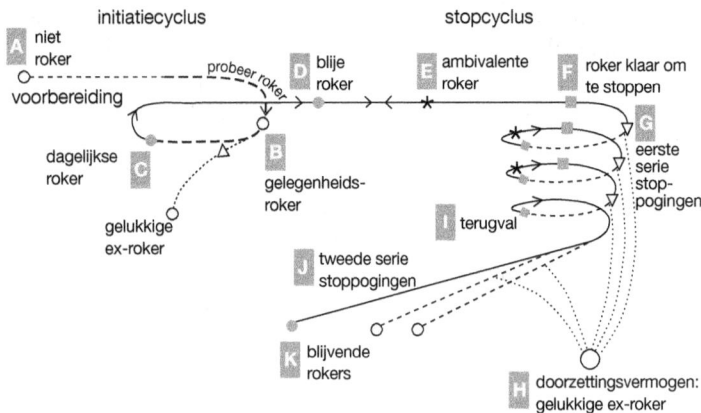

**Figuur 6.2** De levensloop van de roker: van A tot en met K.

### 6.3.4 STOPPEN MET ROKEN: SPONTAAN OF MET HULP

Een groot deel van de arbeid om te stoppen met roken wordt geleverd buiten het zorgcircuit. Het was de Canadese huisarts Larabie opgevallen dat vooral die patiënten succesvol waren die schijnbaar halsoverkop stopten met roken, vergeleken met de patiënten die langdurig werden begeleid langs de diverse motivatiestadia. Naar aanleiding van deze waarneming werd verder onderzoek verricht. Naar voren kwam dat de helft van de stoppogingen ongepland is: een aantal mensen stopt, schijnbaar plotseling, van de ene dag op de andere. Deze 'halsoverkop-stoppers' lijken tevens meer succes te hebben bij hun stoppoging dan degenen die stoppen met behulp van huisarts, specialist of psycholoog. 'Halsoverkop-stoppers' kunnen voldoende hebben aan een beetje belangstelling, en eventueel medicatie, om terugval te voorkomen. Kortom, feliciteer deze mensen met de belangrijke stap die ze hebben gemaakt. Het mechanisme bij halsoverkop-stoppers wordt volgens West en Sohal verklaard door een hoog niveau van 'motivational tension', dat kan leiden tot stoppen met roken door een geringe 'trigger'. Het lijkt aannemelijk dat ongepland stoppen met roken een kick geeft, gemedieerd door uitstoot van endorfinen en andere neurotransmitters in het centraal zenuwstel. Niet alleen nicotine, maar ook halsoverkop-stoppen kan het 'beloningscentrum' (reward centre) in de hersenen van de verslaafde roker beïnvloeden. Hulpverlening door artsen bij stoppen met roken lijkt te impliceren: inspelen op het gemoed van de doorrokende patiënt. Daarna staat de arts voor een drempel. Het stellen van een enkele vraag echter kan voldoende zijn om de patiënt met een zeker niveau van 'motivational tension' te raken. Vragen die de patiënt op dat moment over de brug kunnen helpen zijn: overweegt u wel eens om te stoppen met roken, wat houdt u tegen om te stoppen? De hulp bij stoppen met roken in de huisartspraktijk bij de patiënten die een langere aanloop nemen bij het stoppen, wordt besproken in paragraaf 6.4 over de MIS.

## 6.4 Minimale interventiestrategie (MIS)

De MIS kent de volgende stappen:
1 Rookprofiel vaststellen:
   - de mate van nicotineafhankelijkheid;
   - de sterkte van de motivatie om te stoppen.
2 Motivatie verhogen.
3 Wat zijn de barrières om te stoppen?
4 Stopafspraak/-datum.
5 Hulpmiddelen: informatiemateriaal/medicatie.
6 Nazorg.

Bij introductie van de *minimale interventiestrategie* (MIS) bij stoppen met roken, tien jaar geleden, maakte één op de tien huisartsen gebruik van deze methode. Uit recent onderzoek blijkt bijna de helft van de huisartsen bekend met deze methode. Bij één op de vier adviezen conform de MIS schrijft de huisarts een bijbehorend geneesmiddel voor, terwijl dat tien jaar eerder slechts bij 10% het geval was. Rokers met COPD vertonen een sterkere nicotineverslaving dan rokers zonder COPD. Intensieve gedragsinterventies gecombineerd met farmacotherapie (met nicotinevervangende middelen of bupropion) leveren bij COPD meer stoppers op dan geen behandeling of alleen gedragsinterventies. In deze paragraaf wordt nader ingegaan op de theorie van stoppen met roken: de rol van 'nicotineafhankelijkheid', 'motivatie', 'sociale omgeving' en 'self efficacy' bij het stoppen met roken.

*Nicotineafhankelijkheid*
De makers van de MIS gingen er – gezien stap 1 – ruim tien jaar geleden al van uit dat nicotineafhankelijkheid de drijvende kracht is achter het roken en dat de mate van motivatie van de patiënt de volgorde van de verdere stappen bepaalt. Deze opvatting is nog hoogst actueel. De mate van nicotineafhankelijkheid wordt vanouds bepaald aan de hand van zes vragen van de Fagerstrom-index (tabel 6.1). Om praktische redenen reduceerde de MIS het aantal vragen om de afhankelijkheid van nicotine te bepalen tot twee:
1 Hoe lang na het opstaan steekt u de eerste sigaret op?
2 Hoeveel sigaretten rookt u per dag?

Roken binnen dertig minuten na het opstaan en vijf à tien sigaretten per dag roken wijzen beide op nicotineafhankelijkheid. Fagerstrom heeft erop gewezen dat slechts één vraag voldoende kan zijn: hoe lang na het opstaan steekt u de eerste sigaret op? Vooral bij patiënten met astma en COPD lijkt deze ene vraag voldoende om de mate van nicotineafhankelijkheid te bepalen. De Fagerstrom-index (tabel 6.1) laat zien welke keuzes er zijn in het gesprek met de patiënt, maar is al met al meer geschikt voor onderzoeksdoeleinden dan voor gebruik in de spreekkamer.

**Tabel 6.1  De Fagerstrom-index (Fagerstrom, 1978).**

| 1. Hoelang na het ontwaken rookt u uw eerste sigaret? | |
|---|---|
| – < 5 min | 3 punten |
| – 6 à 30 min | 2 punten |
| – 31 à 60 min | 1 punt |
| – > 60 min | 0 punten |
| 2. Kunt u zich gemakkelijk onthouden van roken op plaatsen waar dit verboden is? | |
| – Ja | 0 punten |
| – Nee | 1 punt |
| 3. Welke sigaret zou u het moeilijkste kunnen missen? | |
| – De eerste | 1 punt |
| – Eender welke andere | 0 punten |
| 4. Hoeveel sigaretten rookt u per dag? | |
| – < 31 | 3 punten |
| – 21 tot 30 | 2 punten |
| – 11 tot 20 | 1 punt |
| – ≥ 10 | 0 punten |
| 5. Rookt u meer het eerste uur na het ontwaken dan de rest van de dag? | |
| – Ja | 1 punt |
| – Nee | 0 punten |
| 6. Rookt u als u zo ziek bent dat u overdag het bed moet houden? | |
| – Ja | 1 punt |
| – Nee | 0 punten |

Score > 8: sterke afhankelijkheid, score 4 tot 7: lichte afhankelijkheid, score < 4: geen afhankelijkheid.

Stoppen met roken is niet alleen het doorbreken van een verslaving. Stoppen met roken is vooral ook een veranderingsproces: het afleggen van een ongezonde gewoonte. Een verzameling van theorieën (het 'transtheoretisch model') wordt gebruikt om dit veranderingsproces te kunnen vatten. Motivatie of attitude(A), invloed van de sociale omgeving(S) en 'self efficay'(E) zijn de factoren binnen het zogenoemde ASE model.

## Motivatie

Bij de motivatie van de patiënt worden vijf stadia onderscheiden: *weigering, overweging, voorbereiding, actie* en *handhaving*. De meeste rokers doorlopen deze stadia meerdere malen. Want terugval in het oude gedrag (roken) komt vaker voor dan definitief stoppen. De diverse motivatiestadia van de vijftigjarige patiënt met COPD, die gemiddeld vier à vijf serieuze pogingen om te stoppen met roken achter de rug heeft, wordt weergegeven in figuur 6.3.

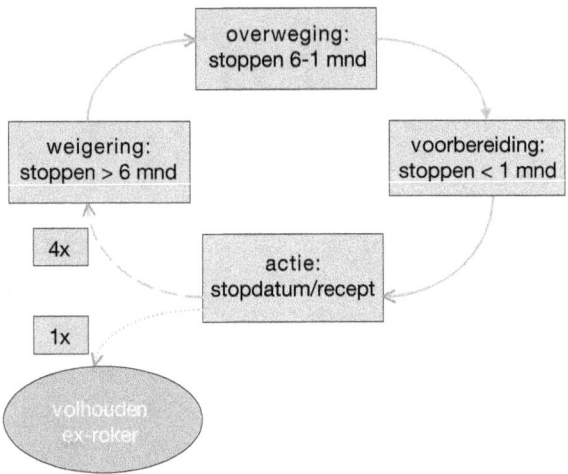

**Figuur 6.3** *Motivatiestadia. De gemiddelde COPD-patiënt van vijftig jaar heeft gemiddeld vier à vijf serieuze stoppogingen achter de rug.*

Tabel 6.2 met de motivatiestadia van de patiënt laat enkele dingen zien. Wanneer u de uiterste linker en rechter kolom (stage en stadium) met elkaar vergelijkt dan valt u op dat het Amerikaanse 'precontemplation' sympathieker klinkt dan 'weigering' in het Nederlands. Verder ziet u dat u het motivatiestadium gemakkelijk bepaalt aan de hand van een eenvoudige vraag als 'wanneer had u gedacht te stoppen met roken?' niet binnen zes maanden, binnen zes maanden of binnen een maand? Het eventuele recept houdt u voor u tot de patiënt de actiefase heeft bereikt. Eerst is de patiënt aan het woord. Bekend is dat hulpmiddelen zoals nicotinepleisters beter werken binnen het kader van meer intensieve begeleiding. Een recept dat wordt geschreven terwijl de patiënt nog aarzelt heeft minder kans op succes dan wanneer wij het moment afwachten waarop de patiënt voldoende gemotiveerd blijkt.

**Tabel 6.2** Motivatiestadia van de patiënt.

| Stage | Plan | Stadium |
|---|---|---|
| precontemplatiom | stoppen > 6 maanden | weigering |
| contemplation | stoppen < 6 maanden | aarzeling |
| preparation | stoppen < 1 maand | voorbereiding |
| action | stopdatum/recept | actie |
| maintenance | belangstelling tonen | stabilisatie |

De sociale omgeving

De sociale omgeving wat betreft roken bestaat onder andere uit:
- zwartgedrukte EU-teksten op sigarettendoosjes (die blijken effectief);
- het rookverbod in de horeca ('een verademing voor gasten en personeel');
- al dan niet roken in huiselijke kring, op het werk, enz. (de sociale omgeving);
- de manier waarop de rokende patiënt binnen de medische zorg wordt bejegend.

De invloed van de sociale omgeving op het gaan en stoppen met roken werd recent gedemonstreerd in een onderzoek onder de deelnemers van de Framingham Heart Study in de Verenigde Staten, dat liep van 1971 tot 2003. In deze periode nam het roken in de VS af van 45 naar 21%. De invloed van de sociale omgeving op de afname van het roken bleek groter naarmate de (familie)relaties nauwer waren. Stoppen met roken door de partner had het grootste effect: 67% minder roken. Bij niet-rokende vrienden rookte 36% minder, bij niet-rokende collega's was dit 34% en bij niet-rokende broer of zus ging het om 25%. Het minste effect hadden niet-rokende kennissen en buren, in het bijzonder bij een lager opleidingsniveau. De invloed van de omgeving op roken is uitermate groot. Het normale, terugkerende gesprek met de individuele roker tijdens het zorgcontact – waarbij de motivatie om te stoppen wordt gepeild en de barrières in beeld komen – kan aangewend worden als een collectieve interventie door praktijkondersteuners en huisartsen.

### Self efficacy

Bij self efficacy (eigen effectiviteit) gaat het om het vertrouwen dat mensen hebben in hun vermogen om bepaald gedrag daadwerkelijk ten uitvoer te kunnen brengen. Het is een doorslaggevende factor bij stoppen met roken: heeft de patiënt voldoende zelfvertrouwen om te kunnen stoppen? Het consult van huisarts of praktijkondersteuner leent zich bij uitstek om het zelfvertrouwen van de patiënt met betrekking tot stoppen met roken te peilen. Een gesprek kan bijvoorbeeld goed op gang worden gebracht met een op uitnodigende wijze gestelde vraag als: 'Wat houdt u tegen om te stoppen?' Of in een eerste gesprek met een patiënt van middelbare leeftijd over bevindingen die wijzen op chronische luchtwegobstructie door roken, kan terloops gevraagd worden: 'Hoeveel pogingen om te stoppen heeft u eerder in uw leven gedaan?'. De patiënt zal u dan waarschijnlijk spontaan vertellen over zijn barrières, hoe vaak en hoe snel het weer misging, en wat de aanleiding was voor de zoveelste mislukking. Aandacht voor de self efficacy van de patiënt brengt de barrières om te stoppen automatisch in beeld (stap 3 van de MIS). Ook bij de nazorg (stap 6 van de MIS) krijgt self efficacy de nodige aandacht. Wat doet een dreigende mislukking of terugval in de oude gewoonte met het zelfvertrouwen van de patiënt? Terugval na een langdurig geslaagde stoppoging kan ook samenhangen met een 'life event', waardoor het gesprek een andere wending kan nemen. Vragen over self efficacy confronteren de patiënt met zichzelf. Als hij vervolgens de gelegenheid krijgt om hierop te reflecteren, dan krijgt hij wellicht vertrouwen en zal hij in een volgend consult bereid zijn terug te komen op het stoppen met roken. Aldus ontwikkelt u een 'best practice' bij 'gedragsverandering'.

### 6.5 De NHG-Standaard Stoppen met roken en de CBO-richtlijn Tabaksverslaving

Deze richtlijnen stellen een driestappenplan voor bij stoppen met roken:
1 kort eenmalig advies door de huisarts;

2 korte interventie: twee of meer zorgcontacten door praktijkondersteuner en huisarts;
3 intensieve interventie: die is nog in ontwikkeling.

### 6.5.1 KORT EENMALIG ADVIES

Veel rokers willen stoppen met roken en doen dat op eigen houtje, naar schatting 3 à 4% per jaar. De relevantie van het korte eenmalige advies bij stoppen met roken bij astma en COPD wordt onderstreept door de schatting van het effect van eenmalige uitleg door de huisarts van de relatie tussen roken en een gepresenteerde klacht of ziekte-episode. Eenvoudige uitleg over de relatie tussen roken en klacht of risicofactor door de huisarts (1 à 2 minuten) tijdens een gewoon consult verhoogt het stoppercentage met 1-3%. Dit aantal zou bij zwangeren of bij patiënten in andere risicogroepen tot 7% bedragen. Bij COPD-patiënten blijkt periodiek herhaald kort advies effectief bij zorgvuldige follow-up. De Scandinavische huisarts Stratelis liet zien wat het effect kan zijn van kortdurend en jaarlijks herhaalde uitleg over het verband tussen de roken en de longfunctie bij COPD (tabel 6.2). De terugkerende aandacht werkte bij rokers met chronische luchtwegobstructie nog beter dan bij rokers van wie de longfunctie normaal bleef. Deze aanpak kan aangemerkt worden als een 'best practice' bij roken en COPD in de huisartspraktijk; navolgenswaard voor de praktijkondersteuner?

| Tabel 6.3 | Effect van herhaald advies bij roken + COPD (119) en roken – COPD (326). |
|---|---|
| interventie | – jaarlijkse spirometrie |
| | – kort 'stoppen met roken' advies door praktijkondersteuner |
| | – brief van de dokter |
| effect, gestopt na drie jaar | – rokers met COPD: 29% |
| | – rokers zonder COPD: 14% |

Bron: Stratelis et al. Scan J prim Health care 2006:133-139

### 6.5.2 KORTE INTERVENTIE

De korte interventie, die eventueel volgt na het korte eenmalige advies van de huisarts, bestaat uit twee of meer zorgcontacten door de praktijkondersteuner en/of de huisarts. Het aantal consulten, waarbij de huisarts een 'substantieel' deel van het herhaalconsult besteedt aan stoppen met roken, blijkt gering: gemiddeld per huisarts omgerekend eenmaal per twee à drie weken. Daarom lijkt praktijkondersteuning onmisbaar voor het systematisch uitvoeren van de korte interventie in de huisartspraktijk.

### 6.5.3 INTENSIEVE INTERVENTIE

De praktijkondersteuner of huisarts die zich waagt aan een meer intensieve interventie, zal zich eerder beperken tot drie à vier contacten in een periode van enkele weken dan de follow-up uitbreiden over een periode van maanden. De eerste aanpak komt overeen met de MIS. De laatste aanpak komt overeen met de intensieve rookstoptherapie zoals toegepast in de SMOKE-studie bij rokende COPD-patiënten op de polikliniek van de longarts. De beoogde intensieve interventie bij deze groep patiënten is zeer arbeidsintensief en is nog in ontwikkeling. Het volledige beheersen van de MIS is om te beginnen een goed niveau voor de praktijkondersteuner astma/COPD. De uitkomst van zowel het korte stopadvies, als de korte en intensieve interventie kan worden verhoogd door het toepassen van motiverende gespreksvoering en medicatie.

*Motiverende gespreksvoering*
Motiverende gespreksvoering (motivational interviewing, MI) is een directieve persoonsgerichte gespreksstijl, bedoeld om verandering van gedrag te bevorderen door iemand te helpen verhelderen en oplossen van ambivalentie ten opzichte van veranderingen. Motivatie staat hier gelijk aan de bereidheid tot verandering van gedrag. Ambivalentie gaat gepaard met het afwegen van de voor- en nadelen. Bijvoorbeeld: stoppen met roken is beter voor mij, maar ik kan het roken niet missen. Als het voordeel (stoppen met roken is beter in verband met astma/COPD) de overhand krijgt boven het gemis van de sigaret, dan wordt verandering ingezet. MI wordt toegepast bij leefstijlverandering (stoppen met roken, bewegen en gewichtsreductie) en ziekten als astma/COPD, diabetes mellitus en hart- en vaatziekten. MI kan (therapie)trouw verhogen, zoals bij de inname van medicatie en bij het nakomen van follow-upafspraken. Tot de overwegingen die leiden tot stoppen met roken worden gerekend:
– zorg over de eigen gezondheid;
– gevoelens van schaamte of schuld over het roken;
– het prijskaartje van de sigaret;

- hekel of afkeer van het roken zelf;
- overlast voor anderen;
- hoop op succes bij de volgende stoppoging.

Redenen om door te gaan met roken zijn:
- anticiperen op het genoegen van een sigaret (trek in een sigaret);
- behoefte aan de volgende sigaret;
- angst voor verlies van zelfrespect bij het mislukken van de stoppoging;
- anticiperen op onttrekkingsverschijnselen;
- willen vasthouden van 'gunstige effecten' van het roken, zoals verbeterde concentratie en afgenomen slaapbehoefte.

De afweging van de positieve en negatieve overwegingen voor wat betreft de actie van het stoppen met roken fluctueert sterk. Het peilen van de motivatie tijdens het zorgcontact kan een besluit tot gevolg hebben: toch maar weer doorroken, een poging tot stoppen op enige termijn, of... onmiddellijk stoppen. MI is toepasbaar bij het driestappenplan:
1. Bij het korte eenmalige advies wordt de ambivalentie van de patiënt geraakt door bij elk contact te vragen: wanneer stopt u, wat houdt u tegen?
2. Bij de korte interventie bij de patiënten die overwegen te stoppen, kan in het tweede consult meer tijd genomen worden voor het bespreken van de ambivalenties (de voor- en nadelen van stoppen met roken of doorgaan);
3. Bij een intensieve interventie zijn er meerdere consulten voor het doornemen van de ambivalenties. Training in gespreksvoering is hierbij aan te raden. Daarnaast is voldoende tijd nodig voor het uitvoeren van deze taak.

Langdurende intensieve interventie bij de rokende COPD-patiënt, intensieve rookstoptherapie, is meer werk voor specialisten: een gespecialiseerde praktijkondersteuner, verslavingsconsulent of psychotherapeut.

### Medicatie
Bij één op de vier adviezen conform de MIS schrijft de huisarts een bijbehorend geneesmiddel voor. Tien jaar geleden was dat bij slechts 10% het geval. Er lijkt dus een zekere toename in het gebruik van

geneesmiddelen bij stoppen met roken in de huisartspraktijk. De MIS – gemiddeld per huisarts eenmaal per 2 à 3 weken toegepast – gaat gepaard met betrekkelijk geringe acceptatie van medicatie bij stoppen met roken. Dit wordt verklaard door:
- het lage succespercentage dat schommelt rond de 10%;
- een hoge verwachting van de medicatie die meestal niet wordt ingelost;
- het 'complicerende' effect van begeleiding op het succespercentage van medicatie.

Alvorens een recept te geven voor medicatie bij stoppen met roken lijkt het daarom verstandig dat praktijkondersteuner en huisarts zichzelf twee vragen stellen:
- welke ervaring heeft de patiënt met medicatie bij eerdere pogingen?
- is de patiënt werkelijk goed voorbereid (in de actiefase) voor zijn actuele stoppoging?

Het gaat bij praktijkondersteuner en huisarts om de juiste balans tussen hun 'consultvaardigheid' en 'receptvaardigheid'. Een te vroeg uitgeschreven recept leidt tot teleurstelling en vormt daarmee een barrière voor een volgende stoppoging. In tegenstelling tot bijvoorbeeld alcohol en cocaïne doen zich bij overmatig gebruik van nicotine schijnbaar nauwelijks intoxicatieverschijnselen (waaronder storend gedrag) voor. Dat werkt de acceptatie van de 'tevreden roker' in de hand.

*De volgorde van voorschrijven*
De volgorde van voorschrijven is: beginnen met nicotinesubstitutie (Nicotine Replacement Therapy, NRT) omdat die bewezen effectief is en er de meeste ervaring mee is opgedaan. De volgende stap is medicatie zoals bupropion, nortryptiline en varenicline. Tot slot kan men voor selecte gevallen NRT en medicatie combineren. Deze middelen worden hieronder besproken.

*Nicotinesubstitutie (Nicotine Replacement Therapy, NRT)*
NRT kent drie praktische problemen. Ten eerste is er een veelheid aan toedieningsvormen, ten tweede is er de vraag naar de juiste dosering, ten derde doet NRT ten zeerste onder voor het genoegen dat een sigaret geeft. Eén sigaret levert de roker één mg nicotine op en

het streven is gericht op een volledige substitutiedosis. Dat betekent dat de patiënt, afhankelijk van het aantal sigaretten dat hij dagelijks rookt, een keus moet maken uit de sterkte van de pleisters. Iemand die 20 sigaretten per dag rookt zou vanaf zijn eerste stopdag 20 mg nicotine als substitutie moeten nemen. Voor het bereiken van een adequate dagdosering kan de patiënt de pleisters aanvullen met nicotinekauwgom. Overdosering van nicotine door de combinatie van roken en NRT is niet gevaarlijk. Verslaving aan nicotinepleisters of kauwgom is uitzonderlijk, en minder nadelig dan rookverslaving.

De nicotine uit de geïnhaleerde sigarettenrook bereikt de receptoren in de hersenen na ongeveer zeven seconden en piekt enkele seconden later. Bij kauwgom wordt een piek van nicotine in het bloed bereikt na 30 minuten, en bij pleisters is dat na 4-5 uur. De sigaret blijkt de ideale toedieningsvorm voor nicotine. NRT staat wat betreft het aantal 'genotsmomenten' per dag in de schaduw van geïnhaleerde sigarettenrook. Het is goed om het beperkte effect van NRT vooraf met de patiënt te bespreken, om teleurstelling te voorkomen. Meerdere pogingen kunnen nodig zijn om definitief te stoppen. Help de patiënt om een voldoende hoge dosering NRT te nemen. Aangezien onthoudingsverschijnselen van nicotine wekenlang kunnen aanhouden, wordt de volledige substitutiedosis pas afgebouwd na de eerste 4-6 weken. Kauwgom kan langere tijd worden gebruikt.

**Schema praktisch advies NRT**
- roken vooraf stoppen (1 sigaret = 1 mg nicotine)
- combineer 'onderhoud' met 'naar behoefte'
- is de substitutiedosis/-duur voldoende?
- onderhoud:
  - max. dagdosis pleisters gedurende 4-6 weken
  - afbouwen enkele weken
  - max. 3 maanden
- naar behoefte:
  - kauwgom of zuigtabletten
  - verminderen in 3 maanden
  - max. 1 jaar

De eventuele contra-indicaties voor NRT schuilen in de hoek van de comorbiditeit bij COPD en in de wijze van toediening:
**Contra-indicaties NRT**

- recent myocardinfarct
- instabiele ap
- hartritmestoornissen
- recent CVA

**Problemen met toediening**
- stomatitis
- oesofagitis
- huidprobleem (pleister)

Zware rokers hebben een grotere substuitutiedosis NRT nodig, omdat zij relatief meer nicotineafhankelijk zijn. Ook zou bupropion bij hen een meer geprononceerde plaats verdienen.

*Bupropion en nortryptiline*
Bupropion is een antidepressivum dat de onthoudingsverschijnselen van nicotine doet verminderen. Het is geregistreerd voor gebruik als hulpmiddel bij stoppen met roken. De werkzaamheid als antidepressivum verklaart dat enige tijd nodig is om een spiegel op te bouwen. De medicatie wordt daarom 1 à 2 weken vóór de stopdatum gestart. Nortryptiline is een tricyclisch antidepressivum, dat niet is geregistreerd maar wel is onderzocht als hulpmiddel bij stoppen met roken. Voor nortryptiline loopt het schema gelijk met dat van bupropion. De dagdosering van nortryptiline bedraagt 25-75 mg, die van bupropion 150-300 mg.

**Praktisch advies bupropion**
- stoppen in week 2
- dosering:
  - week 1: 150 mg. 1dd
  - daarna: 150 mg. 2dd
- duur: 7-9 weken, eventueel langer
- combinatie met nicotine(pleister) is mogelijk
- contra-indicaties: epilepsie, eetstoornis, zwangerschap, tumor CZS, onthouding alcohol of benzodiazepines
- bijwerkingen: droge mond, slapeloosheid

Het is van belang dat de voorschrijvend arts zich vergewist van het ontbreken van contra-indicaties tegen bupropion of nortryptiline.

*Varenicline*

Het nieuwste middel is varenicline, een 'selective α4β2 Nicotine Receptor Partial Agonist.' Het grijpt in op het neurotransmittersysteem in het centraal zenuwstelsel. Het middel zou niet alleen werken tegen onthoudingsverschijnselen, maar ook behulpzaam kunnen zijn bij het voorkomen van terugval. Het aantal studies met varenicline is beperkt, het middel is beter werkzaam dan placebo. Het succespercentage stoppen met roken door varenicline ligt waarschijnlijk in dezelfde orde van grootte als dat van NRT en antidepressiva, mogelijk iets hoger. Varenicline is waarschijnlijk niet alleen werkzaam tegen onthoudingsverschijnselen (zoals NRT en antidepressiva), maar ook werkzaam tegen craving (hunkeren naar een sigaret) en recidief. Belangrijk is te weten dat een hoge dosering varenicline nodig is voor het bereiken van effect. Varenicline wordt ook gedurende langere tijd toegepast dan de andere middelen, om terugval te voorkomen. Herhaald gebruik binnen een jaar is mogelijk. De bijwerkingen zijn moeilijk te onderscheiden van die bij nicotineonthouding.

**Praktisch advies varenicline**
- start 1 à 2 weken voor stopdatum
- opbouw in 1 week naar 2 mg dd
- duur: 12 weken
- eventueel nog eens 12 weken 1 mg dd
- bijwerkingen (dd nicotineontwenning):
  - depressie
  - slaapstoornissen
  - psychische problemen

*De begeleiding van astma/COPD-patiënten bij medicatie bij stoppen met roken*

Begeleiding is voor een aantal patiënten met astma/COPD een essentieel onderdeel van het voorschrijven van medicatie bij stoppen met roken. Op basis van het voorgaande kan een viertal modellen worden onderscheiden:
1 Het uitschrijven van een recept op verzoek en het verdere initiatief aan de patiënt overlaten. Dit model kan geschikt zijn voor NRT bij de gemotiveerde halsoverkop-stopper, wanneer die er zelf om

vraagt. Voor de overige medicatie lijkt deze aanpak niet geschikt, hoe gemotiveerd de patiënt ook lijkt. Bedenk daarbij dat de rokende COPD-patiënt meer dan de gemiddelde roker aan nicotine verslaafd is.

2. Het voorschrijven van nicotinepleisters *en* twee contacten in de eerste 4 weken. Deze aanpak is conform de richtlijnen voor de Britse huisarts (Aveyard, 2007). Mogelijk is deze aanpak voldoende, niet alleen bij gebruik van NRT, maar ook voor de overige medicatie mits voldoende zelfsturing door de patiënt.

3. Volgens de richtlijnen van de MIS zoals toegepast bij de beter gemotiveerde COPD-patiënten in de SMOKE-studie. In de SMOKE-studie gaat het om een tijdsinvestering van 3 uur verdeeld over zes contacten in 13 weken. Deze aanpak zou goed kunnen passen bij het voorschrijven van andere middelen dan NRT. Bedenk dat een hoge frequentie van contacten mogelijk het meest effectief is in de eerste 1-2 weken. Gestopt zijn na een week verhoogt, vergeleken met terugval binnen een week, de kans op gestopt zijn na een jaar van 3 naar 25%.

4. Volgens de intensieve rookstoptherapie van de SMOKE-studie. Deze aanpak impliceert een contacttijd van 10 uur verdeeld over 12 contacten in een periode van driekwart jaar. Opvang bij terugval wordt verzorgd. Deze aanpak lijkt slechts bij uitzondering haalbaar in de astma/COPD-praktijk in de eerste lijn.

Aandacht voor terugvalpreventie zou de huisarts of praktijkondersteuner kunnen opnemen in model 3. Gelet op de ernst van de combinatie astma/COPD en roken zou een rookstoppolikliniek voor intensieve rookstoptherapie (model 4), in de buurt van de longarts, een juiste boodschap zijn voor deze patiënten.

### 6.6 Totaalplan en preventie

Het percentage rokers in Nederland staat weergegeven in figuur 6.4. Het gegeven dat het percentage rokers sinds het begin van de jaren 1980 nauwelijks meer daalt, wordt in verband gebracht met rookverslaving. De minder verslaafden zijn gestopt. De nicotineverslaafden blijven roken.

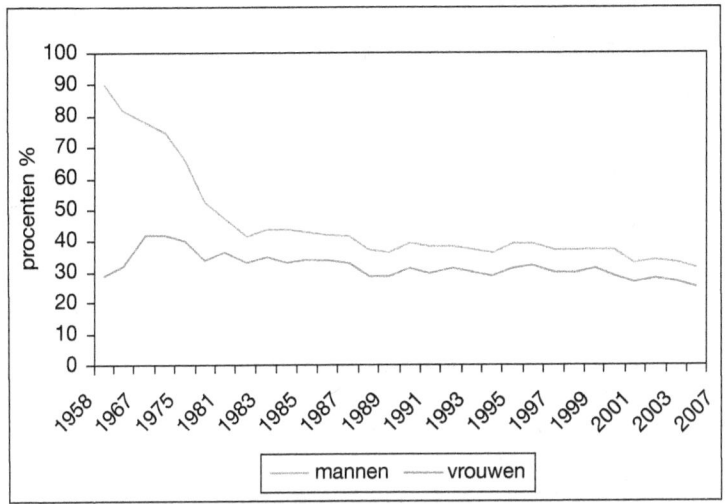

**Figuur 6.4** *Percentage rokers in de volwassen Nederlandse bevolking (jaarverslag St. STIVORO, 2004).*

Het aantal astmapatiënten dat rookt doet niet onder voor het landelijk gemiddelde, terwijl zij verhoogd risico hebben op chronische luchtwegobstructie door roken. Het percentage COPD-patiënten dat nog steeds rookt zou hoger kunnen liggen: een kwestie van gewoon vragen aan de patiënt, steeds opnieuw en noteren. Het schema in tabel 6.4 geeft weer hoe het rookgedrag ingedeeld kan worden.

| Tabel 6.4 Roker? Ex-roker? Niet-roker? | | |
|---|---|---|
| 1) Heeft u in uw leven al minstens 100 sigaretten gerookt? (of 30 sigaren of 30 maal pijp) | | |
| 2) Heeft u gerookt tijdens de laatste maand? | | |
| roker | 1 ja | 2 ja |
| ex-roker | 1 ja | 2 nee |
| niet-roker | 1 nee | 2 nee |

Bron: WHO. *Guidelines for controlling and monitoring the tobacco epidemic.* Geneva WHO 1998.

Het vastleggen van het rookgedrag van patiënten in het elektronisch medisch dossier (EMD) verhoogt het aantal interventies van artsen om patiënten te helpen stoppen met roken. Het percentage patiënten

met astma/COPD waarbij dit gegeven vastligt in het EMD fungeert als kwaliteitsindicator voor het functioneren van de praktijk. Het vastleggen van dit gegeven bij alle rokers kan bijdragen aan het effectueren van secundaire preventie van roken in de huisartspraktijk. Een plan van aanpak bij astma/COPD voor stoppen met roken wordt bij voorkeur ingebed in een totaalplan van de praktijk. Bij preventie van roken worden de taken vanouds toebedacht aan overheid, huisarts en specialist. In het geval van astma en COPD is gemakkelijk in te zien dat deze indeling nuancering behoeft. Punten die belangrijk zijn om het gesprek over roken bij astma/COPD steeds weer aan te gaan:
- roken is de hoofdoorzaak van COPD;
- roken speelt een rol bij het ontstaan van astma;
- roken leidt bij astma tot persisterende obstructie;
- roken doet de werkzaamheid van ICS afnemen;
- roken is een maat voor hyperreactiviteit;
- roken werkt mogelijk anti-inflammatoir;
- roken werkt verslavend, dat maakt de roker minder therapietrouw;
- roken bemoeilijkt de differentiaaldiagnose van astma/COPD (hartfalen, longkanker, gewichtsverlies).

### 6.6.1 PRIMAIRE EN SECUNDAIRE PREVENTIE VAN ROKEN

Pogingen om te voorkomen dat kinderen met astma gaan roken (primaire preventie), krijgen aandacht bij de behandeling van astma bij kinderen (zie hoofdstuk 7, Astma bij kinderen). Het is te verwachten dat de huisartspraktijk niet systematisch, maar slechts incidenteel aandacht zal kunnen besteden aan primaire preventie van roken. Het is zelfs de vraag of de huisartspraktijk toegerust is voor secundaire preventie van roken. De benadering van de 'gezonde' roker door de huisarts kent een groot dilemma. Voor wat betreft het bevorderen van individuele en collectieve gezondheid, is er enerzijds het vertrouwen op de bijdrage van hulpverleners in hun miljoenen contacten met de burgers. Het gaat dan om voorlichting over het effect van roken versus spontane aanmoediging tot gedragsverandering bij rokers door de huisarts. Anderzijds is er de vrijheid van handelen in de persoonlijke levenssfeer, van zowel patiënten als van artsen. Onderzoek in Zwitserland liet zien dat de leefstijl van de huisarts zelf van invloed is op zijn attitude voor wat betreft het aankaarten van een ongezonde gewoonte, zoals roken, tijdens het zorgcontact. Secundaire preventie van roken in de huisartspraktijk kan niet zonder complementaire maatregelen vanuit de overige zorgsectoren.

**Tabel 6.5  Wie geeft preventieadvies?**

**Preventie van roken**

| | |
|---|---|
| primair: niet-roker | overheid |
| secundair: 'gezonde' roker | (huis)arts |
| tertiair: patiënt-roker | arts/specialist |

### 6.6.2 TERTIAIRE PREVENTIE VAN ROKEN BIJ ASTMA/COPD

Aandacht voor stoppen met roken bij de behandeling van astma en COPD (tertiaire preventie) zou grotendeels gegeven moeten worden in de huisartspraktijk, omdat daar de meeste patiënten worden behandeld. De specialist, in dit geval de longarts, zou beschikbaar moeten zijn voor de meer gecompliceerde en ernstige gevallen van nicotineverslaving onder de COPD-patiënten. De hulpverlener begint zelf het gesprek tijdens het consult (proactief). COPD-patiënten zijn een rolmodel voor het omgaan met stoppen met roken tijdens het spreekuur: de relatie tussen het roken en de aandoening is bij hen meestal duidelijk. Bij het gesprek kan een eenvoudige vuistregel, conform de GOLD-richtlijnen, helpen (tabel 6.6).

**Tabel 6.6  Eenvoudige vuistregel (conform de GOLD-richtlijnen).**

In veel COPD-consulten is er rook:
vijfmaal de V van vakwerk

- *Vraag* of de patiënt (nog) rookt.
- *Verklaar* het verband tussen COPD en roken.
- *Voelt* de patiënt voor stoppen met roken?
- *Verleen* hulp bij rookstoppoging.
- *Vervolgafspraak* in verband met stoppen met roken.

Cf GOLD-richtlijnen

Het is raadzaam dat de praktijkondersteuner voor de start van de tertiaire preventie overlegt met de huisarts over het verdelen van de taken. Huisartsen hebben minder dan longartsen de neiging om rokende COPD-patiënten te verwijzen naar een 'stoppen met roken'-polikliniek. Dit hangt vermoedelijk samen met zowel de eigen rookgewoonte, als met de nabijheid van een gespecialiseerde 'stoppen met roken'-voorziening. Een valkuil voor de huisarts die over de diensten van een praktijkondersteuner beschikt is dat de huisarts denkt: ik heb het 'stoppen met roken' aan de praktijkondersteuner gedelegeerd en hoef er geen aandacht meer aan te besteden tijdens mijn zorgcontact. De praktijkondersteuner denkt bedolven te worden onder het werk, terwijl slechts een beperkt aantal rokende COPD-patiënten in de actiefase is. Het lijkt van belang dat de huisarts de patiënt een voorzet doet tijdens het consult, waarna de praktijkondersteuner goed aan de slag kan gaan (door de patiënt zelf te laten scoren). De barrières voor huisartsen om te spreken werden onlangs in beeld gebracht. Praktijkondersteuner en huisarts moeten het er eerst over eens worden dat hun beider aanpak bij patiënten met astma/COPD zinvol is. De normale uitleg en het gewone gesprek met de patiënt over het roken staan boven aan de lijst. Op basis van de werkzame middelen wordt een individueel programma per astma/COPD-patiënt afgesproken door praktijkondersteuner en huisarts.

### 6.6.3 EFFECT VAN ROKEN OP DE LEVENSVERWACHTING

De vanaf 1948 lopende studie onder 30.000 Britse artsen heeft vastgesteld dat de levensverwachting van mensen die roken vanaf jongvolwassen leeftijd wordt verkort met minstens tien jaar (Doll en Peto, 2004). Kanker, hart- en vaatziekten en longziekten zijn de oorzaak van sterfte door roken. Het effect van stoppen met roken op de levensverwachting is leeftijdsafhankelijk (zie tabel 6.7). Het onderzoek van Doll en Peto laat zien dat de levensverwachting van mensen die erin slagen te stoppen met roken, voor hun dertigste tot veertigste levensjaar nauwelijks verminderd is vergeleken met de niet-rokers. Voor patiënten met astma en COPD betekent dit dat misschien eerder over roken gesproken zal worden dan op het veertigste tot vijftigste jaar bij klinisch manifest COPD. In dat geval moet ook de huisarts zijn bakens verzetten, want de meest frequente aandacht voor stoppen met roken gaat nu nog uit naar de patiënten boven de vijftig jaar.

| Tabel 6.7 Roken en de leeftijdsverwachting (Doll en Peto, 2004). ||
|---|---|
| **Stoppen op leeftijd:** | **Veroorzaakt toename levensverwachting met:** |
| 30 jaar | 10 jaar |
| 40 jaar | 9 jaar |
| 50 jaar | 6 jaar |
| 60 jaar | 3 jaar |

### 6.6.4 MEEST MINIMALE INTERVENTIE (MMI)

Interventie bij stoppen met roken in de huisartspraktijk moet zoveel mogelijk van de patiënten met astma en COPD ten goede komen. Om dat te bereiken moet de interventie minimaal zijn. Het lijkt voldoende om de energie te richten op het kleine, maar significante percentage rokers dat op korte termijn wil stoppen met roken. Enkele vragen over motivatie en barrières zijn voldoende. Bij patiënten met astma en COPD die roken is er reden om het minimum aan interventie te verhogen tot een aanvaardbaar niveau. De meest minimale interventie (MMI) bij stoppen met roken bij astma en COPD bestaat uit:
- vragen stellen bij elke contact: Rookt u? Zo ja: denkt u er wel eens over om te stoppen, en wanneer had u gedacht?
- bij het eerste gesprek vragen naar voorafgaande pogingen om te stoppen met roken en wat de reden was dat het mislukte, en daarna op gezette tijden de vraag weer stellen;
- een intensiever of frequenter follow-up effectueren bij astma/COPD-patiënten die blijven roken en dit combineren met longfunctiemeting;
- beargumenteren van het niet-toepassen van nicotine-vervangingsmiddelen en/of andere medicatie bij een stoppoging;
- begeleiding bij het gebruik van NRT of andere medicatie (impliceert minimaal twee consulten en telefonische contacten).

De meer dan minimale aanpak bij stoppen met roken bij astma/COPD omvat:
- aanbieden van de volledige MIS (zes contacten) (slechts haalbaar met inzet van een gekwalificeerde praktijkondersteuner astma/COPD);
- het bespreken van rookstoptherapie, omvat meer dan de MIS (gedeelde verantwoordelijkheid van huisarts en longarts).

Een praktijkplan voor stoppen met roken bij astma/COPD berust op de volgende overwegingen.
- Overheidsmaatregelen, zoals belasting op tabakswaren en rookverbod in openbare ruimten en horeca, zijn complementair aan de aanpak tijdens het zorgcontact.
- Het is de normale taak van de arts om, bij aannemelijk verband tussen een gepresenteerde klacht of een gestelde diagnose, de patiënt hierover te informeren.
- Het is de taak van de arts om bij de hulpvraag 'risicoreductie' de rokende patiënt te confronteren met het relatieve aandeel van het roken bij zijn overige risicofactoren.
- Het effect van korte interventies door (huis)artsen, zoals normale uitleg over de relatie tussen roken en de klacht/diagnose, is gering maar wel kosteneffectief.
- Slechts zelden besteedt de huisarts een substantieel deel van een daarvoor in aanmerking komend consult aan stoppen met roken.
- Het concept van de MIS strekt zich uit tot het stellen van enkele vragen tijdens het consult tot een drie maanden durende interventie door een gekwalificeerde hulpverlener.
- Bevorderlijk bij de aanpak van stoppen met roken in de huisartspraktijk is niet zozeer het opleidings- als wel het competentieniveau van de praktijkondersteuner.
- De patiënt die halsoverkop en uit zichzelf wil stoppen ('catastrophic' pathway to smoking cessation) heeft een betrekkelijk grote kans van slagen.
- Rokers met longfunctiestoornissen zijn meer gemotiveerd om te stoppen, maar ondervinden daarbij grotere barrières.

Casus 6.1 Mevrouw Spelt moet stoppen met roken
Mevrouw Spelt is 53 jaar en werkt in een slagerij. Op haar 45e jaar werd, wegens langdurig hoesten en het roken van twintig sigaretten per dag, haar longfunctie gemeten in een klachtenvrije periode: $FEV_1$ 2,28L (2,79), FVC 4,15L (3,25) zonder reversibiliteit na salbutamol. De FER bedroeg 2,28/4,15 = 0.55. Het lukte haar niet om te stoppen met roken en ze was afgeleid door een aantal diagnostische procedures wegens afwijkingen in de mammae bij belaste familieanamnese voor mammacarcinoom. Twee jaar later presenteerde ze een nieuwe episode van persisterend hoesten en gewichtsafname van negen kilo in de

laatste zes maanden bij onveranderd rookgedrag. Bij lichamelijk onderzoek en auscultatie van de longen waren er geen afwijkingen. De $FEV_1$ was 1,55L, de FVC 2,95L en de X-thorax toonde een grote bulleuze verandering in het rechtermiddenveld dorsaal. De longarts schatte de 'trapped air' op ongeveer een liter. Na follow-up van een jaar bij de longarts werd besloten tot bullectomie. Intussen was ze onder de druk van de omstandigheden gestopt met roken: haar $FEV_1$ nam bij vlagen af tot ruim minder dan 1L. Na de bullectomie volgde volledig herstel van haar prestatievermogen, bij een $FEV_1$ van 2,07L (2,70) en een vitale capaciteit van 4,19L (3,13). Mevrouw Spelt werd na rijp beraad teruggewezen naar de huisarts met tiotropium en fluticason/salmeterol als onderhoudsmedicatie. Periodieke controle bij de praktijkondersteuner in de volgende jaren toonde niet alleen een stabiele $FEV_1$ (tot maximaal 2,20L ('personal best') en een normale zuurstofsaturatie (98-99%), maar tevens ook een voortdurende, nauwelijks te onderdrukken neiging tot roken. Wegens gewichtsverlies van vijf kilo en afname van de $FEV_1$ tot 1,51L werd, vier jaar na de operatie, de longarts opnieuw geconsulteerd.

*Vraag 6.1*
Bij mevrouw Spelt is sprake van de noodzaak van voortgezet borstonderzoek. Niet alleen chronische, maar ook acute comorbiditeit is van invloed op het ziektegedrag.
Is het te voorkomen dat follow-up van rokers, ondanks reciviverende luchtwegklachten en afgenomen longfunctie, achterwege blijft als gevolg van andere medische problemen?

*Vraag 6.2*
Is spirometrie in de huisartspraktijk zonder de mogelijkheid van follow-up door een praktijkondersteuner astma/COPD wel verantwoord?

Vraag 6.3
Patiënten zoals mevrouw Spelt behoren tot de harde kern van rokers: sommigen blijven roken ondanks klachten en complicerende aandoeningen door het roken. Is de praktijk voldoende geëquipeerd om deze groep te begeleiden zonder of met een praktijkondersteuner astma/COPD?

Kernpunten
- Het terrein van de niet-medicamenteuze therapie ligt open voor de praktijkondersteuner.
- Dagelijks wandelen of sporten op een sportschool is vaak al voldoende om te komen tot een gezondere leefstijl.
- De praktijkondersteuner selecteert patiënten voor fysiotherapie en revalidatie bij de longarts.
- De praktijkondersteuner astma/COPD maakt deel uit van het stoppen met roken werkzame sociale netwerk van de patiënt.
- Een korte training voor de juiste bejegening van de roker is bijna noodzakelijk. Voor het toepassen van motiverende gesprekstechniek bij gedragverandering is meer studie vereist.
- Bij astma en COPD dragen de follow-upcontacten, inclusief spirometrie, bij aan 'stoppen met roken'.
- 'Stoppen met roken' is geïntegreerd in het professionele contact van praktijkondersteuner, huisarts en doktersassistente.
- Medicatie neemt een niet te verwaarlozen plaats in bij stoppen met roken.
- Overheidsmaatregelen tegen roken zijn bewezen effectief en klinisch relevant.

# 7 Astma bij kinderen

## 7.1 Inleiding

Het aantal kinderen met astma in de gemiddelde huisartspraktijk is, vergeleken met het aantal volwassenen met astma en COPD, gering. Dat heeft tot gevolg dat de praktijkondersteuner astma/COPD meestal weinig ervaring heeft met kinderen met astma. De praktijkondersteuner die heeft leren omgaan met astma bij volwassenen is in het voordeel. In grote lijnen is de aanpak bij kinderen ouder dan vijf jaar met astma niet veel anders dan die bij volwassenen. Alleen de kinderen onder de vijf vormen de grote uitzondering. De NHG-Standaard Astma bij kinderen maakt daarom onderscheid tussen de symptoomdiagnose 'recidiverend piepen en hoesten' bij kinderen jonger dan vijf jaar en de diagnose astma bij kinderen ouder dan vijf jaar. Dat maakt de NHG-Standaard Astma bij kinderen tot een stimulans voor de praktijkondersteuner om zich niet alleen te richten op astma bij volwassenen, maar ook op astma bij kinderen van de schoolleeftijd en hun ouders (zie bijlage 6). In dit hoofdstuk komen bijzondere kenmerken van de prevalentie, spirometrie, roken en medicamenteuze therapie van astma bij kinderen ouder dan vijf jaar aan bod. Voor kinderen jonger dan vijf jaar is er de symptoomdiagnose astma die in een aparte paragraaf besproken wordt. Maar allereerst wordt kort ingegaan op het omgaan met het astmatische kind en zijn ouders en is er aandacht voor het zogenoemde 'fenotype' van de astmapatiënt.

## 7.2 Omgaan met kinderen met astma en hun ouders

De praktijkondersteuner en huisarts hebben meestal ruime ervaring met COPD en astma bij volwassenen, maar minder ervaring met astma bij kinderen. Een lastig punt kan zijn om met de ouders van

het astmatische kind om te gaan, omdat er – vooral bij jonge kinderen – met hun inbreng rekening gehouden moet worden. Een aantal richtlijnen bij het omgaan met kinderen met astma en hun ouders:
- *Maak gebruik van eenvoudige hulpmiddelen* om astma vast te stellen. Bij vrijwel de helft van alle kinderen van zeven tot tien jaar in de huisartspraktijk kan er sprake zijn van astma, maar meestal gaat het om licht astma. Het is dus aan te raden om met eenvoudige hulpmiddelen de meer ernstige gevallen op te sporen. Het gaat om symptoomregistratie in een dagboekje, gecombineerd met piekstroommeting en zorgvuldig uitgevoerde follow-up bij instellen op inhalatiemedicatie.
- *Aarzel niet om verder te spreken met de kinderen* bij vermoeden van astma, soms apart van hun ouders.
- *Gebruik het symptomendagboekje* voor een beter gesprek met de ouders en documentatie.
- *Concentreer longfunctieonderzoek op het bepalen van de $FEV_1$*. Herhaal dit na verloop van tijd en/of na interventie. Eenmalige bepaling van de reversibiliteit op salbutamol heeft weinig betekenis. Meer spirometrie dan bepaling van de $FEV_1$ bij kinderen is niet nodig in de eerste lijn. Indien verdergaand longfunctieonderzoek nodig is, is de kinderarts daarbij behulpzaam.
- *Meet steeds de lengte en het gewicht* van het kind dat chronisch ICS gebruikt omdat het gebruik van ICS bij kinderen kan leiden tot verminderde groei.
- *Houd kinderen met intermitterend astma onder controle* en bespreek met de ouders het dilemma van intermitterend versus continu gebruik van ICS.
- *Bedenk dat een gesprek over roken gespreksvaardigheid en vasthoudendheid vereist.* Kinderen komen al op jonge leeftijd in aanraking met sigaretten. Een goedbedoeld gesprek over het roken binnenshuis door ouders van kinderen met astma kan averechts werken.
- *Houd de weg open voor opvolging van de kinderen met verhoogd risico*, zoals atopie en actief en passief roken. Gebruik hiervoor de eventuele telefonische aanvraag voor herhaalmedicatie. Of, maak zelf een telefonische afspraak bij het uitblijven van de vraag om herhaalrecepten.

## 7.3 Fenotypen van astma bij kinderen

In de literatuur komt steeds meer aandacht voor het 'fenotype' van de astmapatiënt. Fenotype betekent zoveel als 'verschijningsvorm', dat wil zeggen: hoe ziet het astma eruit bij deze patiënt en door welke omstandigheden wordt het ziektebeeld bepaald? Het onderscheid in de diverse typen kan van belang zijn wegens een mogelijk verschil in aanpak. Bij kinderen kunnen vier soorten astma worden onderscheiden:

1 *Allergisch astma*. De meeste kinderen met astma (80-90%) hebben allergisch astma. Dat is astma dat gepaard gaat met een erfelijke aanleg voor allergie die zich op diverse manieren kan uiten: astma, rinitis en eczeem. Deze vorm van astma is het meest bestudeerd en is gevoelig voor behandeling met ICS.
2 *Niet-allergisch astma*. De minderheid van kinderen met astma heeft niet-allergisch astma. Er is geen erfelijke aanleg voor allergie aantoonbaar en niet-allergisch astma is minder gevoelig voor ICS. Als kinderen eventueel minder goed reageren op de gebruikelijke behandeling met ICS, kan dat verklaard worden doordat ze deze vorm van astma hebben.
3 *Inspanningsastma of 'exercise-induced asthma' (EIA)*. Tijdens of kort na inspanning treedt bronchospasme op. EIA zou vaak worden waargenomen bij kinderen met astma (bij 30%). De typische anamnese van EIA (kortademigheid kort na het begin van inspanning) kan eventueel worden ondersteund door afgenomen $FEV_1$ of piekstroom (PEF) op het moment van klachten. Een significante afname van PEF of $FEV_1$ gemeten na inspanning gedurende zes tot acht minuten (bijvoorbeeld hardlopen) is het bewijs van inspanningsastma. Zulk aanvullend onderzoek (longfunctiemeting voor en na inspanning) is in feite een bronchusprovocatietest. Deskundigheid en ervaring bij de uitvoerder is vereist. EIA bij kinderen wordt opgevat als een manifestatie van astma. Deze opvatting wordt ondersteund door het gegeven dat ICS gedurende vier tot zes weken effectief zijn ter ondersteuning van de werkzaamheid van inhalaties met een bèta-2-mimeticum bij EIA. Voor de praktijk betekent dit dat typische klachten van inspanningsastma bij een kind primair opgevat worden als een uiting van astma. Vervolgens rijst de

vraag of een behandeling met ICS is geïndiceerd. Terloopse behandeling van EIA-klachten met kortwerkende bèta-2-mimetica zonder ICS zou kunnen leiden tot onderbehandeling van astma bij het betreffende kind.
4 *Hyperreactiviteit van de luchtwegen.* Hyperreactiviteit van de luchtwegen betekent dat de luchtwegen abnormaal sterk reageren op een prikkel van buiten. Hyperreactiviteit kan in gang worden gezet door bijvoorbeeld een virale luchtweginfectie. Het kan twee dingen betekenen: een voorstadium van astma of een zeer licht stadium van astma. Het kan in theorie ook een verschijnsel zijn dat zich gelijktijdig met astma voordoet maar er los van staat. Daar staat tegenover dat hyperreactiviteit van de luchtwegen volgens de gangbare theorieën een wezenlijk bestanddeel is van astma.

Bloedonderzoek op totaal en specifiek IgE behoort tot de 'work-up' bij het stellen van de diagnose astma, zodat vastgesteld kan worden of er sprake is van allergie. Alertheid is vereist bij kinderen met allergisch astma, omdat naast een allergische ook een niet-allergische prikkel een rol kan spelen. Met een zorgvuldige anamnese bij de diagnose en tijdens de follow-up wordt inspanning als prikkel voor het ontstaan van astma opgespoord. De anamnese is tevens onmisbaar bij het vaststellen van hyperreactiviteit als oorzaak van de klachten. De diagnose astma blijft lastig te stellen, omdat verschillende oorzakelijke prikkels zich bij dezelfde patiënt achtereenvolgens of gelijktijdig kunnen voordoen, bijvoorbeeld een virale luchtweginfectie en contact met een allergeen in de lucht zoals graspollen.

## 7.4 Spirometrie bij kinderen vanaf zeven jaar

Spirometrie is slechts een hulpmiddel bij het beleid bij astma. Het gaat om een aanvulling op de voorgeschiedenis, de actuele klachten en symptomen en de bevindingen bij lichamelijk onderzoek. De twee voornaamste doelen van spirometrie bij kinderen met astma zijn:
- aantonen van wisselende luchtwegobstructie;
- uitsluiten van chronische luchtwegobstructie.

In de volgende subparagrafen wordt aannemelijk gemaakt dat longfunctieonderzoek bij kinderen met astma in de huisartspraktijk zich concentreert op het bepalen en interpreteren van het verloop van de $FEV_1$. Herhaalde meting van de $FEV_1$ – zowel tijdens als na een klachtenepisode – geeft meer informatie dan een eenmalige bepaling van de reversibiliteit met salbutamol. De keuze bij de uitvoering en interpretatie van longfunctieonderzoek bij het kind wordt bepaald door het doel dat de behandelaar voor ogen staat. Sommigen vragen zich af of de PEF nog een plaats heeft bij astma bij kinderen in de huisartspraktijk.

### 7.4.1 LONGFUNCTIEONDERZOEK

Longfunctieonderzoek bij kinderen met astma in de huisartspraktijk is vooral gericht op het bepalen van het verloop van de $FEV_1$. Tijdens de geforceerde expiratiemanoeuvre worden de belangrijkste longfunctieparameters gelijktijdig bepaald:
- de expiratoire longvolumes ($FEV_1$ en FVC);
- de volumestromen (flow/volumecurve, waarin onder andere PEF en MEF 50 (*maximal expiratory flow* op 50% van de VC)).

Bij volwassenen is de ratio $FEV_1/FVC < 0.7$ het criterium voor het bestaan van luchtwegobstructie, waarna vervolgens de $FEV_1$ wordt gebruikt als maat voor de ernst van de obstructie (GOLD). De ratio $FEV_1/FVC$ is echter sterk leeftijdsafhankelijk. De voorspelde waarde van de $FEV_1/FVC$ bij een kind van acht jaar bedraagt ongeveer 0.9. Bij een volwassene is deze ratio 0.8, terwijl de ratio bij zeventigjarigen ongeveer 0.75 bedraagt (zie ook tabel 4.1). Bij kinderen is het verantwoord om niet de ratio $FEV_1/FVC$, maar de $FEV_1$ op zich als percentage van de voorspelde waarde ($FEV_1$ %) te gebruiken als criterium voor obstructie. Daar zijn drie redenen voor.
1 De betrouwbaarheid van de bepaling van de FVC blijft achter bij die van de $FEV_1$, waardoor de ratio $FEV_1/FVC$ ten onrechte als afwijkend beoordeeld kan worden.
2 Bij kinderen is de ratio $FEV_1/FVC$ vanwege het leeftijdsafhankelijke karakter geen gangbare maat voor obstructie.
3 De betekenis van een verlaagde FVC als indicator voor het eventuele bestaan van restrictie is minder relevant. Restrictie komt zelden voor bij kinderen met typische astmasymptomen en wisselende $FEV_1$. Bij jongere kinderen wordt de FVC vaak al binnen een seconde bereikt, waardoor bepaling van de $FEV_1$ bij hen niet mogelijk is.

De PEF, de klassieke volumestroomparameter bij uitstek, is met een eenvoudig instrument te meten door de patiënt zelf. De nadelen van de PEF zijn:

- onzekerheid over de betrouwbaarheid van de meting;
- grote spreiding van de voorspelde waarde voor het individu;
- grote intersubjectvariatie van de uitkomst.

De flow/volumecurve en de volume/tijdcurve kunnen bijdragen aan de nauwkeurigheid bij het bepalen van $FEV_1$ en FVC. Anderzijds zou de flow/volumecurve behulpzaam kunnen zijn bij het vaststellen van de oorzaak van de obstructie: een chronische obstructie zoals bij COPD, of een meer reversibele luchtwegobstructie zoals bij astma. Echter, het gebruik van de flow/volumecurve in de huisartspraktijk voor het vaststellen van de aard van de luchtwegobstructie bij volwassenen is nog in ontwikkeling. De betekenis van de flow/volumecurve voor de diagnose astma bij kinderen in de huisartspraktijk is vooralsnog gering.

### 7.4.2 REVERSIBILITEITSMETING

Herhaalde meting van de $FEV_1$, bijvoorbeeld voor en na een klachtenepisode of voor en na behandeling, is meer informatief dan eenmalige reversibiliteitsmeting. Meting van de reversibiliteit bij effectstudies astma/COPD heeft ten doel de patiënten te karakteriseren. De behoefte en mogelijkheden in de dagelijkse praktijk zijn anders. Bovendien staat de opbrengst van reversibiliteitsmeting het beleid van de huisarts ter discussie omdat:
- de gestelde grenzen van reversibiliteit arbitrair zijn, en variëren van 9-20%;
- een zekere mate van reversibiliteit bij kinderen meer gewoon is dan bij volwassenen: de luchtwegen bij kinderen zijn meer labiel dan bij volwassenen;
- COPD volgens huidige opvattingen verenigbaar is met enige mate van reversibiliteit.

Bij astma wordt op enig tijdstip een normale longfunctie bereikt: zo niet, dan is er persisterende luchtwegobstructie. Bij een follow-upstudie werd chronische luchtwegobstructie op negentienjarige leeftijd vastgesteld bij een aantal van de kinderen met astma. Meting van de $FEV_1$ bij kinderen met astma in de huisartspraktijk heeft ten doel veranderingen in de longfunctie in de loop van de tijd te detecteren. Om die reden wordt de longfunctie, en eventueel de reversibiliteit, gemeten tijdens en na een klachtenepisode. Door herhaald te meten toont de huisarts aan dat het patroon past bij wisselende obstructie.

Tevens kan de huisarts daarmee het onverhoopt ontstaan van chronische luchtwegobstructie uitsluiten. Bij kinderen met ernstiger astma blijkt een afgenomen $FEV_1$ gerelateerd aan:
- geringere mate van controle van het astma;
- ontwikkelen van irreversibele obstructie;
- groter risico op persisterend astma.

Bij gebruik van de $FEV_1$ bij kinderen is het nut van de PEF-meting daarnaast beperkt. De $FEV_1$ bij kinderen is niet moeilijker te bepalen dan de PEF. De 'personal best' $FEV_1$ van een kind met astma is een uitstekend alternatief voor de vroegere 'personal best' PEF. De $FEV_1$ is nauwkeuriger te bepalen, de voorspelde waarde is beter bekend en de uitkomst van de $FEV_1$ sluit beter aan bij longfunctiegegevens op latere leeftijd.

### 7.4.3 UITVOERING EN INTERPRETATIE VAN LONGFUNCTIEONDERZOEK

Bij kinderen vanaf de leeftijd van zes tot zeven jaar en ouder verloopt de geforceerde expiratiemanoeuvre op dezelfde manier als bij volwassenen. Expiratoire longfunctiemetingen zijn ook bij kinderen goed uitvoerbaar. De betrouwbaarheid ervan hoeft niet onder te doen voor die bij volwassenen. Een neusklem is ook bij kinderen niet nodig, wanneer men zich beperkt tot het bepalen van de expiratoire parameters. Een kenmerkend verschil tussen volwassenen en kinderen is de duur van de expiratie, bij kinderen is deze korter dan bij ouderen. Dit heeft te maken met de relatief kleine vitale capaciteit en de relatief wijde luchtwegen bij kinderen vergeleken met volwassenen. Om dezelfde reden neemt de ratio $FEV_1/FVC$ af met de leeftijd. Terwijl de volwassene wordt geacht gedurende zes seconden uit te ademen bij het voldoen aan een technisch juiste geforceerde expiratiemanoeuvre, kan bij acht- tot negentienjarige kinderen daarentegen twee seconden als minimum worden aangehouden. Voorwaarde daarbij is wel dat de onderzoeker zich ervan heeft vergewist dat niet alleen de inademing maximaal was, maar ook dat er tot het eind toe goed werd uitgeblazen. Dit is te bereiken door de proefpersoon goed te instrueren en te observeren. Zekerheid over de gewenste maximale expiratie kan ook ontleend worden aan een asymptotisch verlopende flow/volumecurve. Wanneer het kind niet tot het eind toe goed uitblaast kan vooral de FVC ten onrechte laag gemeten worden. De $FEV_1$ is daarentegen betrouwbaar als het kind ten minste gedurende de hele eerste seconde goed uitblaast na volledige inspiratie. Wanneer de $FEV_1$ ondanks goed uitgevoerde behandeling bij follow-up niet de voorspelde waarde bereikt, moet in de eerste plaats gedacht worden aan suboptimale bepaling van deze parameter. Bij een werkelijk afgenomen $FEV_1$ wijst dat op het niet onder controle zijn van de astma en mogelijk zelfs op het ontstaan van chronische bronchusobstructie. In dat geval zal ten minste een van de behandeldoelen bij astma – het voorkomen van chronische luchtwegobstructie – niet bereikt worden. Op de lange duur geldt: hoe lager de 'personal best' $FEV_1$ bij het kind met astma, hoe groter het risico op irreversibele luchtwegobstructie en chronische luchtwegobstructie op volwassen leeftijd.

#### 7.4.4 PLAATS VAN PEF IN DE HUISARTSPRAKTIJK

De bijdrage van PEF-meting aan het zelfmanagement van astma bij kinderen en volwassenen blijkt beperkt. Bij onderzoek onder negentig kinderen van zeven tot veertien jaar die ICS gebruikten wegens astma, had een dagelijkse PEF-meting geen meerwaarde boven het symptomen/klachtendagboek. De kinderen bleken goed in staat om de medicatie te verhogen op basis van hun klachten, al vóór hun PEF gedaald was tot 70% van de uitgangswaarde. Daarnaast vond een Cochrane review bij volwassenen met astma geen overtuigend bewijs voor een verschil tussen op PEF of op symptomen gebaseerd zelfmanagement. Mogelijk blijft er – juist in de huisartspraktijk – toch nog een plaats over voor de PEF, omdat:
- bij een kind met onverklaarde luchtwegklachten, waarbij de huisarts en/of de ouders de diagnose astma overwegen, de PEF-meting een bij te houden symptomendagboek kan aanvullen;
- een PEF-meting thuis van nut kan zijn om bij een kind met onverklaard ernstig astma de uitlokkende factoren op te sporen. In de praktijk zal dit laatste bij voorkeur geschieden in overleg met de geconsulteerde kinderarts.

De opbrengst van PEF-meting bij kinderen is beperkt. Meting thuis van de PEF gedurende één of twee weken kan de klachtenregistratie in een dagboek aanvullen.

#### 7.4.5 METING BRONCHIALE HYPERREACTIVITEIT (BHR)

Symptomen zijn geen goede voorspeller voor bronchiale hyperreactiviteit (BHR). Onderzoek onder volwassenen met astma wees op een positief effect van periodiek meten van de BHR ter aanpassing van de dosering ICS. Deze aanpak heeft echter weinig navolging gekregen in de astmarichtlijnen voor volwassenen van de laatste tien jaar. De toegevoegde waarde van bepaling van de BHR voor het beleid bij astma bij kinderen in de huisartspraktijk, werd kortgeleden uitvoerig onderzocht. De kinderen met astma en BHR-bepaling gebruikten hun ICS iets intensiever. Het resultaat van de extra inspanning van periodiek meten van de BHR bij kinderen met astma in de huisartspraktijk, leek echter niet in de juiste verhouding tot de potentiële opbrengst. De huisarts kan zich beter concentreren op het herkennen en vastleggen van de symptomen, in combinatie met herhaalde meting van de longfunctie onder de diverse omstandigheden. Als een alternatief voor meting van de BHR komt meting van $FE_{NO}$ (fractional exhaled nitric oxide) tijdens het consult van het kind met astma beschikbaar. De waarde van deze eenvoudige en betrouwbare meting voor astma bij kinderen staat nog niet vast.

## 7.5 Rokende kinderen met astma

Kinderen zouden niet in aanraking moeten komen met de sigaret, maar dat gebeurt wel, al op jonge leeftijd. Uit onderzoek van Stivoro (2007) blijkt dat van de tienjarigen 6% 'ooit gerookt' heeft. Op dertienjarige leeftijd stijgt het percentage van deze, wat wordt genoemd 'trying smokers', naar 30%. Op zeventienjarige leeftijd heeft 62% van de kinderen kennisgemaakt met de sigaret. Het mogelijke gevolg van het eerste contact met de sigaret is dat de 'trying smoker' een 'happy smoker' wordt. Het eerste contact met de sigaret moet bij voorkeur zo lang mogelijk uitgesteld worden, want het zijn juist de kinderen die meer dan volwassenen het risico lopen om van trying smoker een happy smoker te worden. De oorzaak hiervan is dat kinderen:
- de behoefte hebben 'erbij' te horen in de puberteit;
- meer dan volwassenen baat lijken te hebben bij de 'gunstige effecten' van nicotine, zoals een betere stemming, betere leerprestatie en afgenomen slaapbehoefte;
- gevoeliger hersenweefsel hebben dan volwassenen voor het ontwikkelen van biologische afhankelijkheid van het roken.

Als praktijkondersteuner en huisarts te hoge doelen stellen, bijvoorbeeld dat iedereen en zeker de astmapatiënt moet stoppen met roken, kan het moeilijk worden om de motivatie vast te houden.

Hulpverleners overschatten vaak de mogelijkheden bij hulp bij stoppen met roken. Bekend is dat een welgemeend advies onzerzijds om te stoppen met roken slechts zelden wordt opgevolgd. Een gecombineerde aanpak kan effect hebben, bijvoorbeeld:
- overheidsmaatregelen;
- voorlichting op scholen over de gevaren van het roken;
- ouders die het goede voorbeeld geven.

| Tabel 7.2 Passief roken bij kinderen: de rol van ouders. | |
| --- | --- |
| Rookgedrag ouder | Plasmacotinine (ng/ml) |
| beide ouders roken niet | 0,29 |
| vader rookt | 1,17 |
| moeder rookt | 2,20 |
| beide ouders roken | 4,10 |

Bron: *European Network for Smoking Prevention 2001*.

### 7.5.1 OVERHEIDSMAATREGELEN HEBBEN EFFECT

De waarschuwing in zwarte letters op pakjes sigaretten (door Europese regelgeving) hebben effect. Ze leiden niet tot massaal stoppen, maar wel tot aarzeling bij de roker en een ander motivatiestadium om te stoppen als aantoonbaar gevolg. Het rookverbod in de horeca per 1 juli 2008 zal, net zoals in het buitenland, naar verwachting effect hebben: afname van het aantal acute aandoeningen en afname van het aantal rokers, ook onder de jeugd.

### 7.5.2 PROGRAMMA'S OP SCHOOLLEEFTIJD HEBBEN EFFECT

Het programma 'Smoke Free Kids' was bedoeld om het percentage 'trying smokers' onder kinderen van zeven tot acht jaar in de VS terug te dringen. De interventie bestond uit een serie schriftelijke instructies die maandelijks driemaal aan de ouders van deze kinderen werden toegestuurd. De instructies werden na een jaar herhaald. Na drie jaar bleek het percentage trying smokers onder de zeven- tot achtjarigen ongeveer 10%, tegen 20% in de controlegroep. Gelet op de cijfers van Stivoro (2007) over roken door kinderen, lijkt eenzelfde opbrengst van een dergelijke interventie haalbaar bij de Nederlandse kinderen.

### 7.5.3 OUDERGESPREK OVER ROKEN

Een terugkerend gesprek met ouders over roken bij kinderen met astma behoort tot de taken van de huisarts. De hulp van een praktijkondersteuner daarbij is een welkome aanvulling op het arsenaal van de huisarts. Echter, de aanstelling van een praktijkondersteuner op zich heeft geen gunstig effect op het roken van kinderen met astma of hun ouders. Uit onderzoek blijkt zelfs dat een gesprek met ouders over hun eigen rookgedrag contraproductief kan werken. In een gecontroleerde studie onder 501 Schotse gezinnen met rokende ouders van kinderen van twee tot twaalf jaar met astma, werd aan de ouders kort maar krachtig uitgelegd dat passief roken bijdroeg aan het astma van hun kind. Het effect na een jaar was in beide groepen gelijk: 98% van de ouders bleef roken. De conclusie was dat de korte interventie bij rokende ouders van kinderen met astma – met een appèl op gezondheid van deze kinderen – niet werkzaam was. De indruk bestond dat de ouders uit de interventiegroep een jaar later nog minder dachten aan stoppen met roken dan de ouders uit de controlegroep. Over het effect van langerdurende en in de zorg ingebedde interventies voor stoppen met actief of passief roken bij kinderen met astma is minder bekend. Bij de aanpak bij volwassenen lijkt er reden tot richtinggevend optimisme. Uitleg door de huisarts over de aard van de eventuele longfunctiestoornis bij 561 volwassen rokers had een onverwacht gunstig effect op het stoppen met roken na een jaar: 13,6% versus 6,4% in de controlegroep. De Scandinavische huisarts Stratelis meldde 25% (30/116) stoppers na drie jaar onder patiënten met licht COPD. Zijn aanpak bestond uit:
- jaarlijkse controle en longfunctiemeting;
- uitleg over de relatie tussen de longfunctiestoornis en het roken;
- jaarlijks een schriftelijk bericht van de huisarts aan de patiënt over de bevindingen gedurende een periode van drie jaar.

### 7.5.4 'BEST PRACTICE'

De 'best practices' van Parkes en Stratelis bij rokende volwassenen zijn navolgenswaard, ook bij passief en actief roken van kinderen met astma en hun ouders. Eenvoudig longfunctieonderzoek bij de reguliere follow-up ondersteunt de belangstelling van praktijkondersteuner en huisarts voor de luchtwegen van het kind. Steeds weer is er gelegenheid tot uitleg over de relatie tussen passief en actief roken en het astma van het kind. Dit terugkerende gesprek over stoppen met roken bij kinderen met astma vereist, niet anders dan bij volwassenen, een gesprekstechniek van praktijkondersteuner en huisarts die rekening houdt met de mogelijkheden en beperkingen van de ouders en het kind om hun gedrag te veranderen. Deze gesprekstechniek wordt gedreven door kennis van de stappen van de MIS (zie paragraaf 6.1.2 en 6.3) in het algemeen en van het motivatiestadium van de patiënt in het bijzonder. Het voeren van eventuele motiverende gesprekken vereist communicatieve vaardigheid van praktijkondersteuner en huisarts. Het gaat om de combinatie van het normale gesprek met de patiënt – waarin praktijkondersteuner of huisarts 'regisseert' – met een meer 'dirigerende' benadering. De bij gedragsverandering benodigde 'uitlokkende, reflectieve en stimulerende houding' is praktijkondersteuner noch huisarts aangeboren. Maar deze houding kan wel worden aangeleerd en getraind: bij voldoende motivatie en na het overwinnen van de barrières bij de hulpverlener zelf.

## 7.6 Intermitterende of continue behandeling met ICS

Bij de behandeling van astma bij kinderen heeft de huisarts meestal te maken met een eerste episode van licht astma. Astmasymptomen kunnen spontaan verdwijnen, en weer terugkomen bij nieuwe blootstelling aan uitlokkende factoren: intermitterend astma (zie ook paragraaf 3.2.1). Er is nog veel wetenschappelijke onzekerheid over deze vorm van astma: de 'inflammatie' van de luchtwegen bij astma zou voortduren, ook in klachtenvrije perioden. Opvattingen over wat de eerste stap moet zijn in de medicamenteuze behandeling van astma zijn sterk veranderd. Ongeveer twintig jaar geleden ging het nog om de noodzaak van driemaal daags een kortwerkende luchtwegverwijder, alvorens de behandeling met ICS voort te zetten. De GINA-guidelines van de laatste jaren suggereren dat een eerste stap in de behandeling van astma zou kunnen bestaan uit ICS, met kortwerkende luchtwegverwijders achter de hand in geval van nood. Reeds lang is bekend dat ICS bij licht beginnend astma meer effect hebben dan kortwerkende luchtwegverwijders, zowel op longfunctie als op klachten. Berekend werd op basis van diverse studies dat ICS bij astmapatiënten binnen twee weken ongeveer 75% van het totaal te verwachten effect op klachten en longfunctie bereiken. Bij 35 niet-rokende patiënten met licht atopisch astma werd ook het effect van ICS op $FE_{NO}$ in de eerste twee weken van de behandeling bereikt, en het effect op $FE_{NO}$ bleef in de tien weken daarna constant. Meting van $FE_{NO}$ bij kinderen met astma bij de kinderlongarts leidde tot afname van hyperreactiviteit en inflammatie bij gelijke dosering ICS.

### 7.6.1 PROEFBEHANDELING

Proefbehandeling bij kinderen met astma met alleen ICS, om te beginnen gedurende twee weken, zou op basis van het voorgaande verantwoord kunnen zijn. Proefbehandeling is geen ideale manier van diagnostiek bedrijven. Maar juist bij kinderen, bij wie de aanvullende diagnostische middelen slechts in beperkte mate toepasbaar zijn, is er alle reden om het effect van ICS – voorgeschreven bij klinisch vermoeden van astma – na twee en meer weken te evalueren aan de hand van klachten en longfunctie. Deze aanpak is niet alleen van praktisch belang. Het kortetermijneffect van ICS blijkt een goede voorspeller voor het effect op lange termijn.

### 7.6.2 INTERMITTERENDE BEHANDELING

Intermitterende behandeling van licht astma met ICS werd in drie recente studies onderzocht op effectiviteit. Boushy toonde in 2005 als eerste het effect aan van intermitterende behandeling met ICS op geleide van de symptomen. Bij licht astma bleek het 'zo nodig' gebruik van de vaste combinatie van beclometason 250 mcg en salbuterol 100 mcg alleen, gedurende zes maanden, even werkzaam als onderhoudsmedicatie met beclometason 250 mcg tweemaal daags. In een studie naar het effect van continu gebruik van ICS, werden in de controlegroep aanwijzingen gevonden dat behandeling van patiënten met zeer licht astma met vier weken fluticason op geleide van de symptomen effectiever was dan placebo.

### 7.6.3 KEUZE BEHANDELING

Waar het bij goede astmabehandeling bij kinderen (en volwassenen) om gaat, is dat de juiste patiënten worden geselecteerd en gemotiveerd voor voortgezette behandeling met ICS. Het effect van een opstart met intermitterende behandeling met ICS bij intermitterend astma zou onderzocht moeten worden. Het effect van intermitterende behandeling met ICS is behulpzaam bij het maken van de keus voor continue behandeling, mits goede follow-up van het kind met astma is gewaarborgd. Monitoring met $FE_{NO}$ lijkt een geschikt hulpmiddel bij step down van ICS bij astma bij kinderen. Onderhoudsbehandeling met ICS (soms gedurende vele jaren) blijft een optie, ook bij een aantal van de patiënten met licht beginnend astma.

## 7.7 'Astma' bij kinderen jonger dan vijf jaar

### 7.7.1 PREVALENTIE

De prevalentie van hoesten, acute bronchitis en astma tezamen bij nul- tot vierjarigen is ongeveer 20%. De prevalentie van astma in deze leeftijdsgroep was ongeveer 5%. De luchtwegen van baby's en peuters worden gekenmerkt door relatief slappe en, in verhouding tot het in en uit te ademen longvolume, nauwe luchtwegen. Dat maakt dat de piepende zuigeling of peuter niet onmiddellijk de diagnose astma krijgt, nog afgezien van differentiaaldiagnostische problemen bij kinderen van nul tot en met vier jaar met 'luchtwegsymptomen'. In het bijzonder geldt dit voor het eerste levensjaar.

### 7.7.2 HET DAGBOEK

Voor het vastleggen van luchtwegsymptomen bij het jonge kind kunnen de ouders een eenvoudig hulpmiddel als een dagboek gebruiken. Tabel 7.1 toont een dagboek dat werd gebruikt bij een klinische trial naar het effect van geïnhaleerd cromoglycaat bij peuters met astmasymptomen.

| Tabel 7.1 Dagboek voor astmasymptomen bij kinderen (0-5 jaar). | | | | |
|---|---|---|---|---|
| | Vraag 1a | Vraag 1b | Vraag 2a | Vraag 2b |
| Datum | Heeft u 's nachts hoesten of piepen gehoord? | Is uw kind wakker geweest door hoesten of benauwdheid? | Heeft u overdag astmasymptomen bemerkt?* | Ondervond uw kind hinder in zijn activiteit door astma?** |
| | ja/nee | ja/nee | ja/nee | ja/nee |
| | ja/nee | ja/nee | ja/nee | ja/nee |
| | ja/nee | ja/nee | ja/nee | ja/nee |
| | ja/nee | ja/nee | ja/nee | ja/nee |
| | ja/nee | ja/nee | ja/nee | ja/nee |
| | ja/nee | ja/nee | ja/nee | ja/nee |
| | ja/nee | ja/nee | ja/nee | ja/nee |

\* De symptomen van astma zijn: hoesten, piepen, vol zitten op de borst of benauwdheid.
\*\* Hinder als gevolg van het astma overdag: tijdens voeding, spelactiviteit, middagslaapje of buitenshuis (crèche).

Het symptomendagboek documenteert het beloop van de symptomen en beperkingen, overdag en 's nachts apart, en geeft de ouders inzicht in de mate van ernst van de aandoening. Hiertoe is een registratieperiode van één tot twee weken meestal voldoende.

### 7.7.3 ERFELIJKE AANLEG EN TESTEN OP ALLERGIE

Het kind van wie beide ouders allergisch zijn of astma hebben, heeft 70% kans op het ooit krijgen van astma. De kans is 50% wanneer een van de ouders allergie of astma heeft. Een kind bij wie in de familie geen astma of allergie voorkomt, heeft een kans van 10% op het ooit ontwikkelen van astma. Deze korte kansberekening kan worden gemaakt bij een klein kind of baby met astmasymptomen of recidiverend hoesten en piepen. Deze kansberekening kan bij kinderen vanaf de leeftijd van één tot twee jaar worden ondersteund door een allergietest. Een positieve allergietest op deze leeftijd (RAST of huidtest) wijst op een verhoogd risico op astma.

### 7.7.4 SPIROMETRIE BIJ DRIE- TOT ZESJARIGEN

Longfunctieonderzoek is haalbaar bij de kinderen van drie tot zes jaar bij wie het lukt om in het ziekenhuis een geforceerde expiratiemanoeuvre te doen. Wel zijn er bij deze kinderen van drie tot zes jaar zekere problemen bij de interpretatie van de longfunctiemeting, omdat:
- de longvolumes nog kleiner zijn dan die bij oudere kinderen;
- geforceerde expiratie zelfs korter kan duren dan een seconde. In dat geval kan formeel geen $FEV_1$ worden gemeten; de FVC is dan als het ware gelijk aan de $FEV_1$. Wel kan in dat geval bijvoorbeeld de $FEV_{0,5}$ worden gemeten, het volume lucht dat in de eerste halve seconde wordt uitgeblazen.

Vanaf de leeftijd van drie jaar kan longitudinale meting van de $FEV_1$, onder verschillende omstandigheden, bij een aantal van deze kinderen een wisseling in longfunctie tonen die de diagnose astma ondersteunt.

### 7.7.5 ROKEN

De invloed van passief roken op het voorkomen van luchtwegklachten bij kinderen jonger dan twee jaar is beduidend groter dan bij kinderen ouder dan twee jaar. Onder luchtwegklachten vallen: recidiverend piepen en hoesten, astma en hoesten niet verklaard door astma.

Passief roken van twintig sigaretten per dag binnenshuis, verdubbelt het totaal aantal kinderen jonger dan twee jaar met 'recidiverend piepen en hoesten', 'astma' en 'hoesten zonder astma': van 14,2 naar 30,2%. Bij kinderen van drie tot vijf jaar zijn de percentages met luchtwegklachten zonder en met passief roken 16,9 en 24,8%. Het leeftijdseffect is nog duidelijker wanneer het gaat om hoesten zonder piepen of astma. Bij kinderen onder de twee jaar kwam dit voor bij 2,6% (niet roken) en 7,4% (wel roken) binnenshuis; bij kinderen van drie tot vijf jaar ging het om 3,4 en 3,9%. Dit verschil wordt verklaard door het feit dat oudere kinderen vaker buitenshuis verblijven voor crèche- of schoolbezoek. Het is aannemelijk dat er wordt doorgerookt in gezinnen met kinderen waarin de moeder rookte tijdens de zwangerschap. Een gangbare theorie is dat roken tijdens de zwangerschap de weg zou effenen naar het 'astma' bij het kind. Passief roken tijdens de eerste levensjaren daarentegen zou vooral effect hebben op het optreden van episoden van piepen. Dit laatste in samenhang met virale infecties, die vaak (gemiddeld achtmaal per jaar) kunnen optreden bij kleine kinderen. Informeren naar roken binnenshuis eventueel ondersteund door huisbezoek door praktijkondersteuner of huisarts is aangewezen bij kinderen met luchtwegklachten, juist bij kinderen jonger dan twee jaar. Specificaties als roken 'onder de afzuigkap', 'op het balkon', 'in de tuin', of 'in de kamer waar het kind niet komt', zijn onbetrouwbaar en kunnen niet serieus genomen worden.

#### 7.7.6 ASTMAMEDICATIE
*Kortwerkende luchtwegverwijders*
Het effect van kortwerkende bèta-2-mimetica op klachten bij kinderen met astmasymptomen is aangetoond. Elke behandeling met deze middelen, gebruikt in de algemene praktijk, zou als een proefbehandeling moeten worden aangemerkt. Deze proefbehandeling zou door de ouders moeten worden gevolgd met een symptomendagboek, bijvoorbeeld gedurende een week. De kortwerkende luchtwegverwijder die na enkele uren, laat staan na een week, nog geen effect op symptomen laat zien kan weer worden gestaakt. Effect van een kortwerkende luchtwegverwijder op klachten, en niet op gemeten longfunctie, sluit spontane afname van astmasymptomen niet met zekerheid uit. Anticholinergica per inhalatie bij kinderen met recidiverend

piepen en hoesten hebben additief effect tijdens exacerbaties maar moeten evenmin als bèta-2-mimetica niet worden voorgeschreven, tenzij met goede follow-up.

### Inhalatiecorticosteroïden (ICS)
Bij kinderen van omstreeks een jaar oud met recidiverend piepen, werd wel effect op de symptomen aangetoond na zes weken behandeling met ICS, maar niet na drie maanden continue behandeling met ICS. Bij kinderen onder de drie jaar met astmasymptomen kon geen effect van intermitterende behandeling met ICS worden aangetoond op symptomen of ziekteprogressie. Bij 96 kinderen van één tot vijf jaar in de huisartspraktijk werd het effect van ICS gedurende zes maanden op recidiverend piepen en hoesten vergeleken met placebo. ICS had geen effect op de luchtwegklachten: maar de klachten waren zeer gering van intensiteit en de behandeling gedurende zes maanden van deze kinderen met ICS is mogelijk te lang. Een eerdere studie onder kinderen van één tot vier jaar met astmasymptomen liet zien dat de factoren voor het eventuele gunstige effect van dertienweekse behandeling met ICS samenhing met de ernst van de symptomen van astma en de familiaire belasting. Het effect van ICS op de symptomen van astma bij kinderen van twee en drie jaar werd aangetoond in de subgroep van kleine kinderen, gekenmerkt door de combinatie van recidiverend hoesten en piepen en atopie. Echter, effect van een twee jaar durende behandeling op het voortduren van de astmasymptomen kon niet worden aangetoond. Het natuurlijk beloop van astma bij kinderen laat zich niet beïnvloeden door twee jaar continue behandeling met ICS. Bij een selectie, gemaakt tegen de achtergrond van wat bekend is over het effect van ICS bij kinderen jonger dan vijf jaar, bleek dat ongeveer 15% van de kinderen jonger dan vier jaar op jaarbasis één of meer recepten voor astmamedicatie kreeg.

### 7.7.7 CONSEQUENTIES VOOR HET BELEID VAN DE HUISARTS
Bij kinderen van drie jaar en ouder is het mogelijk om de diagnose astma met meer zekerheid te stellen. De conclusie voor wat betreft het gebruik van ICS bij kinderen met astmasymptomen, is dat vanaf de leeftijd van drie tot vier jaar kan worden begonnen. Daarbij gelden de volgende overwegingen.
- Voor behandeling met ICS komen symptomatische kinderen in aanmerking met:

- meer ernstige astmasymptomen;
- familiaire belasting voor astma en allergie;
- positieve allergietest en eczeem;
- aangetoonde wisseling in longfunctie.
- De optimale duur van de behandeling met ICS is niet bekend: monitoring op geleide van symptomen(dagboek) en zo mogelijk longfunctie is bij de huidige kennis de meest verantwoorde aanpak.
- ICS bij kinderen worden in de huisartspraktijk bij voorkeur gebruikt in een lage dosering, en bij intermitterend astma voor een beperkte periode.
- De werkzaamheid van de vaste combinatie van ICS en langwerkende bèta-2-mimetica bij kinderen met astma is niet vastgesteld. Het stellen van de indicatie voor deze middelen is voorbehouden aan de kinderarts.
- De beste toedieningsvorm van inhalatiemedicatie voor jonge kinderen is een dosisaerosol met voorzetkamer. Voor kinderen tot drie jaar is bij de voorzetkamer een mond-neuskapje nodig, terwijl kinderen boven de drie jaar meestal goed kunnen inhaleren via een voorzetkamer met mondstuk. Vanaf de leeftijd van zeven jaar is een poederinhalator een geschikte toedieningsvorm.

### Casus 7.1 Karel

In deze casus volgt steeds de vraag na een kort onderdeel. Bespreek de vragen per onderdeel alvorens verder te gaan. Houd bij de discussie steeds de casus van Karel voor ogen.

**Voorgeschiedenis Karel**
Karel is nu tien jaar. Hij is sinds vijf jaar in de praktijk. De voorgeschiedenis bevat een normaal eeg, gemaakt naar aanleiding van wegrakingen in het eerste levensjaar. Rond zijn zesde verjaardag had hij een voorbijgaand gehoorprobleem als gevolg van otitis media met effusie.

**Eerste presentatie astma**
Op zevenjarige leeftijd presenteerden Karel en zijn moeder, onderwijzeres, zich met sinds een jaar recidiverende episoden van hoesten en kortademigheid, zonder hoorbaar piepen. Bij onderzoek was de tengere Karel niet manifest kortademig,

maar wel werden piepende en brommende rhonchi waargenomen bij auscultatie van longen. De $FEV_1$ was 0,95L (voorspeld 1,44L bij lengte 1,25 meter). De Phadiatoptest toonde monoallergie voor huisstofmijten. Bij Karel thuis werd er niet gerookt en er waren geen huisdieren.

### Vraag 7.1
– Wat is het doel van longfunctieonderzoek bij Karel?
– Wat zou hier de meerwaarde zijn van de reversibiliteitstest met salbutamol?
– Wat zijn bij kinderen de voor- en nadelen van $FEV_1$ versus PEF?

## Diagnose en therapie
Karel werd behandeld met ICS (inhalatiefluticason) tweemaal daags 100 mcg, hetgeen in de loop van zes maanden leidde tot een toename in $FEV_1$ tot 1,30L. In dezelfde periode steeg de subjectieve gezondheidstoestand, mede beoordeeld door de moeder van Karel, van 70 naar 85%. Aangezien de behandeldoelen niet volledig werden bereikt, werd een combinatiepreparaat van een langwerkend bèta-2-mimeticum (LABA) en ICS (50/250) voorgeschreven en de kinderlongarts geconsulteerd.

### Vraag 7.2
– Wat kan de reden zijn om de behandeling te starten met ICS in plaats van salbutamol zo nodig?
– Wat zijn de behandeldoelen van astma bij kinderen?
– Verschillen ze van de behandeldoelen van astma bij volwassenen?

## Second opinion door de kinderarts
De kinderlongarts vond de anamnese meer typisch voor chronische rinitis met mogelijk neuspoliepen; dit laatste werd niet bevestigd door de kno-arts. De NO-meting bij de kinderarts liet een normale uitkomst zien. Het advies van de kinderlongarts

was: terug naar ICS als monotherapie en geleidelijk afbouwen op geleide van het klinisch beeld.

Vraag 7.3
- Wat is hier het doel van NO-meting?
- Welke andere methoden kent u naast de NO-meting waarmee direct of indirect informatie kan worden verkregen over inflammatie van de luchtwegen?

**Ups en downs 1**
Een jaar na het bezoek aan de kinderarts werd de ICS op proef gestopt: de klachten waren verdwenen, Karel functioneerde goed op school en bij de gymnastiek, de nachtrust was ongestoord en de $FEV_1$ was gestegen naar 1,62L (voorspeld 1,61L bij lengte 1,36 meter). Bij controle na drie maanden had Karel opnieuw hoorbare ademhaling 's nachts, kwam 's morgens moeilijk op gang en was overdag soms weer kortademig, bijvoorbeeld bij sportbeoefening. De uitkomst van de longfunctiemeting: $FEV_1$ 1,45L en FVC 2,17L gaf de doorslag om weer te starten met ICS.

Vraag 7.4
Wat heeft de huisarts minimaal nodig voor een doeltreffend/ doelmatig beleid bij astma bij kinderen?

**Ups en downs 2**
Gedurende het jaar na de herstart met de ICS waren de klachten opnieuw weggebleven. De ICS werd eenmaal daags trouw ingenomen blijkens de herhaalreceptuur (ciclesonide eenmaal daags). Aan het eind van dat jaar, in april 2008, was er opnieuw de dringende wens om te stoppen met ICS. De huisarts beschikte intussen over een NO-meter om 'eosinofiele inflammatie van de luchtwegen' te monitoren.
Karel was subjectief 100%, $FEV_1$ 1,80L, FVC 2,33L en $FE_{NO}$ 12 ppb (normaal). Bij controle na een maand: subjectief 98-97%,

FEV$_1$ 1,73L, FVC 2,40L en FE$_{NO}$ 22 (oplopend?). Bij controle na drie maanden: subjectief minder dan de vorige keer, zijn moeder hoorde hem 's nachts weer ademhalen, FEV$_1$ 1,66L, FE$_{NO}$ 84 (verhoogd). De follow-up van de FE$_{NO}$ gaf de doorslag voor het besluit: hervatten ICS. Bij Karel lijkt de FE$_{NO}$ een geschikte parameter voor het beloop van zijn astma: een doelmatige ondersteuning van het medicatiebeleid bij (kinderen met) astma.

Kernpunten
- Astma bij kinderen ouder dan vijf jaar is meestal goed herkenbaar.
- De gemiddelde praktijkondersteuner astma/COPD heeft weinig ervaring met astma bij kinderen.
- Longfunctieonderzoek is goed uitvoerbaar bij de meeste kinderen ouder dan vijf jaar.
- De normaalwaarden van de reversibiliteitsmeting bij kinderen zijn niet goed bekend.
- Symptoomregistratie bij kinderen onder de vijf jaar is een hulpmiddel om het beleid 'afwachten of verwijzen naar de kinderarts' te onderbouwen.
- Het medicatiebeleid bij kinderen met astma verschilt niet wezenlijk van dat bij volwassenen met astma.
- De indicatie van de vaste combinatie ICS+LABA bij kinderen met astma is onvoldoende onderbouwd.
- Afgenomen longfunctie bij astma op de kinderleeftijd voorspelt verminderde longfunctie op volwassen leeftijd.

# Beleid bij exacerbaties 8

## 8.1 Inleiding

Exacerbatie heeft verschillende betekenissen. Enerzijds kan het een toename in de ernst van een ziekte betekenen. In dit geval zou er dan sprake zijn van ernstig astma of ernstig COPD en daar moet een dokter of specialist aan te pas komen. Anderzijds betekent exacerbatie een toename van de symptomen van astma of COPD door ontregeling van de ziekte. Hier komt de praktijkondersteuner om de hoek kijken, want in dit geval is het beleid erop gericht om het ziekteproces zo spoedig mogelijk weer onder controle te krijgen. Het doel is om blijvende verslechtering en zo mogelijk herhaling van het gebeuren te voorkomen. In het zorgplan COPD in de huisartspraktijk vormen exacerbaties een apart onderdeel (zie tabel 8.1, punt 4). Het te ontwikkelen zorgplan laat ruimte voor diverse scenario's waaruit de praktijk een keus kan maken. De huisarts kan samenwerken met een praktijkondersteuner, ervaren doktersassistente of longverpleegkundige, maar ook het werk overlaten aan de longarts met zijn normale staf, eventueel gecompleteerd met een longverpleegkundige. Tot slot kan de huisartspraktijk werken aan transmurale zorg door huisarts en longarts gezamenlijk. Maar het gaat om de patiënt. Wat wordt verstaan onder exacerbaties bij de patiënt met chronische luchtwegobstructie? Wat zijn de oorzaken van de exacerbatie? Wat is het beleid in de huisartspraktijk? Wat is het eventuele beleid bij de longarts? En, wat is de plaats van de praktijkondersteuner in dit geheel? Gemakshalve staat 'COPD' in dit hoofdstuk voor patiënten met chronische luchtwegobstructie zowel door roken, door astma en/of door andere oorzaken.

| Tabel 8.1 Zorgplan COPD in de huisartspraktijk. | |
|---|---|
| 1 opsporing en preventie | |
| 2 diagnostiek | |
| 3 behandeling en zorg | – stoppen met roken<br>– follow-up<br>– voeding en gewicht<br>– bewegen<br>– zuurstof<br>– medicatie |
| 4 exacerbaties | |
| 5 palliatieve zorg | |

## 8.2 Definities exacerbatie bij COPD

Kenmerkend bij de COPD-patiënt zijn vernauwing van de luchtwegen en – een vaak onbekende – mate van emfyseem. Productieve hoest (sputum) zou optreden bij een derde van de COPD-patiënten tijdens een klachtenvrije periode en bij twee derde tijdens een exacerbatie van COPD. De meest voorkomende symptomen van exacerbatie zijn kortademigheid, piepen en benauwd gevoel op de borst. Daarnaast is er – bij doorvragen – sprake van moeheid en algeheel ziektegevoel. Bij meting blijken de $FEV_1$ en de percutane zuurstofsaturatie ($SpO_2$) vaak afgenomen. Voor een aantal acute thoracale aandoeningen is een eenvoudige parameter beschikbaar, zoals Pro-BNT bij hartfalen, Troponine-t bij hartinfarct en D-dimeer bij longembolie. Voor een exacerbatie van COPD is geen eenvoudige test of parameter beschikbaar. De $FEV_1$, hoe nuttig ook, schiet tekort. De definitie van acute exacerbatie van COPD (AECOPD) wordt vooral gedefinieerd op basis van klachten, symptomen en zorgvraag van de patiënt. Exacerbatie van COPD is aldus een toename van klachten die noopt tot aanpassing of aanvulling van de medische zorg. Onderscheiden worden (zie ook tabel 8.2):
– *lichte exacerbatie*: toename klachten waarbij aanpassing van eigen medicatie door de patiënt zelf voldoende is (zelfzorg);
– *matige exacerbatie*: toename klachten waarbij er een zorgvraag is aan de huisarts en verdergaande aanpassing van medicatie noodzakelijk is;

- *ernstige exacerbatie*: toename klachten waarbij tevens de longfunctie afneemt blijkens een afname van de zuurstofsaturatie (respiratoir falen). Advies of consultatie van de longarts is aangewezen.

Tabel 8.2 Definities exacerbatie COPD en plaats van behandeling.

| Exacerbatie | Definitie | Plaats van behandeling |
|---|---|---|
| licht | toename klachten, eigen medicatie is toereikend | zelfzorg thuis |
| matig | toename klachten, nieuwe zorgvraag, extra medicatie | huisarts |
| ernstig | toename + afname $O_2$-saturatie | huisarts, longarts, eerste hulp |

De ernst van exacerbaties van COPD neemt toe met de ernstgraad van COPD. Daarnaast is iedere exacerbatie van COPD op kortere en lange termijn nadelig voor het prestatievermogen en de kwaliteit van leven van de patiënt. De longfunctie ($FEV_1$ en gaswisseling) neemt sneller af, de cardiovasculaire belasting en het risico op overlijden nemen toe. Exacerbaties van COPD moeten worden vermeden. Nazorg bij huisarts of longarts concentreert zich op het leermoment dat de exacerbatie is geweest, of als herstart van de behandeling.

8.3 Oorzaken exacerbatie bij COPD

De meeste exacerbaties worden waarschijnlijk veroorzaakt door infecties, zowel bacteriële als virale. Daarnaast kan luchtverontreiniging binnenshuis, zoals sigarettenrook, de oorzaak zijn van een exacerbatie. Verder kunnen luchtverontreiniging in het buitenmilieu of weersomstandigheden (hittegolf, onweer) een exacerbatie veroorzaken. Tot slot wordt een aantal exacerbaties verklaard door therapieontrouw, in de zin dat onderhoudsmedicatie (luchtwegverwijders, ICS, theofylline, prednisolon, zuurstof) wordt onderbroken. Keer op keer moet worden nagegaan welke oorzaak of oorzaken de hoofdrol spelen. De oorzaken van exacerbaties van COPD staan samengevat in tabel 8.3.

| Tabel 8.3 | Oorzaken COPD-exacerbatie. | |
|---|---|---|
| 1 | infectie | – bacteriën |
| | | – virussen |
| 2 | omgevingsinvloeden | – indoor en outdoor pollution (stikstofdioxide, zwaveldioxide, kleine deeltjes, ozon) |
| | | – hitte, onweersbuien |
| 3 | therapieontrouw | |

Patiënten met chronische bronchitis vormen een subgroep van COPD-patiënten. Bij hen is sprake van (productief) hoesten gedurende de meeste dagen van de week, gedurende een aaneengesloten periode van drie maanden die zich voordoet in twee opeenvolgende jaren. Exacerbaties bij deze patiënten worden waarschijnlijk voor een kwart veroorzaakt door virussen, een kwart door bacteriën, een kwart door de combinatie van beide en bij een kwart bleef de oorzaak onbekend.

## 8.4 Beleid in de huisartspraktijk

Het beleid in de huisartspraktijk is gericht op het opsporen van de oorzaak (zie paragraaf 8.3) van de exacerbatie. Onvoldoende of onjuist gebruik van (zelf)medicatie zal de voorschrijvend arts rekenen tot de beïnvloedbare risicofactoren voor een 'Acute Exacerbation of Chronic Obstructive Pulmonary Disease' (AECOPD). Afhankelijk van de oorzaak zal de huisarts de noodzakelijke medicatie voorschrijven.

### 8.4.1 ANTIBIOTICA

De huisarts zal bij vermoeden van een bacteriële oorzaak antibiotica voorschrijven aan de patiënt met een matige tot ernstige AECOPD. Recent onderzoek geeft hierbij een aantal handvatten:
- de kleur van het sputum geeft enige aanwijzing voor de noodzaak van antibiotica;
- een korte kuur is vaak voldoende;
- antibiotica leiden tot een langere klachtenvrije periode na AECOPD;
- van de nieuwere antibiotica is niet meer heil te verwachten dan van de bekende.

Eventuele behandeling met antibiotica bij COPD in de huisartspraktijk is samengevat in het intermezzo 8.1. De voorschrijvend huisarts moet zich ervan bewust zijn dat wetenschappelijke onderbouwing voor het gebruik van antibiotica bij AECOPD zeer beperkt en tegenstrijdig blijkt. Een recente systematische review gaf geen steun aan het voorschrijven van antibiotica bij COPD, althans niet bij lichte of matige exacerbaties. Anderzijds blijkt bij opname wegens AECOPD (ernstige exacerbaties dus) ruim 80% behandeld te worden met antibiotica. Volgens een Cochrane review uit 2006 zouden antibiotica bij AECOPD enig effect hebben bij de matig tot ernstig zieke patiënt met toegenomen hoest en purulent sputum. Het blijft een lastige zaak om COPD-patiënten op te sporen die meer dan gemiddeld baat zullen hebben bij antibiotica bij een exacerbatie. De eerste poging daartoe werd twintig jaar geleden ondernomen. Exacerbaties werden ingedeeld in drie soorten:
- type 1, waarbij het gaat om toegenomen sputumvolume, purulentie en dyspneu;
- type 2, waarbij twee van de drie kenmerken (toegenomen sputumvolume, purulentie of dyspneu) voorkomen;
- type 3 waarbij slechts één van de drie kenmerken voorkomt.

Antibiotica waren het meest effectief bij type 1, maar ook was placebo effectief in ruim 40% van de gevallen. Antibiotica worden dus vaak ten onrechte voorgeschreven bij AECOPD.

> **Intermezzo 8.1: Antibiotica bij exacerbaties van COPD met purulent sputum**
> Antibiotica zijn effectief bij de exacerbaties van COPD die gepaard gaan met een toename van de dyspneu en het opgeven van purulent sputum. De antibiotische therapie is in dat geval gericht op een acuut gebeuren (de exacerbatie) bij een chronische aandoening (COPD). De vraag rijst hoe lang zo'n antibioticumkuur moet worden volgehouden: vijf dagen of langer. Deze vraag werd beantwoord door El Moussaoui en collega's met hun meta-analyse van 21 studies (totaal 10.698 COPD-patiënten met exacerbatie). Primaire uitkomstmaat was de klinische verbetering na gemiddeld vijftien dagen. Secundaire uitkomstmaten waren de bacteriologische verbetering en de klinische verbetering na gemiddeld 31 dagen. Bij de lichte tot mati-

ge acute exacerbaties – zeventien van de 21 studies vonden plaats in de eerste lijn – deed de korte kuur het op alle drie genoemde eindpunten even goed als de langere kuur. De auteurs waarschuwen dat bij ernstige exacerbaties – met tekenen van respiratoir falen, dus bij de patiënten die veelal in het ziekenhuis zullen worden behandeld – het voortzetten van de behandeling met antibiotica na de eerste vijf dagen op zijn plaats is. Een kuur van korte duur bevordert de therapietrouw. Maar de belangrijkste reden voor het beperken van de duur van de antibioticakuur is het voorkómen van (de ontwikkeling van) resistentie (van de verwekkers) tegen het antibioticum. Bij de helft van de door bacteriën veroorzaakte exacerbaties bij COPD gaat het om *Haemophilus influenzae*. *Streptococcus pneumoniae* en *Moraxella catarrhalis* bestrijken samen een derde van alle acute 'bacteriële' exacerbaties van COPD. Antibiotica bij exacerbaties van COPD kunnen geïndiceerd zijn. Dyspneu, purulent sputum en lage $FEV_1$ voorspellen de noodzaak van antibiotische therapie. Een korte kuur is voldoende, wanneer de huisarts tenminste de noodzaak van nadere analyse van de patiënt op de spoedeisende hulp heeft uitgesloten. Bemoedigend voor dit beleid is de aanwijzing dat antibiotica bij AECOPD leiden tot een afname in de 'relapse rate' in de huisartspraktijk.

### 8.4.2 LUCHTWEGVERWIJDERS EN CORTICOSTEROÏDEN

*Luchtwegverwijders*

Wanneer een bacteriële infectie onwaarschijnlijk is als oorzaak van de exacerbatie, worden behandelbare oorzaken, zoals ongunstige omgevingsfactoren, weggenomen. Aanpassing van de medicatie bestaat vervolgens in de eerste plaats uit herintroductie of aanpassing van langwerkende luchtwegverwijders (LABA, zie paragraaf 5.2.2 en 5.6) zoals salmeterol en formoterol, anticholinergicum (tiotropiumbromide) en eventueel ICS per inhalatie. De combinatie LABA en tiotropiumbromide in dezelfde afleveringsvorm (device) lijkt om technische redenen niet mogelijk. Het theoretisch maximaal effectieve trio van ICS, LABA en tiotropium samen in een puf is niet haalbaar. Toevoegen van een theofylline per os is mogelijk bij elk inhalatiemedicament.

*Inhalatiecorticosteroïden*

De mogelijkheid van het verhogen van de vaste combinatie ICS en LABA bij exacerbaties van COPD kan worden overwogen, vooral als bijwerkingen te verwachten zijn van prednisolon per os. Bij astma is de waarde van het verdubbelen van de ICS bij een exacerbatie niet aangetoond. Het verdubbelen van de dosis ICS bij een toename van de symptomen van COPD is niet onderzocht. Bekend is dat een AE-COPD gepaard gaat met een toename van de eosinofilie van het sputum, hetgeen zou wijzen op mogelijke toegenomen effectiviteit van ICS. Het eventueel toepassen van $FE_{NO}$ om deze indicatie voor ICS te stellen is in ontwikkeling.

*Corticosteroïden per os*

Tijdens exacerbaties bij patiënten met COPD, zonder noodzaak tot antibioticabehandeling, dient primair de kortademigheid (dyspneu) te worden opgeheven en de slijmproductie gereduceerd. Als dit niet is gelukt met inhalatiemedicatie, is prednisolon per os de volgende stap in de behandeling. Prednisolon wordt zo mogelijk gegeven zonder antibiotica, om zo resistentie te voorkomen. Het effect van prednisolon per os is onderzocht bij patiënten tijdens (poli)klinische behandeling wegens exacerbatie van COPD. De opnameduur wordt erdoor verkort, de $FEV_1$ keert sneller terug tot de 'personal best'-waarde en een recidiefexacerbatie wordt uitgesteld. Een behandeling van twee weken blijkt in de (poli)klinische setting meestal voldoende. Orale toediening blijkt even effectief als intraveneuze toediening. Voor het merendeel van de milde exacerbaties is prednisolon per os (net als antibiotica) niet nodig, tenzij een verhoging van de bronchodilatator en/of ICS-inhalatietherapie geen invloed had op klachten en $FEV_1$. Als de patiënt al een onderhoudsbehandeling krijgt met orale steroïden voor COPD, is deze bekend bij de longarts. In dat geval is de barrière voor het gebruik van een hoge dagelijkse dosering minder groot. Het zelf starten met prednisolon per os bij deze groep en andere geselecteerde COPD-patiënten kan behoren tot het zelfzorgpakket van de 'gevorderde' COPD-patiënt. De meeste patiënten die behandeld moeten worden met orale steroïden reageren op 30 mg prednisolon per dag gedurende zeven tot tien dagen. De behandeling met steroïden wordt direct na de acute fase gestopt. Controle, bijvoorbeeld één tot twee dagen na het instellen op prednisolon per os en na een week, is behulpzaam om te bepalen of de respons voldoende is geweest. Bij patiënten die langer dan twee weken prednisolon per os gebruiken is medicatie voor bot- en maagbescherming aangewezen.

## 8.5 Indicatie voor beoordeling door de longarts of opname

Bij gebrek aan een simpele parameter die beschikbaar is bij andere acute thoracale aandoeningen, onderbouwt de huisarts zijn beleid allereerst met de anamnese van de patiënt zelf en de inschatting van de draagkracht van familie of verzorgers. Verder is de $FEV_1$ geschikt om de ernstgraad van de COPD in te schatten. Wanneer de huisarts dan tevens beschikt over de 'personal best'-$FEV_1$ van de patiënt, dan is het mogelijk om de ernst van de exacerbatie te objectiveren. Een percutaan gemeten zuurstofsaturatie van < 90% wijst op een meer ernstige exacerbatie. Ook een afname in $SpO_2$ van 4% of meer wijst op pulmonale problemen. De huisarts die beschikt over de voor de COPD-patiënt normale waarde van de $SpO_2$, is in het voordeel. Tot slot is *observatie* van de COPD-patiënt met een dreigende exacerbatie een sterk middel in de handen van de huisarts. Het hoeft geen betoog dat overleg met en informatie van de collega op de huisartsenpost van doorslaggevende betekenis kan zijn bij het stellen van de juiste vraag aan longarts of eerste hulppoli van het ziekenhuis buiten kantoortijden. Bij afwezigheid van een volledig elektronisch patiëntendossier kan de 'professionele samenvatting' van het dossier van de huisarts ter beschikking worden gesteld aan de huisartsenpost voor meer efficiënte transmurale samenwerking voor deze kwetsbare groep. Tabel 8.4 toont de beoordeling van de ernst van de COPD-exacerbatie door de huisarts.

| Tabel 8.4 Beoordeling van de ernst van de COPD-exacerbatie. |
|---|
| – anamnese |
| – ernstgraad COPD: $FEV_1$ |
| – $O_2$-saturatie |
| – observatie |
| – professionele samenvatting |

## 8.6 Beleid longarts

Bij ernstige exacerbaties van COPD is het zoeken naar de oorzaak ervan bijzonder belangrijk. Immers, het merendeel van de patiënten met ernstig COPD overlijdt uiteindelijk niet aan hun COPD, maar aan een andere aandoening. Dit is voor het eerst goed onderzocht in de TORCH-studie, een trial naar het effect van ICS bij COPD. 6112 patiënten met ernstig COPD ($FEV_1$ gemiddeld 44% pred.) werden nauwkeurig gevolgd. Na drie jaar waren 835 van de 6112 COPD-patiënten overleden (zie tabel 8.5 voor doodsoorzaken). De longarts zal bij ernstige COPD-patiënten hulp inroepen van andere specialisten, zoals de cardioloog of internist, om oorzaken te achterhalen. De eerste stap wordt al gezet in de diagnostische fase van onverklaarde dyspneu. Op de dyspneupolikliniek, een samenwerkingsverband tussen longarts en cardioloog, worden op verzoek patiënten onderzocht met dyspneuklachten die langer dan een week aanhouden en bij wie niet duidelijk is of de oorzaak pulmonaal, cardiaal of een mengbeeld is. De patiënt wordt binnen een week na aanmelding onderzocht gedurende een halve dag met behulp van een X-thorax, ecg, bloedonderzoek, echocardiogram en longfunctieonderzoek. Aan het eind van de dag is er een diagnose en behandelplan, dan wel een vervolgtraject met de patiënt afgesproken. Bij een acute beoordeling of opname zal de longarts zich allereerst concentreren op de klassieke differentiaaldiagnose van een acute exacerbatie van COPD, zoals hartfalen, hartritmestoornis, pneumonie, longkanker, pneumothorax en longembolie.

| Tabel 8.5 Doodsoorzaken bij 835 patiënten met ernstig COPD. ||
|---|---|
| Aandoening | Percentage |
| longaandoening | 35% |
| cardiovasculair | 27% |
| kanker | 21% |
| andere doodsoorzaken | 10% |
| onduidelijk | 7% |

Bron: Rabe K. NEJM, 2007.

## 8.7 Rol praktijkondersteuner bij acute exacerbaties en zelfzorg

De expertise van de praktijkondersteuner kan ingezet worden bij het voorkomen van acute exacerbaties en het stimuleren van de zelfzorg. Om acute exacerbaties te voorkomen, kan de praktijkondersteuner onder andere de patiënt motiveren tot en uitvoeren van de jaarlijkse griepvaccinatie. Finetuning van medicatie door de praktijkondersteuner geschiedt bij voorkeur in overleg met de huisarts. Zelfmedicatie – een belangrijk aspect van zelfmanagement bij COPD – kan de patiënt aanleren met behulp van de praktijkondersteuner. Het gaat dan om luchtwegverwijders, prednison en antibiotica. Het inzicht van de praktijkondersteuner in het prestatievermogen en het activiteitenniveau van de COPD-patiënt is van nut bij de selectie van patiënten met COPD voor reactivering en revalidatie. Taken van de praktijkondersteuner bij exacerbaties van COPD kunnen zijn:
- exacerbaties voorkomen door het aanleren van zelfzorg;
- herhaald opnemen van de anamnese om de oorzaak van de exacerbatie te achterhalen;
- gebruik van $FEV_1$ en $SpO_2$ bij exacerbaties bevorderen;
- follow-up na de exacerbatie: nagaan wat patiënt en huisartspraktijk ervan geleerd hebben;
- transmuraal contact vóór, tijdens en na polikliniekbezoek of opname;
- transmurale informatie-uitwisseling via het elektronisch medisch dossier verzorgen.

In tabel 8.6 staan mogelijkheden om acute exacerbaties van COPD te voorkomen.

| Tabel 8.6 Maatregelen ter preventie van AECOPD. | |
|---|---|
| griepvaccinatie | |
| medicatie | – gebruik van kort- en langwerkende luchtwegverwijders |
| | – ICS en vaste combinatie met luchtwegverwijders |
| | – mucolytica |
| zelfmanagement | – stootkuur prednison bij dyspneu en disfunctioneren |
| | – antibiotica bij sputumverkleuring |
| | – luchtwegverwijders aanpassen |
| reactivering en/of revalidatie | |

Casus 8.1 Exacerbatie bij mevrouw Ysdari
Mevrouw Ysdari is zestig jaar en woont alleen. Ze heeft allergisch astma met ernstige persisterende luchtwegobstructie ('COPD' terwijl ze nooit gerookt heeft). De personal best $FEV_1$ bedraagt 0,65L en de $SpO_2$ 97%. De basisbehandeling bestaat uit zuurstof en prednisolon. Ze heeft verder last van ernstig overgewicht, diabetes mellitus, hypothyreoïdie, osteoporose en gonartrose. Wegens toenemende dyspneu, koorts, groen sputum, $SpO_2$ 90% zonder zuurstof en basale crepitaties, schreef de huisarts haar een kuur amoxicilline-clavulaanzuur voor. Bij controle na twee dagen was er geen verandering waarneembaar. Mogelijk was er sprake van pneumonie bij COPD. In overleg met de longarts werd ze opgenomen. Zes maanden daarvoor was dat ook al gebeurd. De behandeling bestond uit intraveneuze toediening van amoxicilline-clavulaanzuur, ciprofloxacine en prednisolon. De X-thorax vertoonde geen infiltraten en het bloedonderzoek op legionella en mycoplasma was negatief. Na een week kon mevrouw Ysdari op haar verzoek weer naar huis. En na twee dagen moest ze opnieuw worden opgenomen wegens algehele achteruitgang.

Vraag 8.1
Wat is het doel van het antibioticabeleid bij mevrouw Ysdari?

Vraag 8.2
Behandeling van mevrouw Ysdari thuis lijkt niet meer de meest gewenste situatie. Welke mogelijkheden zijn er voor de situatie van mevrouw Ysdari?

Casus 8.2 Exacerbatie bij mevrouw Van Dam
Mevrouw Van Dam is zeventig jaar en heeft sinds zes jaar ernstige COPD door roken, zonder astmacomponent. Haar personal best $FEV_1$ bedraagt 0,77L en de $SpO_2$ is 97%. Ze is een halfjaar geleden gestopt met roken, maar daarna is ze alleen maar

'minder' geworden. Ze kan nauwelijks nog honderd meter lopen. Vier maanden geleden was ze opgenomen wegens exacerbatie zonder aanwijzing voor een infectieuze oorzaak. Tiotropiumbromide en N-acetylcysteine, toegevoegd aan de behandeling met LABA, werden niet verdragen (urinewegproblemen en maagklachten). Het (NT-pro-)BNP, na de opname aangevraagd door de huisarts wegens toename van de dyspneu, bedroeg 375 (licht verhoogd). Wegens toenemend vocht vasthouden (gewichtstoename zes kilo in de laatste drie maanden), dyspneu, algehele malaise en $SpO_2$-saturatie van 90%, werd het (NT-pro-)BNP na een maand opnieuw bepaald. Dit bleek 99 te zijn, een afname tot binnen het normale gebied. Proefbehandeling met bumetadine 1 dd 1 mg gaf enig soelaas en een gewichtsafname van anderhalve kilo binnen twee weken.

*Vraag 8.2*
Wat is het doel van nadere observatie bij mevrouw Van Dam?

*Vraag 8.3*
Wie doet nadere analyse naar een eventuele cardiale oorzaak?
Wat is daarbij de rol van de praktijkondersteuner?

Kernpunten
- De ernst van exacerbaties bij COPD wordt wel gedefinieerd aan de hand van de interventie die nodig is om de exacerbatie onder controle te krijgen. Anamnese, $FEV_1$, $O_2$-saturatie en observatie zijn de middelen om een exacerbatie vast te stellen bij de individuele COPD-patiënt.
- De oorzaak van een excacerbatie berust meestal op infectie, omgevingsfactoren of therapieontrouw.
- De oorzaak van een exacerbatie is vaak pas achteraf met enige zekerheid te stellen.
- Antibioticabehandeling bij exacerbatie van COPD kan kort zijn mits goede nazorg gegeven wordt.

- Zelfzorg bij ernstig COPD reikt tot aan het zelf starten van prednisolon per os zo nodig.

# 9 Follow-up

## 9.1 Inleiding

Adequate follow-up bij astma en COPD in de huisartspraktijk is niet haalbaar zonder ondersteuning door een in de materie ingevoerde doktersassistente of praktijkondersteuner. Een eerste vereiste voor de praktijkondersteuner om mee te werken aan de follow-up van astma en COPD, is het zelfstandig kunnen voeren van een 'longspreekuur'. Het gaat hierbij om een vorm van taakherschikking waarvan de meer formele aspecten in hoofdstuk 12 worden besproken. Mogelijke achterliggende reden voor taakherschikking zijn samengevat in tabel 9.1.

| Tabel 9.1 Taakherschikking in de zorg. |
|---|
| – zorg efficiënter (en veiliger) |
| – inspelen op behoefte patiënt |
| – toename/veranderde zorgvraag |
| – behoefte huisarts (bijv. specialisatie) |

Bij astma en COPD kan taakherschikking nodig zijn voor:
- het verbeteren van de efficiency van de follow-up, omdat de patiënten behoefte hebben aan meer uitleg en begeleiding dan de gemiddelde huisarts kan geven;
- vroeg of laat optredende comorbiditeit bij patiënten met astma en COPD;
- de behoefte van de huisarts om zich toe leggen op specialisatie binnen de huisartsengroep, HOED of gezondheidscentrum.

## 9.2 Doel van de werkzaamheden praktijkondersteuner

Om te beginnen is het zaak dat de verantwoordelijke huisarts samen met de praktijkondersteuner bepaalt wat het doel is van de werkzaamheden bij astma/COPD. Drie doelen bij de taken van de praktijkondersteuner gerelateerd aan follow-up zijn:
- case finding (hoogrisicogroep);
- diagnostiek (astma en COPD);
- follow-up van met astma en COPD bekende patiënten.

Case finding begint met het signaleren van de patiënt met verhoogd risico op chronische luchtwegobstructie, zoals roken of astma. Dit impliceert het aanbieden van vervolgcontact of vervolgonderzoek. Het is de vraag of een beginnend praktijkondersteuner zijn werkzaamheden juist met deze taak zal starten. De diagnostiek bij astma of COPD komt in de eerste plaats voor rekening van de huisarts, zo nodig met aanvullend onderzoek bij de longarts. Een deel van het diagnostisch traject kan tijdens de follow-up worden voortgezet door de praktijkondersteuner astma/COPD. Bij astma en COPD is de follow-up van de patiënt soms dus onmisbaar voor het stellen van een meer precieze diagnose. Follow-up van (een selectie van) de in de praktijk bekende astma- en COPD-patiënten is misschien wel de eerst aangewezen en meest geëigende taak voor de praktijkondersteuner astma/COPD. In hoofdstuk 3 werd de methode besproken waarmee de bekende astma/COPD-populatie in kaart gebracht kan worden; dat is de groep waarmee de praktijkondersteuner astma/COPD aan de slag gaat. Het is echter niet mogelijk om een afgerond schema te geven van de inhoud van deze follow-up door de praktijkondersteuner, en wel om twee redenen:
1. er is weinig evidence voor een strikt langetermijncontroleschema, bij astma noch bij COPD;
2. inhoud en frequentie van de follow-up worden vooral bepaald door de fase waarin de patiënt verkeert. In de diagnostische fase is een hogere follow-upfrequentie nodig en mogelijk is later ook spirometrie hierbij nodig. Bij sommige patiënten kan het wel maanden tot een jaar duren voordat duidelijk is of het gaat om astma dan wel COPD.

Follow-up kan helpen bij:
- verfijnen van de diagnostiek;

- de patiënt leren omgaan met zijn aandoening;
- onderkennen van comorbiditeit.

*Frequentie van de follow-up: een vuistregel*
Een vuistregel voor de frequentie van de follow-up is:
- twee weken: bij elke verandering van medicatie;
- drie maanden: bij ernstig astma of COPD of indien de diagnostische fase nog niet is afgerond;
- jaarlijks: bij alle COPD-patiënten en bij alle astmapatiënten onder ICS.

Jaarlijkse follow-up is daarnaast wenselijk bij een aantal astmapatiënten zonder actueel gebruik van ICS. In overleg met de huisarts en de longarts wordt bepaald om wie het zal gaan. Te denken valt aan instabiel astma in de voorgeschiedenis, significante achteruitgang in longfunctie en bij rokende astmapatiënten met weinig klachten en symptomen. Bij COPD-patiënten met comorbiditeit heeft een individueel controleschema de voorkeur, om overbelasting van de patiënt en 'afhaken' als gevolg van een veelheid aan controlemomenten te voorkomen. Een praktijkondersteuner die van vele markten (astma/COPD, diabetes en cardiovasculair risicomanagement) thuis is, is hierbij in het voordeel.

*Co- en multimorbiditeit*
Onder comorbiditeit wordt verstaan: alle andere aandoeningen die de patiënt mogelijk ook heeft en die bijdragen aan het ontstaan van (symptomen van) astma/COPD. Hooikoorts (allergische rinitis) is een voorbeeld van comorbiditeit bij astma. Verslaving aan nicotine, hartfalen en overgewicht zijn voorbeelden van comorbiditeit bij COPD. Ziekten die bij toeval gelijktijdig voorkomen bij astma en COPD, zoals schildklierfunctiestoornissen, diabetes mellitus, cognitief verval (dementie) of kanker, leiden tot 'multimorbiditeit'. De follow-up is ook gericht op patiënten met multimorbiditeit. Bij comorbiditeit moet van geval tot geval worden nagegaan wie het best in staat is om de follow-up te verzorgen: de praktijkondersteuner astma/COPD, de huisarts of een andere casemanager. Samengevat worden frequentie en inhoud van de follow-up na afronding van de diagnostische fase bepaald door de ernst van astma/COPD, comorbiditeit en de mate van zelfstandigheid of zelfzorg die de patiënt inmiddels heeft bereikt met betrekking tot zijn obstructieve longaandoening.

## 9.3 Aanpak follow-up

De praktijkondersteuner zal samen met de huisarts een follow-upschema ontwikkelen voor de praktijk en de individuele patiënt. De taken van de praktijkondersteuner astma/COPD zullen uiteenlopen van technisch longfunctieonderzoek en inhalatie-instructie tot motiverende gespreksvoering. Regelmatig overleg tussen doktersassistente, praktijkondersteuner en huisarts over de voortgang van de individuele patiënt is essentieel. De praktijkondersteuner astma/COPD die de patiënten uit meerdere praktijken onder zijn hoede heeft, kan voor een dilemma komen te staan: bespreek ik alle gevallen met de gespecialiseerde huisarts of spreek ik steeds de huisarts van de betreffende patiënt? Het dilemma voor de huisarts kan zijn: krijgt 'mijn' astma/COPD-patiënt met co- of multimorbiditeit de gewenste aandacht van mijn gespecialiseerde collega (via de praktijkondersteuner), of is het efficiënter dat ik deze patiënt met complexe problematiek zelf begeleid?

De inhoud van de follow-up bij astma wordt bepaald door de keuze voor de manier van behandelen. Hier wordt stilgestaan bij het voorbeeld van het 'SMART-concept'. SMART staat hier voor Symbicort Maintenance and Reliever Therapy. Een aantal astmapatiënten heeft baat bij deze aanpak. De essentie van het SMART-concept is dat de astmapatiënt zichzelf met één en hetzelfde middel, zijnde de vaste combinatie van een ICS (budesonide) met een langwerkend bèta-2-agonist (LABA) met korte inwerkingstijd (formoterol) behandelt. Deze vaste combinatie ICS en LABA wordt zowel gebruikt als onderhoudsbehandeling met ICS ('controller'-medicatie) en als 'reliever'-medicatie. Symbicort wordt gebruikt in plaats van een kortwerkend bèta-2-mimeticum. Uiteindelijk laat de praktijkondersteuner of huisarts de patiënt bij het SMART-concept meer vrij bij het kiezen van zijn behandeling dan bij de klassieke benadering. De traditionele benadering is er een waarbij de controle gericht is op het voor 100% bereikt zijn van de behandeldoelen bij astma alvorens de therapie wordt aangepast. Ook voor deze benadering valt iets te zeggen omdat bij nader inzien blijkt dat een aantal astmapatiënten hun astma niet voor 100% onder controle heeft. Een aantal astmapatiënten past het SMART-concept reeds op eigen initiatief toe. De ene patiënt is meer geschikt voor het ene behandelconcept en de andere is meer geschikt voor de traditionele aanpak.

In beide gevallen komt het erop aan dat de praktijkondersteuner, indien verantwoordelijk voor de follow-up bij astma, een controlebeleid effectueert dat recht doet aan de individuele patiënt. Illustratief hierbij is het verschil tussen therapietrouw en wat wordt genoemd 'adherence'. Therapietrouw (of compliantie) is de mate waarin het gedrag van de patiënt overeenkomt met *het voorgeschreven advies*; zo niet, dan spreekt men van therapieontrouw, hetgeen suggereert dat het de patiënt is die tekortschiet. Bij het bereiken van een meer patiëntgerichte zorg ('adherence') streeft de behandelaar naar het delen van de verantwoordelijkheid voor het beleid en het resultaat van de behandeling. Essentieel daarbij is dat het de patiënt is die zijn eigen doelen stelt voor de behandeling. Bij de keus voor de doelen en bij het bereiken daarvan is de arts of de praktijkondersteuner astma/COPD tijdens de follow-up behulpzaam. Gestreefd wordt naar 'interne motivatie' van de patiënt eerder dan naar externe motivatie ('doctor knows best'). Het is dan de patiënt die zich de voorgestelde aanpak tot de zijne maakt. De patiënt wordt aldus een aanhanger van (adherent aan) zijn eigen therapie (zie de casus in hoofdstuk 12). Controleschema's voor de follow-up bij COPD zijn verder ontwikkeld dan die bij astma (zie hoofdstuk 9). In interventiestudies bij astma en COPD wordt gebruikgemaakt van allerlei methodieken, vragenlijsten en metingen voor de kwaliteit van leven maar dit is niet toepasbaar in de klinische praktijk, waaronder de follow-up door de praktijkondersteuner. Bovendien leidt het gebruik ervan niet tot een aantoonbaar betere uitkomst van het zorgproces bij astma en COPD in de huisartspraktijk. Gebruik van afkappunten, zoals bij wetenschappelijk onderzoek wordt gedaan (bijvoorbeeld 12% bij de reversibiliteitstest), zijn daarbij een noodzakelijk kwaad. Het gaat om zogenoemde researchcriteria, waarvan het gebruik de klinische praktijk niet per se ten goede komt. Hoewel bij de follow-up van astma en COPD verschillende zaken aan de orde komen en patiënten individuele, persoonlijke verschillen meebrengen, is de aanpak tijdens het follow-upconsult door de praktijkondersteuner bij astma en COPD vrijwel gelijk (zie tabel 9.2).

Bij de follow-up is het belangrijk dat u de patiënt met astma of COPD in de eerste plaats vraagt naar hoe het gegaan is in de laatste periode. Een tijdspanne van één tot twee weken voorkomt dat de patiënt zich een belangrijk gegeven uit het verleden niet kan herinneren ('recall bias'). Vervolgens kijkt u samen met de patiënt terug naar de hele periode die is verstreken sinds de laatste controle. Gerichte, gesloten

| Tabel 9.2 Follow-up bij astma is gelijk aan follow-up bij COPD | |
|---|---|
| **Stappen** | **Vragen** |
| Periode sinds de laatste week | – Heeft u symptomen gehad? |
| | – Werden uw normale dagelijkse activiteiten erdoor verstoord? |
| | – Werd uw nachtrust erdoor verstoord? |
| Periode sinds de laatste controle | – Had u een periode van verslechtering? Waarom, wat, hoe? |
| | – Had u problemen met het gebruik van de medicatie? |
| | – Heeft u vragen over het gebruik van de medicatie? |
| | – (Hoe gaat het met roken?) |
| Hoe tevreden bent u over de behandeling? | – Kunt u dat uitdrukken in een rapportcijfer (1 t/m 10)? |
| Meten $FEV_1$ | |
| Medicatie bespreken, eventueel aanpassen | |
| Volgende controledatum afspreken | |

vragen naar exacerbaties zijn daarbij op hun plaats. Vragen naar problemen bij het gebruik van de medicatie nodigen de patiënt uit om de reden van eventuele 'therapieontrouw' aan te geven. Een vermoedelijk grote groep van alle volwassenen patiënten in Nederland beschikt niet over voldoende 'gezondheidsvaardigheden' om informatie over hun ziekte te kunnen begrijpen, laat staan toe te passen, om zelfmanagement te kunnen ontwikkelen. U kunt tijdens uw follow-upconsult een tekort aan 'gezondheidsvaardigheden' ('health literacy') signaleren. Als u naar de mate van tevredenheid over de behandeling vraagt, krijgt u misschien geen 100% betrouwbaar antwoord, maar het geeft de patiënt wel de kans om achterliggende gevoelens over de behandeling te uiten. Het stellen van een dergelijke vraag maakt een begin met patiëntgerichte zorg. Longfunctieonderzoek kan bij follow-up tot een minimum beperkt blijven ten gunste van aandacht voor leefstijlaanpassing en het gebruik van de medicatie door de patiënt en eventuele aanpassingen daarin. Vragen van het soort: 'heeft u moeite met dagelijks bewegen en niet-roken?' nodigen uit tot het bespreekbaar maken en oplossen van eventuele problemen in het dagelijks leven. Als u met de patiënt een controleafspraak hebt gemaakt, legitimeert dit u als zorgverlener bij astma/COPD om de patiënt zo nodig op te roepen wanneer de patiënt onverhoopt niet verschijnt, zodat uw follow-up kan worden voortgezet na een oproep van uw kant. Ter illustratie van de 'follow-up' bij astma en COPD wordt een aantal casussen besproken. De eerste casus (mevrouw Pastari, in hoofdstuk 2) is een nieuwe patiënt bij wie de praktijkondersteuner van begin af aan wordt betrokken bij het diagnostisch proces. Bij de tweede en derde casus gaat het om twee patiënten (mevrouw Haver en mevrouw Wesent) die langer bekend zijn met astma. Hun casussen worden naast elkaar gezet om de mogelijke taak van de praktijkondersteuner bij astma te illustreren. De laatste casus (mevrouw Cornalie, zie hoofdstuk 10) gaat over de diagnose en follow-up van een COPD-patiënt met aanvullende diagnostiek door en in afstemming met de longarts.

### Casus 9.1 Follow-up mevrouw Pastari
Lees casus 2.1. Bekijk de vragen en de (uw) uitwerkingen daarbij.

#### Vraag 9.1
Het feit dat mevrouw Pastari doorgaat met roken betekent dat de kans op effect van ICS minder is. Wat betekent dat voor de frequentie van de controles bij de follow-up?

### Casus 9.2 Follow-up mevrouw Haver
Mevrouw Haver is 35 jaar wanneer ze haar eerste recidief astmaepisode krijgt sinds haar jeugd. Als kind had ze astma en allergie voor huisstofmijt, maar sinds de puberteit waren alle klachten en verschijnselen verdwenen. Haar $FEV_1$ is tijdens de huidige klachtenepisoden van piepen en kortademigheid ongeveer 2L (voorspeld 3,43L). Uitlokkende factoren zijn inspanning en mist. Actief en passief roken heeft ze levenslang vermeden. De huisarts startte de behandeling met ICS en salbu-

tamol per inhalatie zo nodig. Maar binnen drie maanden bleek de vaste combinatie van ICS+LABA nodig om de astma 'onder controle' te krijgen. Gunstig was dat ook haar longfunctie terugkeerde tot vrijwel normaal, een 'personal best' van 3,25L. Gedurende de eerstvolgende jaren wordt de vaste combinatie ICS+LABA continu gebruikt. Het laatste jaar heeft ze het gebruik van ICS+LABA teruggebracht van gemiddeld tweemaal daags naar eenmaal daags, met daarnaast toenemend en soms dagelijks gebruik van salbutamol. Dat blijkt, nog beter dan uit de anamnese, uit de medicatiehistorie in het EMD. Onlangs was de eerste prednisonkuur per os noodzakelijk wegens exacerbatie, waarna de $FEV_1$ met 2,12L zich na vier weken nog niet voldoende herstelde.

Vraag 9.2
Wat zijn de doelen van de follow-up van mevrouw Haver?

Vraag 9.3
Misschien neemt mevrouw Haver haar astmaklachten minder goed waar ('poor perceiver'). Welk gegeven uit de casus echter maakt dat minder waarschijnlijk?

Vraag 9.4
Wat is een mogelijke aanpak bij mevrouw Haver om onderbehandeling met ICS te voorkomen?

Casus 9.3 Follow-up mevrouw Wesent
Mevrouw Wesent is 46 jaar en sinds negen jaar bekend in de praktijk. Het dossier van de vorige huisarts vermeldde: paniekstoornis, astma en allergie. Haar longfunctie bleek bij het inchecken in de praktijk normaal: $FEV_1$ 3,22L, FVC 3,72L zonder klachten of medicatie. Er waren daarna episodes van hartkloppingen met onbekende oorzaak en klachten van de mammae,

toegeschreven aan mastopathie. Vier jaar geleden schreef de huisarts voor de eerste maal ICS en salbutamol 'zo nodig' voor wegens astma tijdens het graspollenseizoen. Twee jaar geleden gebruikte mevrouw Wesent salbutamol op overmatige wijze wegens aanvallen van kortademigheid. De $FEV_I$ was ten tijde van die kortademigheid vrijwel normaal (3,13L) en het $FE_{NO}$ (zie paragraaf 3.3.3) was met 73 ppb significant verhoogd. Dit alles bij elkaar was reden voor de huisarts om de behandeling met ICS te vervangen door de vaste combinatie ICS+LABA. Daarop namen de klachten en het $FE_{NO}$ bij mevrouw Wesent binnen enkele weken af. ICS+LABA werd afgebouwd en de huisarts beval mevrouw Wesent aan om de vaste combinatie te gebruiken in geval van benauwdheid en vervolgens naar het spreekuur te komen. Bij spreekuurbezoek drie maanden later, wegens hernieuwd gebruik van ICS+LABA gedurende een week, bleek de longfunctie normaal: $FEV_I$ 3,55L, FVC 4,36L. Ter evaluatie van het beleid raadpleegde de huisarts de medicatiehistorie van het EMD. Mevrouw Wesent bleek de laatste twee jaar niet meer dan zestig doses ICS+LABA per jaar te hebben gebruikt. Kortwerkende luchtwegverwijders gebruikt mevrouw Wesent de laatste twee jaar, in tegenstelling tot de voorafgaande jaren, in het geheel niet meer. Het SMART-concept mondde bij mevrouw Wesent uit in intermitterende behandeling met ICS met luchtwegverwijder.

Vraag 9.5
Wat zijn de doelen van de follow-up van mevrouw Wesent?

Vraag 9.6
Misschien is mevrouw Wesent het tegendeel van een 'poor percever' en is ze heel gevoelig in het waarnemen van haar astmaklachten. Welk gegeven uit de casus maakt dat aannemelijk?

### Vraag 9.7
Wat is een mogelijke aanpak bij mevrouw Wesent om onderbehandeling met ICS te voorkomen?

### Casus 9.4 Follow-up mevrouw Haver en mevrouw Wesent
Bekijk de casussen van mevrouw Haver en mevrouw Wesent nog een keer. Ze hebben beiden last van allergisch astma zonder roken.

### Vraag 9.8
In welk opzicht verschillen ze van elkaar?

### Vraag 9.9
Wat is de overeenkomst voor wat betreft de rol van de praktijkondersteuner?

### Vraag 9.10
Wat is voor het ziektebeeld van mevrouw Haver en mevrouw Wesent de invloed van de al dan niet dagelijkse aanwezigheid van de praktijkondersteuner astma/COPD in de huisartspraktijk?

### Casus 9.5 Follow-up mevrouw Cornalie
In hoofdstuk 10 vindt u een uitgebreide casus waarin eveneens de follow-up aan bod komt. U kunt ervoor kiezen deze casus op dit moment of later bij hoofdstuk 10 te bekijken.

## Kernpunten
**De follow-up bij astma/COPD:**
- is het meest vitale onderdeel van het werk van de praktijkondersteuner;
- is sterk individueel bepaald voor wat betreft inhoud en frequentie;
- is gebaat bij afstemming tussen praktijkondersteuner en huisarts;
- loopt qua doel uiteen van 'aanvulling diagnostiek' tot 'gedragsbeïnvloeding';
- kent geen 'bewezen beste' checklist of vragenlijst.

# Kwaliteit van astma- en COPD-zorg 10

## 10.1 Inleiding

Hoe bepaal je de kwaliteit van zorg? Een lastig punt, omdat de kwaliteit van zorg niet te meten is. Er zijn geen meetbare items die een bepaalde score opleveren, zoals bij andere aandoeningen als het HbA1c bij diabetes wel het geval is. Toch is er aan de hand van indicatoren (zie paragraaf 10.5) iets te zeggen over de kwaliteit van, in dit geval, astma- en COPD-zorg. Voordat wordt ingegaan op de indicatoren, wordt eerst onderzocht hoe zorg wordt verleend bij astma (paragraaf 10.2) en COPD (paragraaf 10.3) volgens de NHG-Standaarden. Daarbij is aandacht voor de rol van de praktijkondersteuner bij spirometrie en bloedonderzoek. In paragraaf 10.4 is er kort aandacht voor protocolleren. Ten slotte wordt in paragraaf 10.6 ingegaan op kwaliteitsmeting.

## 10.2 Zorgverlening bij astma volgens NHG-Standaarden

Het stellen van de diagnose astma vergt vaak meerdere consulten. Het ligt voor de hand dat de praktijkondersteuner in dit diagnostisch proces een rol krijgt toebedeeld door de huisarts. Voorwaarde hierbij is dat de hulpvraag van de huisarts aan de praktijkondersteuner helder is.

### 10.2.1 DIAGNOSE

De huisarts vraagt de aard en ernst van de luchtwegklachten (dyspneu, piepende ademhaling, drie weken aanhoudende hoest) uit, informeert naar de invloed van allergische en niet-allergische prikkels en actief en passief roken, en laat werk, vrijetijdsbesteding, voorgeschiedenis en familieanamnese de revue passeren. Het lichamelijk onderzoek richt de huisarts op de luchtwegen (verlengd piepend exspirium) en tekenen van kortademigheid, zoals gebruik van hulpademhalingsspieren, inspiratiestand van de thorax en ademfrequentie. Verder verricht de huisarts zoveel lichamelijk onderzoek als nodig is om inzicht te krijgen in de gezondheidstoestand van de patiënt. Wanneer klachten en verschijnselen wijzen op astma, worden $FEV_1$ en FVC bepaald en herhaald na bronchusverwijding en eventueel na drie tot zes weken. De NHG-Standaard geeft geen criteria voor het normaal of abnormaal zijn van de flow/volumecurve, noch voor toename van ratio $FEV_1$/FVC bij astma. Een toename van de $FEV_1$ met $\geq 12\%$ ondersteunt de diagnose astma. 'Volledige reversibiliteit' bij astma, zoals de NHG-Standaard zegt, kan worden aangetoond door het herhalen van een eventueel afgenomen $FEV_1$ en FCV na verloop van tijd. Een toename van de $FEV_1$ en ratio $FEV_1$/FVC (FER), al dan niet met behandeling met luchtwegverwijders of ICS, tot normale waarden laat dan zien dat de betreffende astmapatiënt 'volledig reversibel' is. In dat geval is het behandeldoel 'normale longfunctie' bij deze patiënt bereikt. Er is dan astma zonder chronische of 'persisterende' luchtwegobstructie.

### 10.2.2 SPIROMETRIE

Spirometrie kan deel uitmaken van het aanvullend onderzoek bij astma. Het dilemma van spirometrie bij de diagnose astma is dat een normale uitkomst de diagnose astma niet uitsluit. Als de praktijkondersteuner helpt om het doel van spirometrie bij astma te bereiken, is het nodig te weten wat de huisarts wil aantonen en uitsluiten. Belangrijk is om de uitkomst van spirometrie met de huisarts te bespreken, zodat gezamenlijk de betekenis ervan voor de patiënt kan worden vastgesteld, bijvoorbeeld hoe het vervolg eruit komt te zien (follow-up, opvolging) en wat te doen als de spirometrie niet afwijkend is. De NHG-Standaard lijkt spirometrie te reserveren voor ondersteuning van de diagnose astma, als de huisarts al betrekkelijk zeker is van de diagnose astma. Praktijkondersteuner en huisarts kunnen nagaan of spirometrie misschien eerder op zijn plaats is bij twijfel aan de diagnose astma. In navolging hiervan valt standaard longfunctieonderzoek te overwegen als hoesten *zonder* piepen of dyspneu voor de huisarts aanleiding is om te denken aan astma. Spirometrie zou juist dan, dus bij twijfel aan de diagnose astma, drempelloos beschikbaar moeten zijn tijdens het consult. Spirometrie tijdens het consult kan een taak zijn van de praktijkondersteuner. Hoewel een normale spirometrie astma allerminst uitsluit, laat een normale uitkomst bij klinisch astma (doktersdiagnose) zien dat het gaat om astma zonder persisterende luchtwegobstructie. De patiënt kan met die boodschap verder, en consequente follow-up door praktijkondersteuner of huisarts kan de diagnostische onzekerheid reduceren.

### 10.2.3 BLOEDONDERZOEK

Bloedonderzoek op inhalatieallergenen is een vast onderdeel van het aanvullend onderzoek bij astma. De meerwaarde van huidpriktests boven bloedonderzoek is niet zodanig dat daarvoor een taak kan liggen voor de praktijkondersteuner. Voor patiënt en praktijkondersteuner is een bloedonderzoek (venapunctie) minder belastend dan een huidpriktest. Wat betekent een positieve allergietest bij astma voor de praktijkondersteuner? Een positieve uitkomst van de allergietest bij astma kan aanleiding zijn tot het verfijnen van de ICPC-code astma (R96) tot allergisch astma (R96.2). Allergisch astma is gevoeliger voor behandeling met ICS dan astma zonder allergie. Wel wordt vaak een nieuwe astmaepisode, ook bij patiënten met 'allergisch astma', getriggerd door andere prikkels dan inhalatieallergenen (virale infecties, verontreinigde lucht of vooralsnog onbekende factoren). Bij allergisch astma is het belangrijk om met de patiënt na te gaan welke invloed het seizoen heeft op zijn astma. Periodiek, seizoengebonden astma leent zich voor periodieke behandeling met ICS.

## 10.3  Zorgverlening bij COPD volgens NHG-Standaarden

### 10.3.1 DIAGNOSE

De huisarts stelt de diagnose COPD bij de (voorheen) rokende patiënt van veertig jaar of ouder met dyspneu en/of al dan niet productief hoesten. De huisarts vraagt door naar klachten die zich kunnen voordoen bij COPD, zoals problemen met het ophoesten van slijm, of, in geval van ernstiger COPD, naar verlies van gewicht of spierkracht. Verder vraagt de huisarts naar de mate van hinder van de klachten en de invloed op het dagelijks functioneren, naar risicofactoren als roken en beroep, en naar psychosociale factoren waaronder angst voor dyspneu, depressie en sociale redzaamheid. Tot slot gaat de huisarts na wat de mogelijke invloed is van comorbiditeit, zoals diabetes mellitus, aandoeningen van het bewegingsapparaat, hartfalen en andere cardiovasculaire (risico)factoren. Het lichamelijk onderzoek verloopt als bij astma, maar dan aangevuld met lengte en gewicht (BMI), bloeddruk en hartfrequentie.

### 10.3.2 SPIROMETRIE

Het aanvullende spirometrisch onderzoek bij COPD verloopt exact als bij astma. Het wordt evenals bij astma herhaald na drie tot zes weken, tenzij obstructie bij het eerste onderzoek al werd uitgesloten. De huisarts bepaalt van geval tot geval of een X-thorax of onderzoek naar hartfalen aangewezen is bij een nieuwe diagnose COPD. Aandachtspunten bij spirometrie zijn:
- chronische luchtwegobstructie kan met slechts één meting worden *uitgesloten*. Voor het *aantonen* van chronische obstructie daarentegen is meer dan één meting nodig;
- de dubbeldiagnose astma/COPD is verwarrend, het zou duidelijker zijn om te spreken van astma met chronische luchtwegobstructie. Chronische luchtwegobstructie kan bij astmapatiënten weliswaar ook door roken ontstaan, maar bij astma kan de wisselende obstructie ook overgaan in chronische obstructie als gevolg van onvoldoende (effect van) de behandeling. Bekend is dat ICS minder werkzaam zijn bij rokers;
- restrictieve longfunctiestoornis, als oorzaak van een afgenomen $FEV_1$, dient te worden uitgesloten bij COPD. Zie voor details paragraaf 2.13 over spirometrie;
- de standaard gaat ervan uit dat COPD zich pas manifesteert boven de veertig jaar. De vraag is of dat uitgangspunt juist is. Bij mensen onder de veertig jaar heeft een procentuele afname in longfunctie ($FEV_1$, FVC) een klinisch meer significante betekenis dan bij de oudere patiënt. Bij vermoeden van chronische luchtwegobstructie bij mensen onder de veertig jaar (rokers en astmapatiënten vormen de risicogroep), is oriënterend longfunctieonderzoek zeker op zijn plaats. De praktijkondersteuner kan hieraan een bijdrage leveren.

### 10.4 Protocollair werken

Momenteel zijn er weinig protocollen ontwikkeld die algemeen ingang hebben gevonden. Astma en COPD lopen wat dit betreft achter bij de ontwikkelingen op het gebied van bijvoorbeeld diabetes mellitus. De huisarts stelt de diagnose bij astma en COPD volgens een stappenplan (beslisboom of algoritme) ontleend aan de standaarden en niet aan de hand van een protocol. De arts heeft bij het stellen van de diagnose ruimte nodig voor eventuele onzekerheden waarvoor in een protocol nauwelijks of geen plaats is. Als de praktijkondersteuner wordt ingeschakeld in de diagnostische fase van astma en COPD en vervolgens in samenspraak met de huisarts een adequate follow-up ontwikkelt, kunnen hieruit protocollaire afspraken ontstaan. Hoewel het gemakkelijker is om terug te kunnen vallen op bestaande protocollen (voor zover die beschikbaar zijn), kan een door praktijkondersteuner en huisarts zelf ontwikkeld plan meer kans geven op succesvolle interactie met de patiënt. Een bijkomend voordeel van het gezamenlijk vaststellen van protocollaire afspraken, is dat de zorg bij astma en COPD verbetert door de noodzakelijke interactie tussen praktijkondersteuner en huisarts.

## 10.5 Indicatoren COPD-zorg

Indicatoren voor COPD in de huisartsenzorg kunnen gebruikt worden voor het in beeld brengen van de zorg voor patiënten met COPD. Zorg wordt gemeten als:
- *structuur*, bijvoorbeeld de praktijkomvang en het percentage COPD-patiënten;
- *proces*, bijvoorbeeld welke interventie is gedaan bij de COPD-patiënt;
- *uitkomst*, bijvoorbeeld wat de zorg heeft opgeleverd voor de patiënt (afname klachten, toename welbevinden, prestatievermogen en functioneren in het dagelijks leven).

Indicatoren vormen letterlijk een *aanwijzing* voor de kwaliteit van de zorg, ze kunnen als meetbaar aspect helpen om grip te krijgen op het abstracte begrip 'kwaliteit van zorg'. Er zijn verschillende indicatoren te onderscheiden bij de zorg voor de COPD-patiënt (zie tabel 10.1). De uitkomst komt in tabel 10.1 niet aan bod. Aan de hand van de structuur en het proces van de indicatoren kan gericht gevraagd worden naar de uitkomst. Vooral deze uitkomst zal een beeld geven van de kwaliteit van zorg, omdat daarmee de door de patiënt ervaren zorg wordt geëvalueerd.

**Tabel 10.1** Indicatoren bij de zorg voor de COPD-patiënt.

| Indicator | Structuur en proces |
|---|---|
| praktijkomvang | – % COPD-patiënten (huisarts, specialist) in praktijkpopulatie |
| | – % COPD-patiënten met huisarts als hoofdbehandelaar |
| roken | – % COPD-patiënten in zorg waarvan rookgedrag bekend is: roker/ex-roker/nooit-roker |
| | – % rokende COPD-patiënten met substantieel gesprek over roken in het laatste jaar |
| kortademigheid, bewegen | – % COPD-patiënten bij wie MRC-dyspneuscore in het laatste jaar is bepaald |
| | – % COPD-patiënten met MRC 1 en 2 bij wie gezond bewegen (30 min/dag) is uitgevraagd |
| | – % COPD-patiënten met MRC 3 of minder bij wie reactivering of revalidatie is voorgesteld |
| BMI/voedingstoestand | – % COPD-patiënten bij wie de *body mass index* berekend is in het laatste jaar |
| | – % COPD-patiënten met BMI < 20 bij wie VVMI is vastgesteld in het laatste jaar |
| spirometrie, medicatie, griepvaccinatie | – % COPD-patiënten bij wie de $FEV_1$ (en eventueel FVC) zijn gemeten in het laatste jaar |
| | – % COPD-patiënten bij wie inhalatietechniek is gecontroleerd in het laatste jaar |
| | – % COPD-patiënten die vaccinatie tegen influenza hebben gehad in het laatste najaar |

Intermezzo 10.1: Kwaliteit van praktijkondersteuner astma/COPD

Standaarden geven beperkt inzicht in de ziektelast door COPD: de MRC-dyspneuscore.

Bij een telefonische enquête onder 389 Canadese COPD-patiënten schatte meer dan de helft van de patiënten met MRC-score 1 en 2 (lage score voor kortademigheid bij inspanning) de eigen COPD als matig of zelfs ernstig. De ervaren ziektelast door COPD woog dus zwaarder dan het niveau van hun MRC-dyspneuscore zou doen vermoeden. De geënquêteerde patiënten

kwamen gemiddeld zesmaal per jaar bij de huisarts, een kwart van hen had de spoedeisende hulp bezocht en een vijfde was in het ziekenhuis opgenomen geweest in het laatste jaar. De patiënten gaven aan vaak verdrietig te zijn, paniek en angst te hebben bij benauwdheid, bang te zijn voor exacerbaties of zich schuldig te voelen over hun aandoening. Terwijl de meesten zich goed geïnformeerd voelden over hun aandoening had driekwart behoefte aan informatie over hoe om te gaan met exacerbaties. Dat lijkt een reële behoefte, gelet op het percentage contacten van de patiënten met de spoedeisende hulp of het ziekenhuis. Dit onderzoek wijst op het belang van 'doorvragen' door praktijkondersteuner en huisarts, nadat de MRC-dyspneuscore is bepaald bij diagnostiek en follow-up van COPD. Benauwdheid die – zoals de COPD-patiënt rapporteert – optreedt bij een bepaalde belasting, is blijkbaar minder erg dan de benauwdheid die men vreest. Een goed uitgangspunt voor een periodiek gesprek van de praktijkondersteuner met de COPD-patiënt na diagnostiek en behandelingsvoorstel, zijn vragen als:
- Hoe denkt u zelf over uw kortademigheid?
- Bent u tevreden over het resultaat van de behandeling wat betreft deze en andere zorgen die u misschien heeft?

Op deze wijze, en met mogelijk andere vragen in dezelfde richting, kan de praktijkondersteuner de kwaliteit van de zorg voor COPD-patiënten verbeteren.

## 10.6 Kwaliteitsmeting

Het verband tussen het gebruik van medicatie bij astma en COPD en de uitkomst voor de patiënt waaronder de kwaliteit van leven is ondubbelzinnig vastgesteld. Kwaliteit van leven is een complex begrip. Kwaliteit van leven in het kader van de medische zorg is ten eerste ziektespecifiek: welke afbreuk doet de ziekte, in casu astma/COPD, aan het functioneren in het dagelijks (en nachtelijk) en verdere leven? Kwaliteit van leven omvat vervolgens de symptomen van de aandoening, de beperkingen in het dagelijks leven door de aandoening en de beoordeling, liever gezegd de mate van tevredenheid van de patiënt over het geheel van de behandeling. Kwaliteitsmeting is vooral gedaan bij astmapatiënten die behandeld worden met ICS en bij COPD-patiënten die worden behandeld met luchtwegverwijders. Over het effect van de behandeling van patiënten met minder ernstig astma, zoals intermitterend astma is minder bekend. Het paradoxale is dat veelvoorkomende, minder ernstige aandoeningen minder goed zijn bestudeerd. Anderzijds is het, gelet op het beperkte effect van ICS bij COPD, de vraag vanaf welke ernstgraad COPD-behandeling met ICS dan wel met de vaste combinatie ICS en LABA geïndiceerd is. Normen zijn hier moeilijk vast te stellen. De vraag naar over- of onderbehandeling van astma en COPD, hetgeen beslist een maat is voor de kwaliteit van de astma/COPD-zorg, is al helemaal moeilijk vast te stellen. Toch kunnen praktijkondersteuners en huisartsen de kwaliteit van hun astma/COPD-zorg op meerdere manieren meten.

1 Ten eerste op het niveau van de individuele patiënt. Daartoe is periodiek overleg tussen praktijkondersteuner en huisarts aangewezen. In het vorige hoofdstuk is uiteengezet hoe de follow-up van de bekende patiënten met astma en COPD door de praktijkondersteuner zich kan ontwikkelen tot een geschikt middel om de kwaliteit van de zorg voor de individuele patiënt t meten.
2 2 Verder zijn de indicatoren bij COPD, zoals genoemd in paragraaf 10.5, geschikt voor gebruik van kwaliteitsmeting van het werk in de praktijk als geheel. Het is daarbij de vraag in welke mate de diverse metingen gebruikt kunnen worden om de praktijk erop 'af te rekenen'. Het lijkt verstandig om het gebruik van de indicatoren te beperken tot de structuurindicatoren (is er een apart praktijkondersteunersspreekuur voor astma/COPD?) en procesindicatoren (wordt de doelgroep met zekere regelmaat 'gecontroleerd' op de diverse aspecten van astma/COPD tijdens de follow-up?).
3 Er bestaat nog een derde manier van kwaliteitsmeting; aan deze methode kan de apotheker een substantiële bijdrage leveren. Op het niveau van de praktijk van de huisarts of de praktijkondersteuner kan bijvoorbeeld worden nagegaan hoe de verhouding is tussen het gebruik (bijvoorbeeld op jaarbasis) van kortwerkende bèta-2-mimetica en ICS bij astma. Bij astma kan verder worden nagegaan hoe de verhouding is tussen prescriptie aan ICS alleen enerzijds en de vaste combinatie ICS en LABA anderzijds. Zo kan men achterhalen of het ene of het andere middel misschien

te vaak of juist te weinig frequent wordt voorgeschreven. Vergelijking van dit soort uitkomsten met andere praktijken (benchmarking) kan vragen stellen of zelfs nieuw inzicht geven in de kwaliteit van de zorg bij astma in de praktijk.

Bij de COPD-patiënten kan op soortgelijke wijze worden nagegaan hoe de verhouding is tussen het gebruik van kortwerkende (voor zo nodig) en langwerkende luchtwegverwijders voor continue behandeling. Ook kan het illustratief zijn om de frequentie van het gebruik van de vaste combinatie ICS en LABA bij COPD te vergelijken met het gebruik van LABA zonder ICS. De praktijkondersteuner kan op de drie bovenbeschreven wijzen bijdragen aan een verbeterde kwaliteit van de zorg aan patiënten met astma/COPD in de huisartspraktijk.

Casus 10.1 De praktijk van kwaliteitszorg
Mevrouw Cornalie is 62 jaar. Ze heeft sinds vijf jaar COPD. Haar $FEV_1$ is 1,44L en de FVC 2,88. Ze voelt zich 80-100%. Ze kan haar huishouden en het passen op de kleinkinderen goed aan, ze fietst dagelijks en gaat wekelijks naar de sportschool. Ze valt hiermee in GOLD II. Vijf jaar geleden consulteerde ze de huisarts. Ze had al twee maanden last van vastzittende kou en meldde een gewichtsafname van negen kilo in het laatste jaar bij stevig roken (40 *pack years*). Als kind had ze 'bronchitis', maar geen last van hooikoorts of andere allergieën van de luchtwegen. Bij onderzoek werden crepitaties basaal rechts, achter boven de long gehoord. De $FEV_1$ bedroeg 1,29L en FVC 2,83L. De X-thorax toonde kenmerken van emfyseem, maar geen infiltraten of tekenen van hartfalen. Mevrouw Cornalie begreep wat haar te doen stond en stopte met roken. Deze maatregel leidde samen met eenmaal daags tiotropium per inhalatie tot aanzienlijke verbetering: subjectief van 50 naar 100%. De $FEV_1$ bereikte een maximum (personal best) van 1,52L, de FVC een maximum van 3,31L. Een jaar later vermeldde ze bij de driemaandelijkse controle moeheid, gepaard met

traagheid en een gewichtstoename van achttien kilo in enkele maanden. De klinische diagnose hypothyreoïdie werd met laboratoriumonderzoek bevestigd en substitutie met 0,075 mg thyroxine bleek afdoende. Hierna werd de longarts gevraagd de COPD te analyseren. De $FEV_1$ was 1,34L (-2,66 SD), de VC 3,78L (-2,42 SD), de TLC 7,09L (+ 3,62 SD). De $FEV_1$ veranderde niet na salbutamol en de diffusiecapaciteit was 59% pred (-3,30 SD). Mevrouw Cornalie bleek ernstig COPD te hebben. Er werd budesonide/formoterol 400/12 mcg 2dd1 toegevoegd aan de tiotropium 1 dd 2 doses van 2,5 mcg (Respimat®). Drie maanden later werd dit gestopt.

Twee jaar later werd mevrouw Cornalie wegens toenemende kortademigheid opnieuw onderzocht door de longarts, maar er kwamen geen nieuwe gezichtspunten (zoals hartfalen) naar voren. De huisarts voegde opnieuw de vaste combinatie (ICS+LABA) toe wegens piepen op de borst na inspanning en bij koude lucht, en voorbijgaande afname van de $FEV_1$ tijdens klachtenepisoden (hyperreactiviteit? astmacomponent?). Wegens heesheid werd de fluticason/salmeterol vervangen door beclometason extrafijn en formoterol. Reactivering met behulp van de fysiotherapeut resulteerde in meer dagelijkse beweging, waaronder fietsen, en vooral in een gevoel van meer lucht. Dit laatste leek het gevolg van betere ademtechniek, met aandacht voor de buikademhaling, aangeleerd door de fysiotherapeut. Vorig jaar is de medicatie gereduceerd tot beclometason extrafijn/formoterol 100/12 mcg en tiotropium 1dd 5 mcg via de Respimat. De longfunctie is met een $FEV_1$ van 1,44L en een FVC van 2,88L stabiel.

### Vraag 10.1
De casus van mevrouw Cornalie roept een aantal vragen op over de volgorde van diagnostiek en behandeling. Aan de patiënt ligt het niet, zij is coöperatief. Van het criterium van $FEV_1$ < 50% pred bij COPD voor verwijzing naar de longarts is mogelijk afgeweken in deze casus. Kunt u aangeven wanneer dat gebeurde en hoe beoordeelt u dat?

### Vraag 10.2
De longarts komt een jaar later tot dezelfde conclusie als de huisarts voor wat betreft de diagnose: COPD zonder astmacomponent. De ernstgraad werd mogelijk onderschat door de huisarts, die zich baseerde op de GOLD-criteria. De meerwaarde van het onderzoek door de longarts was een meer juiste inschatting van de ernst, afgemeten aan de hyperinflatie en de afgenomen transfercapaciteit voor zuurstof. Welke afspraken heeft uw praktijk met de longarts over aanvullend onderzoek bij de diagnostiek van COPD?

### Vraag 10.3
Welke afspraken heeft uw praktijk met de longarts over de follow-up van goed ingestelde en compliante COPD-patiënten?

### Vraag 10.4
Welke afspraken heeft uw praktijk met de longarts over de follow-up van minder goed ingestelde en minder compliante COPD-patiënten?

**Vraag 10.5**
Wat is de invloed van comorbiditeit van de COPD-patiënt op de vraag 'hoe' en 'waar' de follow-up zal plaatsvinden?

### Kernpunten
De kwaliteit van astma- en COPD-zorg:
- wordt bevorderd door het volgen van de richtlijnen van NHG, CBO, GINA, GOLD en NICE;
- wordt bepaald op twee niveaus: dat van de patiënt en dat van de praktijk;
- wordt bereikt op drie manieren:
  - door terugkerend overleg tussen praktijkondersteuner en huisarts over de individuele patiënt;
  - door het toepassen van de kwaliteitsindicatoren van NGH en LHV op de praktijkpopulatie;
  - overzicht van het jaarlijks gebruik van astma/COPD-medicatie in de praktijk.

# Zorgverlening in de praktijk 11

## 11.1 Inleiding

Een zelfstandig spreekuur van de praktijkondersteuner astma/COPD heeft invloed op de individuele patiënt en de organisatie van de huisartspraktijk. Aangezien de rol van de praktijkondersteuner in de huisartspraktijk nog volop in ontwikkeling is, is er nog regelmatig sprake van taakherschikking in de medische zorg. In dit hoofdstuk worden de verantwoordelijkheden van praktijkondersteuner en huisarts besproken als besloten wordt dat de praktijkondersteuner een longspreekuur begint. Deze bespreking is gebaseerd op een artikel van de jurist van de KNMG over de juridische aspecten van ondersteuning in de huisartspraktijk (Legemaate, 2008). Het gaat over een aantal formele, maar uiteindelijk niet onbelangrijke aspecten van het werk als praktijkondersteuner. Daarnaast wordt in paragraaf 11.4 de aanpak voor het opzetten van een longspreekuur besproken. Hierbij kan de gegeven vragenlijst behulpzaam zijn, evenals een opzet voor een plan van aanpak.

## 11.2 Verantwoordelijkheid en aansprakelijkheid

### 11.2.1 DOEL EN RESULTAAT INTRODUCTIE PRAKTIJKONDERSTEUNER

Zoals in paragraaf 1.2 al is genoemd, was het doel bij de introductie van de praktijkondersteuner om de werkdruk bij huisartsen te verminderen, samenwerking binnen de eerste lijn te stimuleren en de zorg voor specifieke chronische patiëntengroepen – in dit geval de astma- en COPD-patiënt – te verbeteren. In paragraaf 1.3 is al het een en ander over de verantwoordelijkheid van praktijkondersteuner en huisarts aan bod gekomen en paragraaf 1.4 heeft laten zien dat patiënten over het algemeen heel goed te spreken zijn over de bijdrage van de praktijkondersteuner.

### 11.2.2 MEDEWERKERS IN DE PRAKTIJK

De praktijkondersteuner heeft in haar of zijn werk te maken met diverse andere ondersteuners in de praktijk. In een huisartsengroep bijvoorbeeld kan een van de huisartsen zich toeleggen op bepaalde taken ten behoeve van zijn collega's. In ieder geval is er in de meeste praktijken een doktersassistente die overdag tijdens kantooruren de huisarts(en) in de praktijk ondersteunt. Als deze doktersassistente steeds meer en/of andere taken krijgt, kan er een verschuiving in taken plaatsvinden waardoor zij uiteindelijk eerder het werk van een praktijkondersteuner doet dan van een doktersassistente. Daarnaast verzorgt in een aantal praktijken een longverpleegkundige, werkzaam bij de longarts in de tweede of eerste lijn, het longspreekuur in de huisartspraktijk. De praktijkondersteuner doet er goed aan om steeds rekening te houden met en te overleggen over taken die door de doktersassistente en huisarts(en) worden uitgevoerd, zodat zij of hij de eigen taken daarmee in overeenstemming kan brengen.

### 11.2.3 TAAKVERDELING BIJ ASTMA/COPD

Bij (verbetering van) de zorg voor patiënten met astma en COPD zijn verscheidene taken te verdelen, zoals:
- uitvoeren van longfunctieonderzoek;
- communicatie met spirometrist, verpleegkundige of consulent van het eventueel in te schakelen longfunctielaboratorium;
- longspreekuur houden;
- toepassen en uitleggen van diverse inhalatiemethoden;
- zorgvuldige follow-up van risicopatiënten, rokers en patiënten met astma in de voorgeschiedenis, waaronder terugkerende (motiverende) gesprekken over roken en andere leefstijlfactoren;
- het afnemen van vragenlijsten zoals MRC en CCQ;
- overleggen met de apotheek over luchtwegmedicatie, zodat instructies in de apotheek en in de huisartspraktijk gelijk zijn;
- overleggen met verpleging van verzorgingshuizen over luchtwegmedicatie, zodat zij patiënten ook op goede wijze medicatie geven en bij vragen kunnen bellen met praktijkondersteuner;
- het bespreekbaar maken en eventueel uitleg geven over de griepvaccinatie voor longpatiënten;

- overleggen met fysiotherapeut en diëtist over mogelijkheden voor astma/ COPD-patiënten, zodat de praktijkondersteuner weet wat de mogelijkheden zijn in de omgeving.

Verder is de overlap tussen het werk van huisarts en longarts, kinderarts en kinderlongarts aanzienlijk. De praktijkondersteuner kan samen met de doktersassistente en eventueel een longverpleegkundige hierbij een transmurale functie vervullen, en zo het 'gat' tussen de eerste en tweede lijn opvullen. De praktijkondersteuner neemt als zogenoemde *opdrachtnemer* bepaalde verantwoordelijkheden op zich. Zij is eveneens verantwoordelijk voor het inschatten van de eigen bekwaamheid voor het doen van bepaalde opdrachten en het verkrijgen van voldoende informatie om haar werk naar behoren uit te kunnen voeren. Verder maakt de praktijkondersteuner afspraken met de huisarts over de eigen verantwoordelijkheid in geval van mogelijke conflicten met patiënten.

### 11.2.4 WET BIG
De praktijkondersteuner is aansprakelijk voor de onjuiste uitvoering van taken. Echter, BIG-registratie is voor de praktijkondersteuner (nog) niet mogelijk. Dit betekent dat het medisch tuchtrecht niet van toepassing is op de praktijkondersteuner, mits de praktijkondersteuner als verpleegkundige BIG-geregistreerd is. Bij de niet-BIG-geregistreerde praktijkondersteuner is de huisarts verantwoordelijk voor de kwaliteit en veiligheid van handelen van de praktijkondersteuner. Verder maakt de huisarts met alle ondersteuners werkafspraken, controleert hij of zij hun deskundigheid en ervaring, en instrueert hen zo nodig omtrent het uitvoeren van werkzaamheden. Regelmatig overleg tussen ondersteuners en huisarts over de voortgang van de individuele patiënt helpt problemen te voorkomen en deskundigheid te bevorderen. Om het effect van de inbreng van de ondersteuners te kunnen beoordelen, is het maken van overzichten van alle astma- en COPD-patiënten in de praktijk een nuttige aanvulling.

### 11.2.5 RECEPTEN UITSCHRIJVEN
De praktijkondersteuner astma/COPD schrijft anno 2010 (nog) geen (herhaal)recepten uit. Naar analogie van de ontwikkelingen in de diabeteszorg is het mogelijk dat deze taak in de toekomst uitgevoerd wordt door een in astma en COPD gespecialiseerde verpleegkundige (nurse-practioner, NP) of physicians assistant (PA). Een BIG-geregis-

treerde NP of PA kan dan recepten voorschrijven onder twee voorwaarden: op basis van een door de arts gestelde diagnose en werkend conform de geldende medische protocollen en richtlijnen.

## 11.3 Juridische aspecten

Bij het instellen van een zelfstandig spreekuur door de praktijkondersteuner moeten huisarts en praktijkondersteuner alert zijn op het volgende:
- voldoende toezicht van de huisarts op het handelen van de (niet BIG-geregistreerde) praktijkondersteuner;
- de beperkte mogelijkheden voor de patiënt om te klagen over de praktijkondersteuner.

Wanneer de huisarts – juist door de gewenste taakherschikking op diverse terreinen – kennis, vaardigheden en ervaring op een bepaald terrein verliest, kan het lastiger worden om voldoende toezicht te houden op, en verantwoordelijk te zijn voor, het handelen van de praktijkondersteuner. Elke huisarts of huisartspraktijk is verplicht zich aan te sluiten bij een klachtencommissie, zodat de patiënt een formele klacht kan indienen. Patiënten of familieleden kunnen langs deze weg weliswaar ook klachten indienen tegen ondersteuners van de huisarts, maar formeel is de klacht via deze commissie gericht tegen de huisarts. Dit laatste kan de patiënt die een klacht heeft over een ondersteuner ervan weerhouden om deze weg te bewandelen. Deze twee dilemma's moeten worden besproken tussen praktijkondersteuner en huisarts, alvorens het eigen spreekuur te kunnen starten. Juridisch gezien is de huisarts verantwoordelijk voor de kwaliteit en de veiligheid van het handelen van de ondersteuner. Het overleg tussen praktijkondersteuner en huisarts moet leiden tot afspraken over (bij)scholing, taak- en verantwoordelijkheidsverdeling, dossiervoering en (toe)zicht op het werk van de praktijkondersteuner door de verantwoordelijke huisarts. Ook moet er voor patiënten een heldere klachtenregeling zijn. Bij de bespreking over het invullen van het spreekuur door de praktijkondersteuner astma/COPD, kunnen de volgende vijf 'spelregels' (geformuleerd door de jurist van de KNMG) behulpzaam zijn.
- *Stem de taak af op de bekwaamheid.* De opleiding en de ervaring van de ondersteuner enerzijds en de inhoud van zijn taken en verantwoordelijkheden anderzijds moet men goed op elkaar afstemmen.

Hierbij gaat het om de feitelijke bekwaamheid van de ondersteuner: wat kan de huisarts zonder problemen (dan wel: na een periode van extra scholing of toezicht) aan de ondersteuner overlaten? Dit zal uiteraard variëren, al naargelang opleiding, ervaring en persoon van de ondersteuner. Menen ondersteuners dat zij een vraag of opdracht krijgen die de grenzen van hun feitelijke bekwaamheid overstijgt, dan behoren zij dat duidelijk kenbaar te maken.

- *Maak goede afspraken over de taakverdeling.* Maak duidelijke afspraken over de omvang en de grenzen van de taken en verantwoordelijkheden van de ondersteuner. Er moet duidelijk zijn wat wel en wat niet tot zijn taken behoort, onder meer om te voorkomen dat bepaalde activiteiten, zoals het informeren van patiënten, niet of onjuist worden uitgevoerd. Hierbij kunnen schriftelijke protocollen een belangrijke rol spelen. Bestaande protocollen, zoals die van het NHG, kunnen hiervoor aanknopingspunten bieden, maar de huisarts kan ook eigen protocollen opstellen.
- *Regel raadpleging huisarts.* Zorg voor duidelijke afspraken over het raadplegen van de huisarts. Ondersteuners voeren met wisselende mate van zelfstandigheid handelingen uit. Er moet duidelijk zijn in welke gevallen zij de huisarts behoren te raadplegen of de patiënt moeten terugverwijzen naar de arts.
- *Garandeer dossiervoering.* Maak ook goede afspraken over dossiervoering. Zodra er meer hulpverleners bij de patiënt betrokken zijn, is het van belang dat zij goed op de hoogte zijn van elkaars activiteiten en bevindingen. De wijze van dossiervoering binnen de praktijk moet daarin voorzien.
- *Houd de regie.* Bewaak de toezichthoudende, eindverantwoordelijke rol van de huisarts en maak deze waar. Ook los van gevallen waarin de ondersteuner eigener beweging de huisarts behoort te raadplegen, dient de huisarts de praktijkvoering zo in te richten dat hij het overzicht en de regie van het zorgproces behoudt en kan ingrijpen als een ondersteuner, die vaak maar op een beperkt aantal aspecten gericht is, iets over het hoofd ziet.

11.4 Aanpak opzetten longspreekuur

### 11.4.1 VRAGENLIJST
*Doelstelling*
Wat zijn de doelstellingen van het longspreekuur?

## Doelgroep
Wat is de doelgroep van het longspreekuur?
De praktijkondersteuner kan het zichzelf gemakkelijker maken door de doelgroep in eerste instantie niet te groot te maken. Bijvoorbeeld starten met volwassenen met astma tussen 18-55 jaar.

## De patiënt op het spreekuur
Wat zijn de behoeften van de patiënt (behoeftepeiling)?
Hoeveel patiënten zijn er in de praktijk geregistreerd met astma of COPD en/of een ruiterembolus?
Hoeveel patiënten worden op het spreekuur verwacht: alle patiënten met astma of COPD? Op grond waarvan wordt de selectie gemaakt?
Wat zijn hun leeftijden?
Wat zijn hun belangrijkste vragen en problemen?
Heeft de doelgroep nog bijzondere kenmerken, zoals niet-Nederlandssprekend en dergelijke?

## De praktijkondersteuner tijdens het spreekuur
Welke deskundigheid, ervaring en opleiding zijn noodzakelijk en is dit voldoende aanwezig?
Welke mogelijkheden zijn er om deskundig te blijven?
Welk dienstverband is noodzakelijk, bijvoorbeeld twee ondersteuners met een kleiner of één met een groter dienstverband? Wat zijn voor- en nadelen?
Welke activiteiten worden uitgevoerd?
Welke taken heeft de praktijkondersteuner naast het spreekuur, bijvoorbeeld protocollen schrijven, coördinerende taken, deels doktersassistente blijven?
Zijn er één of meerdere praktijkondersteuners die het longspreekuur draaien? Hoe stemt u dit onderling af?
Met welke andere disciplines of werkvelden wordt contact onderhouden, bijvoorbeeld doktersassistente, apotheek, diëtist, migrantenvoorlichtster, thuiszorg? Wat is het doel van deze contacten?

## De verwijzer naar het spreekuur
Wie kunnen verwijzen naar het spreekuur: alleen de huisarts of mogen dit ook anderen zijn?
Wat zijn de behoeften van de verwijzers?
Zijn verwijzers gemotiveerd om te verwijzen?

Hoe gaat verwijzing in zijn werk:
- schriftelijk of mondeling;
- kan de verwijzer aangeven wat er van de praktijkondersteuner verwacht wordt, bijvoorbeeld alleen controle inhalatie, begeleiding bij stoppen met roken, een bepaald traject of spirometrie (dit uitgewerkt in verschillende wijzen van onderzoek)?

Welke informatie heeft de praktijkondersteuner nodig van de verwijzer, zoals diagnose, voorgeschreven medicatie, zijn er specifieke vragen/aandachtspunten bij deze patiënt?
Is er een gestructureerd overleg met verwijzers?
Kunnen patiënten zich op eigen initiatief aanmelden?

*Locatie, spreekkamer en inrichting*
Waar vindt het spreekuur plaats?
Is er een vaste, geschikte ruimte waar spreekuur wordt gehouden?
Is de ruimte fysiek en telefonisch bereikbaar voor de patiënt?
Is er eventueel ook de mogelijkheid om de patiënt thuis te bezoeken indien bereikbaarheid voor patiënt een probleem vormt?
Welke materialen zijn nodig tijdens het spreekuur, bijvoorbeeld:
- flowvolumemeter/spirometer;
- peakflowmeter;
- placebo van alle inhalatieapparaatjes;
- platen/malletjes van de longen;
- weegschaal;
- meetlat om lengte te bepalen;
- folders;
- materiaal voor stoppen met roken?

Is er voldoende bergruimte?
Hoe worden materialen verkregen en wie betaalt deze (budget)?

*De organisatie van het spreekuur*
Hebben ziekenhuizen in de regio een longverpleegkundige? Zo ja, wat doen zij en hoe stemt de praktijkondersteuner dit op elkaar af?
Wat wordt er door de longverpleegkundigen van de thuiszorg gedaan? Wat kunnen praktijkondersteuner en longverpleegkundige aan elkaar hebben?
Hoe vaak wordt er spreekuur gehouden?

Hoe lang duurt een consult? (In de praktijk wordt er meestal een halfuur voor gebruikt.)
- anamnese 30 minuten;
- vervolgconsult 20 minuten;
- spirometrie met reversibiliteit 45 minuten.

Hoe vaak ziet de praktijkondersteuner een patiënt terug?
Kan de praktijkondersteuner zelf vervolgafspraken maken of wordt dit in overleg met de huisarts steeds opnieuw vastgesteld?
Wie beheert de agenda?
- maakt de praktijkondersteuner zelf de afspraken of wordt dit door de doktersassistente gedaan;
- is er een agenda in de computer of op papier;
- wie kunnen patiënten bellen als een afspraak gewijzigd moet worden?

Is er taakafbakening met andere disciplines, bijvoorbeeld wordt er al wat door de doktersassistenten gedaan? Op welke wijze werkt de praktijkondersteuner met hen samen?

*Management*
Hoe denkt het management over het spreekuur?
Zijn er processen die belemmerend kunnen werken (bijvoorbeeld personeelsgebrek, fusie, budget)?
Welke verrichtingen worden geregistreerd (bijvoorbeeld spirometrie, praktijkondersteunerconsult)?
Welke afspraken zijn er met de preferente ziektekostenverzekeraar gemaakt?

*Inhoud van het spreekuur*
Is de inhoud van het spreekuur afgestemd met de betrokken huisarts(en)?
Welke onderwerpen komen regelmatig aan bod?
Wat wordt er afgesproken over de uitvoering van spirometrie en eventueel peakflowmeting?
Welke protocollen worden gebruikt (ga na wat er op dit gebied al is ontwikkeld)?

*Het dossier*
Wordt er gebruikgemaakt van een verwijzingsformulier?

Op welke wijze worden gegevens aan de huisarts overgedragen: via werkblad, brief op papier of verslag van de praktijkondersteuner binnen het HIS-systeem?
Wordt er gebruikgemaakt van een specifiek anamneseformulier?
Heeft de praktijkondersteuner ook een eigen registratiesysteem?
Welke gegevens worden nog meer vastgelegd in HIS-systeem, bijvoorbeeld diagnose, ruiterembolus voor patiënten die bij de praktijkondersteuner komen?
Waar worden gegevens bewaard?
Welke eisen worden gesteld voor bewaren van gegevens, bijvoorbeeld eisen voor uitslagen van de longfunctiemeting en de privacy van de patiënt?
Welke gegevens worden bewaard en hoe lang?

PR
Op welke wijze wordt bekendheid gegeven aan het longspreekuur, bijvoorbeeld: stelt de huisarts de patiënt op de hoogte, komt er een brief voor patiënten, is er een praktijkwebsite waarop wat vermeld kan worden, of een patiëntenkrant of een folder waarin wat vermeld kan worden?
Hoe kan de patiënt de praktijkondersteuner vinden in het gebouw, is bijvoorbeeld bewegwijzering nodig?

*Samenwerking overige disciplines*
Zijn er gespecialiseerde longfysiotherapeuten in de regio?
Wat kunnen zij betekenen voor de longpatiënten in de praktijk (bijvoorbeeld longreactivatie, ademhalingstechnieken)?
Wat kunnen praktijkondersteuner en gespecialiseerde longfysiotherapeuten aan elkaar hebben?
Wat vergoedt de ziektekostenverzekeraar en welke voorwaarden zijn hierop van toepassing?
Wat kan de diëtist betekenen (denk aan COPD en ondergewicht of juist aan patiënten met overgewicht)?
Wie zijn de diëtisten in de regio?
Wat kunnen praktijkondersteuner en diëtisten aan elkaar hebben?
Wat vergoedt de ziektekostenverzekeraar?

*Voortgang longspreekuur*
Wat zijn evaluatiecriteria? Is er ook evaluatie met patiënten, huisartsen?

Welke eisen stelt de ziektekostenverzekeraar?
Welke gegevens zijn van belang om te registreren, zoals:
- zaken die het nut van het spreekuur kunnen aantonen, bijvoorbeeld hoeveel patiënten stoppen met roken, verminderd aantal exacerbaties;
- wat gebeurt er met therapietrouw;
- resultaten met spirometrie (vooral bij astma), bijvoorbeeld hoeveel patiënten inhaleerden niet goed de eerste maal en hoeveel is dit na een jaar?

Hoe gaat de praktijkondersteuner behaalde resultaten presenteren?

### 11.4.2 PLAN ASTMA/COPD VOOR DE PRAKTIJK EN VOOR DE ONDERSTEUNER

Ga bij het samenstellen van het plan op gepaste wijze te werk bij het verzamelen van gegevens (privacy). Overleg zo goed mogelijk met de huisarts/praktijkhouder.

*Stap 1*
Is er een lijst met alle astma- en COPD-patiënten beschikbaar?
Zo ja, maak een kopie, print (anoniem) of samenvatting.
Zo nee, maak zo'n lijst en print de lijst uit.

*Stap 2*
Maakt de praktijk onderscheid tussen astma en COPD volgens deze lijst?
Zo nee, maak het onderscheid/doe een voorstel/overleg met de huisarts over de aanpak.

*Stap 3*
Is op deze lijst bekend welke patiënten onder controle van de huisarts staan en welke bij de longarts? Zo nee, maak het onderscheid.

*Stap 4*
Hoe zijn de controles van de patiënten die niet bij de longarts/kinderarts onder controle staan geregeld? Volgens de NHG-Standaard dienen alle patiënten met stap 3 astma (dat wil zeggen: alle astmapatiënten die behandeld worden met hoge dosering ICS of met de vaste combinatie ICS en LABA) en alle COPD-patiënten jaarlijks spirometriecontrole te hebben. Hoe is dat geregeld?

## Stap 5
Welke afspraken hanteert de praktijk over instructie inhalatiemedicatie:
- bij de eerste prescriptie;
- bij controle inhalatietechniek: hoe vaak controle?

## Stap 6
Welke 'stoppen met roken'-aanpak hanteert de praktijk?
- Staat de rookgewoonte in het EMD (roker/ex-roker/nooit-roker) bij astma/COPD?
- Welke overige middelen zijn beschikbaar in de praktijk?
- Welk aandeel heeft de huisarts bij de uitvoering?
- Welk aandeel heeft de assistente/ondersteuner in het geheel?

## Stap 7
Maak een plan over de aanpak van astma/COPD voor de praktijk. Geef aan:
- aan welke punten je gaat werken;
- wat prioriteit heeft;
- in welke volgorde je het een en ander uitvoert;
- hoe ver je bent over twaalf maanden met de diverse punten.

Dit stappenplan heeft het uitgangspunt dat alle patiënten al bekend en geruiterd zijn. Een andere controlemethode kan zijn de lijst van mensen op te vragen bij de apotheek die het afgelopen jaar luchtwegmedicatie hebben gebruikt. Deze lijst kan naast de lijst worden gelegd met mensen die al geruiterd zijn en kijken of en waarom er mensen bij staan die wel luchtwegmedicatie gebruiken, maar geen ruiter hebben.

## 11.5 Kwaliteitsplan

Een kwaliteitsplan is een beschrijving van maatregelen en actiepunten, die als doel hebben de kwaliteit van de te leveren zorg en diensten te waarborgen en/of te verbeteren. Een kwaliteitsplan kan zeven stappen omvatten:
1. organiseer uw project (zie paragraaf 11.4.1 hierboven beschreven met de vragenlijst);
2. inventariseer de huidige situatie (zie paragraaf 11.4.2);
3. analyseer de huidige situatie;

4 bepaal kwaliteitsbeleid en nieuwe situatie;
5 definieer projecten en maatregelen;
6 schrijf het kwaliteitsplan;
7 voer het kwaliteitsplan uit.

## 11.6 Supervisie, intervisie en samenwerking

Supervisie vindt vooral plaats in het overleg met de huisarts voor/met wie u werkt. Wanneer de huisarts de verantwoordelijkheid voor het begeleiden van zijn patiënten met astma/COPD heeft gedelegeerd aan een collega-huisarts dan maakt u met hem of haar de benodigde werkafspraken. Ook kunt u voor supervisie gebruikmaken van de diensten van een ervaren collega-praktijkondersteuner astma/COPD of longverpleegkundige. Contact met het longfunctielaboratorium vormt een goed ijkpunt of mogelijkheid voor de kwaliteit van uw spirometrie. Intervisie met collega-praktijkondersteuners ligt voor de hand, evenals samenwerking en regelmatig contact met de longarts en longverpleegkundige en de spirometrist van het longfunctielab. De basisopleiding tot praktijkondersteuner astma/COPD behoeft aanvulling met longfunctieonderzoek. Cursussen waarbij huisarts, praktijkondersteuner en longfunctielaboratoria samenwerken zijn in ontwikkeling. In de casuïstiek van de diverse hoofdstukken in dit boek staan diverse voorbeelden van overleg en samenwerking bij astma/COPD.

> Casus 11.1 De praktijk van het longspreekuur
> In deze casus wordt het proces doorlopen van diagnostiek tot en met follow-up. Besproken wordt mevrouw Van As die nieuwkomer is in de praktijk. Mevrouw Van As had de praktijk gebeld voor een herhaalrecept en de assistente heeft haar weten uit te nodigen voor het spreekuur. Mevrouw Van As heeft tijdens het spreekuur het dossier bij zich van de vorige huisarts.

Mevrouw Van As is 33 jaar oud en had gevraagd om een herhaalrecept fluticason/salmeterol. Van haar vorige huisarts kreeg ze dat altijd door de telefoon en is nu licht verwonderd dat ze daarvoor op het spreekuur moest komen. Ze is gehuwd, heeft geen kinderen en is werkzaam in de zorg (hbo-niveau). Ze heeft geen ziekten of medische ingrepen in de anamnese. Wel heeft ze last van astma sinds haar 23e jaar. Ze werd toen opgenomen wegens acute benauwdheid. Daarna ontwikkelde ze tevens seizoengebonden rinitis door graspollenallergie. Ze gebruikt sinds jaren fluticason (ICS) en salmeterol (LABA) 500/50 2dd in vaste combinatie (Seretide 2 dd 1 puff), en daar gaat het prima mee. Salbutamol heeft ze nooit nodig en haar werk en huishouden kan ze goed aan. Voor de allergische rinitis gebruikt ze een antihistaminicum p.o. zo nodig in het seizoen. De huisarts snuffelt door het dossier en stelt nog enkele vragen. Allergie speelt nu (het is november) geen rol, wel rookt ze twintig sigaretten per dag. Longfunctiegegevens staan niet in het dossier. Het eerste en laatste longfunctieonderzoek dateert van haar opname tien jaar geleden. Bij de vorige huisarts kwam ze zelden of slechts zijdelings voor controle voor astma.

*Aanpak nieuwe astmapatiënt in de praktijk*
Mevrouw Van As komt aanvankelijk niet op het spreekuur, maar belt voor een herhaalrecept fluticason/salmeterol voor drie maanden. Van haar vorige huisarts kreeg ze dat altijd via de telefoon.

*Vraag 11.1*
Hoe wordt de inschrijving van een nieuwe patiënt met een chronische aandoening in uw praktijk aangepakt?

## Vraag 11.2

U heeft mevrouw Van As gevraagd om op het spreekuur te komen. U gaat bij de kennismaking na wat mevrouw Van As zelf begrijpt van haar aandoening. Ze lijkt werkelijk tevreden over hoe het gaat:
- met de dagelijkse inhalatiemedicatie heeft ze geen moeite;
- ze heeft geen symptomen;
- ze functioneert goed in werk, huishouden en vrije tijd.

Wat legt u mevrouw Van As uit over:
a het soort astma dat ze heeft;
b het doel van haar luchtwegmedicatie;
c het verband tussen het roken en haar astma?

## Vraag 11.3

De volgende stap is een longfunctiemeting.
a Wat is uw doel van longfunctiemeting bij mevrouw Van As, ofwel: wat wilt u uitsluiten en wat wilt u aantonen?
b Welke twee longfunctieparameters zijn essentieel voor de doelen onder a?
c Hoe vaak moet u minimaal meten om chronische luchtwegobstructie aan te tonen?

## Vraag 11.4

Mevrouw Van As heeft vanmorgen haar inhalatiemedicatie gebruikt en u besluit eenvoudige spirometrie toe te passen.
a Als u tijd heeft voor het bepalen van slechts één longfunctieparameter tijdens dit eerste contact met mevrouw Van As, welke zou u dan kiezen: piekstroom, $FEV_1$, FVC, IVC of MEF50?
b Is er bezwaar tegen om vandaag bij mevrouw Van As de reversibiliteit op salbutamol te bepalen?

*Spirometrie à la minute in de praktijk*
U meet vandaag de longfunctie, twee parameters. Tussen haakjes staat de voorspelde waarde voor mevrouw Van As: $FEV_1$ = 2,78L (2,77), FVC=3,30L (3,20) onder medicatie.

Vraag 11.5
– Wat heeft u met deze meting uitgesloten?
– Wat heeft u met deze meting aangetoond?
– Wat legt u mevrouw Van As uit over deze uitslag?

Vraag 11.6
Wat legt u mevrouw Van As uit over het roken en over de behandeling van haar astma in relatie tot:
a haar longfunctie?
b de werkzaamheid van de vaste combinatie ICS/LABA in haar geval?
c de valkuil van de vaste combinatie ICS/LABA in haar geval?

*De follow-up*
Mevrouw Van As krijgt het gevraagde recept (voor een maand) mee. U vraagt haar over twee weken terug te komen op het spreekuur en intussen de aangeroerde punten nog eens te overdenken. Mevrouw Van As verschijnt na twee weken niet op uw spreekuur. Weer twee weken later belt ze voor een nieuw recept.

Vraag 11.7
Welke actie onderneemt uw praktijk (assistente, praktijkondersteuner, huisarts) op de bovengenoemde tijdstippen?

Mevrouw Van As komt na twee maanden weer op het spreekuur. Ze heeft gekozen voor het spreekuur bij de assistent in opleiding tot specialist. Ze gebruikt nog dagelijks haar medicatie: de apotheek had het recept buiten uw medeweten toch afgeleverd. Met het astma en de vaste combinatiemedicatie gaat het goed. Met roken is ze nog niet gestopt, maar de uitleg heeft haar wel aan het denken gezet.

Vraag 11.8
Welke twee vragen zou u stellen ('weinig tijd') aan mevrouw Van As over het roken om de motivatie tot stoppen te achterhalen en om de barrières om te stoppen op te sporen?

Follow-up, step down en tijdpad
Weer twee maanden later, het is nu april, komt mevrouw Van As op uw spreekuur. Ze is uit zichzelf gestopt met roken, sinds een maand. De uitleg van de huisartsopleider en assistent in opleiding heeft haar daarbij geholpen. Een en ander zou haar nooit eerder zo duidelijk zijn uitgelegd. De longfunctie ($FEV_1$ en FVC) is sinds het eerste bezoek onveranderd normaal.

Vraag 11.9
- Welke twee mogelijkheden ziet u voor vermindering van de inhalatiemedicatie nu ze niet meer rookt, geen beperkingen en symptomen heeft en over een normale, niet-wisselende longfunctie blijkt te beschikken?
- Welke afspraken maakt u daartoe met mevrouw Van As? Hoe ziet uw tijdschema eruit?
- Welke mogelijkheid ziet u om de orale medicatie bij rinitisklachten bij mevrouw Van As – het pollenseizoen gaat weer beginnen – te reduceren?

Het astma van mevrouw Van As lijkt nu 'onder controle'.

Vraag 11.10
Hoe ziet uw follow-upschema eruit voor wat betreft:
- herhaalrecepten;
- telefoon- en spreekuurcontacten;
- longfunctiemeting: wat, hoe, wanneer en waar?

Kernpunten
- De praktijkondersteuner houdt rekening met en overlegt over taken die door de doktersassistente en huisarts(en) worden uitgevoerd, zodat zij of hij de eigen taken daarmee in overeenstemming kan brengen.
- De praktijkondersteuner kan samen met de doktersassistente en eventueel een longverpleegkundige een transmurale functie vervullen.
- Overleg met de huisarts over de formele kanten van jullie samenwerking.
- Kwaliteitsplannen hebben vooral de functie van: 'verbeterplannen'.
- Verrijk uw kennis van spirometrie door een bezoek aan het longfunctielaboratorium.

# 12 De zorgstandaard COPD: een DBC in ontwikkeling

## 12.1 Inleiding

De zorgstandaard COPD is, in afwachting van een 'volwassen' DBC-COPD, een middel voor huisartsen en verzekeraars die aan de gang willen met integrale zorg voor patiënten met chronische luchtwegobstructie. De eerste DBC, die voor diabetes mellitus, is nu in gebruik. Dat is twintig jaar na de eerste NHG-Standaard. De DBC voor cardiovasculair risicomanagement (CVRM) is vanaf 1 januari 2010 in gebruik genomen. Een zorgstandaard kan de basis zijn waarop de overheid, zorgverzekeraars en professionals menen dat verantwoord contracteren van 'ketenzorg' via een DBC mogelijk is. Het is niet uitgesloten dat de huisarts, die nog niet kan of wil deelnemen aan een keten/DBC-COPD, wel de betreffende zorg reeds levert. In dat geval zou gedurende een overgangsperiode van twee jaar (2010 en 2011) financiering van deze zorg mogelijk zijn via vaste opslag op het basiszorginschrijftarief. Daarbij kan worden uitgegaan van de huidige modernisering en innovatie (M&I)-modules 13031 (COPD-gestructureerde zorg per jaar) en 13004 (longfunctiemeting). Voor astma is er nog geen zorgstandaard in ontwikkeling. Astma met persisterende, chronische luchtwegobstructie valt voorlopig onder de zorgstandaard COPD. Dit laatste hoofdstuk is gewijd aan de zorgstandaard COPD. Deze standaard maakt bij uitstek het werkterrein van de praktijkondersteuner astma/COPD zichtbaar en het is voor de hand liggend dat de praktijk waarin een praktijkondersteuner astma/COPD werkzaam is als eerste aansluit bij de DBC-COPD in ontwikkeling.

*De zorgstandaard COPD en de taak van de praktijkondersteuner*
Het hoeft niet te verbazen dat de zorgstandaard COPD bij uitstek het werkterrein van de praktijkondersteuner astma/COPD belicht. En het

lijkt waarschijnlijk dat een praktijk waarin een praktijkondersteuner astma/COPD werkzaam is, zich als eerste kan aansluiten bij de DBC-COPD in ontwikkeling. De 'zorgstandaard' die de praktijkondersteuner astma/COPD in de praktijk neerzet, is de toetssteen voor de kwaliteit van het werk met patiënten met chronische luchtwegobstructie in de betreffende huisartspraktijk. De zorgstandaard is volledig functioneel en geen blauwdruk; daarom geeft deze tegelijk de ruimte voor innovatie en lokale toepassing (zie tabel 12.1) en weerspiegelt de nieuwste inzichten en ontwikkelingen. Het geeft aan welke patiënten wel en welke niet onder het betreffende DBC-contract vallen en geeft houvast voor de inrichting van de te leveren zorg. De bijdrage van de praktijkondersteuner is hierbij onmisbaar.

Aan de hand van het *Voorstel voor een Model Keten-DBC: Ketenkwaliteit COPD 2008* (www.ketenkwaliteitcopd.nl) wordt nagegaan welke patiënten onder de zorgstandaard COPD vallen (paragraaf 12.2), hoe de zorg voor deze patiënten in de huisartspraktijk georganiseerd kan worden (paragraaf 12.3), hoe de zorg voor de individuele patiënt eruit kan zien (paragraaf 12.4) en hoe kwaliteit van de zorg getoetst kan worden (paragraaf 12.5).

| Tabel 12.1 Zorgstandaard COPD. | |
|---|---|
| – opsporing en preventie | |
| – diagnostiek | |
| – behandeling en zorg | stoppen met roken |
| | follow-up |
| | bewegen |
| | voeding en gewicht |
| | zuurstof |
| – exacerbaties | |
| – palliatieve zorg | |

12.2  Welke patiënten vallen onder de zorgstandaard COPD?

De huidige zorgstandaard spreekt zich nog niet uit over de uitvoering van opsporing en primaire preventie. Basis voor de diagnostiek van COPD is een ratio $FEV_1/FVC < 0.7$ conform GOLD. Hoe jonger de patiënt is hoe zwaarder dit criterium geldt, want de ratio $FEV_1/FVC$ neemt af met de leeftijd en een chronische aandoening die is ontstaan op jongere leeftijd heeft ernstiger gevolgen dan een aandoening die op hogere leeftijd ontstaat. De ernst van COPD wordt vervolgens vastgesteld op basis van de hoogte van de $FEV_1$ (zie tabel 12.2).

Tabel 12.2 Criteria voor en ernst van luchtwegobstructie conform de GOLD-richtlijnen.

luchtwegobstructie: $FEV_1/FVC$-ratio < 0.7

ernstgraad van de obstructie: op basis van FEV,% van de voorspelde waarde*

| COPD | $FEV_1$ | GOLD |
|---|---|---|
| licht | ≥ 80 | I |
| matig | 80-50 | II |
| ernstig | 50-30 | III-IV* |
| zeer ernstig | < 30 | IV |

* COPD-patiënten met een $FEV_1$ 50 tot 30% van de voorspelde waarde vallen onder GOLD IV (zeer ernstig) wanneer er tekenen zijn van hypoxemie of cor pulmonale.

De indeling naar ernst van COPD conform GOLD houdt geen rekening met de klachten van de patiënt. Er is geen vaste maat beschikbaar voor de mate van klachten die zou horen bij een bepaalde ernstgraad COPD. De GOLD-classificatie is eenvoudig, maar kent beperkingen:
– zegt niets over de oorzaak;
– zegt niets over klachtenniveau;
– geeft geen informatie over de mate van emfyseem;
– geeft geen informatie over hyperinflatie;
– geeft schijnzekerheid bij verwijzing en over de prognose.

De behandelend arts zal moeten vaststellen of het klachtenpatroon en de ernst van de klachten de diagnose COPD rechtvaardigen. Daar ligt een belangrijke bijdrage van de praktijkondersteuner: goed diagnosticeren welke COPD-patiënt in aanmerking komt voor behandeling. Mogelijk is de MRC-dyspneuscore de meest in aanmerking komende maat voor de ernst van de klachten bij COPD (zie tabel 12.3).

| Tabel 12.3 | MRC-dyspneuscore. |
|---|---|
| 1 | Ik word alleen kortademig bij zware inspanningen. |
| 2 | Ik word kortademig bij haasten of lopen tegen een geringe helling. |
| 3 | Ik word kortademig bij een wandeltempo dat voor leeftijdgenoten normaal is. |
| 4 | Ik moet stoppen wegens kortademigheid na ongeveer honderd meter of na enkele minuten lopen. |
| 5 | Ik ben te kortademig om de deur uit te gaan of om me aan en uit te kleden. |

Bij de meer ernstige gevallen van COPD rijst de vraag of comorbiditeit, zoals hartfalen, zou moeten leiden tot indeling bij een andere DBC. Palliatieve behandeling bij COPD is niet uitgewerkt in de huidige zorgstandaard COPD. Het is duidelijk dat de huisarts samen met de patiënt, van geval tot geval, tot een indeling voor wat betreft de zorgstandaard COPD zal moeten komen. Goede praktijkorganisatie, inclusief de rol van de praktijkondersteuner, lijkt daarbij even onmisbaar als overleg met de longarts. Het verwijscriterium van de $FEV_1$ < 50% voor verwijzing naar de longarts is op zichzelf onvoldoende nauwkeurig.

12.3  Hoe wordt de zorg voor deze patiënten georganiseerd?

De zorgstandaard biedt ruimte voor individuele oplossingen. Diverse denkbare scenario's zijn weergegeven in tabel 12.4.

| Tabel 12.4 | Scenario's individuele oplossingen zorgstandaard. |
|---|---|
| 1 | huisarts met praktijkondersteuner |
| | huisarts met doktersassistente |
| | huisarts met longverpleegkundige |
| 2 | longarts met longverpleegkundige |
| | longarts met normale staf |
| 3 | transmurale zorg door huisarts en longarts |

Uit tabel 12.4 blijkt dat de huisarts minimaal over een goed functionerende praktijkassistentie zal moeten beschikken. Een opleiding tot praktijkondersteuner lijkt een redelijke eis voor doktersassistenten die zich toeleggen op het werk met COPD-patiënten. Anderzijds zou de huisarts de COPD-zorg kunnen overlaten aan de longarts, die zich

op zijn beurt zal moeten organiseren om de zorg te kunnen leveren. Transmurale zorg bij COPD kan beginnen bij de 'normale' samenwerking tussen huisarts en specialist, i.c. longarts. Een transmuraal EMD, gericht op samenwerking huisarts/specialist bij COPD, hoeft slechts te bestaan uit twee onderdelen:
- een professionele samenvatting van de medische voorgeschiedenis van de patiënt, de basis voor samenwerking tussen huisarts, huisartsenpost voor ANW met iedere specialist en ziekenhuis;
- een voor huisarts en longarts gemeenschappelijk dossier, waarin diagnostiek en behandeling van de patiënt worden bijgehouden door middel van bijvoorbeeld een online beschikbare briefwisseling tussen huis- en longarts voor het behandelteam.

Aanvullende mogelijkheden voor het in praktijk brengen van de zorgstandaard COPD zijn:
- huisartsenlaboratorium/longfunctieafdeling ziekenhuis;
- apotheker;
- paramedische zorg: fysiotherapie, diëtist.

Met het huisartsenlaboratorium en de longfunctieafdeling van het ziekenhuis kan worden afgesproken welk deel van de spirometrie binnen en welk deel buiten de huisartspraktijk zal worden uitgevoerd. Een huisartsenlaboratorium heeft naast het uitvoeren van spirometrie als extra mogelijkheid het verzorgen van follow-upafspraken met de COPD-patiënt, ingeval dit geen prioriteit heeft in de huisartspraktijk. De vraag is welke optie leidt tot goede patiëntenzorg. Laagdrempelige spirometrie in de huisartspraktijk leidt tot vroege opsporing van COPD, verhoogt de kans op therapietrouw bij COPD en is een geschikt middel voor selectie van de patiënt bij wie meer uitvoerig longfunctieonderzoek aangewezen is. Apothekers stellen zich in toenemende mate actief op bij voorlichting van de individuele patiënt over de (inhalatie)medicatie. De apotheker kan daarnaast een bijdrage leveren aan monitoring van de medicatie bij COPD en astma voor de praktijk als geheel. Bij COPD gaat het om het maken van een praktijkoverzicht van de prescripties bij COPD en astma: hoe is de verhouding tussen kort- (SABA) en langwerkende bèta-2-agonisten (LABA) voorgeschreven bij COPD; hoe is de verhouding tussen langwerkende bèta-2-agonisten (LABA) en de vaste combinatie

ICS+LABA bij COPD; hoe vaak wordt de behandeling met tiotropium wel/niet voortgezet (proefbehandeling) bij COPD? Vragen over prescriptie bij COPD kunnen zijn:
- SABA versus LABA;
- LABA versus LABA+ICS;
- frequentie voortgezet gebruik tiotropium?

Fysiotherapeuten hebben een plaats bij de reactivering van COPD-patiënten. De huisarts doet de voorselectie voor reactivering: slaagt deze COPD-patiënt erin zijn normale fysieke activiteiten uit te voeren; heeft deze patiënt voldoende aan een programma bij fysiotherapeut of sportschool? Cardiovasculaire oorzaken van kortademigheid worden daarbij uitgesloten door de huisarts, de longarts wordt zo nodig geconsulteerd. Waar het om gaat is dat de COPD-patiënt gezond gaat bewegen (zie tabel 12.5).

Tabel 12.5  Bewegen bij COPD.

| | |
|---|---|
| FEV$_1$ > 50% pred | − 25% heeft participatieproblemen |
| | − huisarts sluit andere oorzaken van dyspneu uit |
| | − bij fysiotherapeut of sportschool |
| FEV$_1$ < 50% pred | − participatie? |
| | − ergometrie bij de longarts |
| | − programma via longarts |

Bedacht moet worden dat reactivering bij COPD niet leidt tot beter functioneren door verbetering van de longfunctie, maar door het beter doen functioneren van alle schakels tussen de zuurstofopname in de longen en het functioneren van de spieren in het hele lichaam. Reactivering bij COPD is dus niet heel specifiek. Bij veel andere chronische aandoeningen is de lichaamsconditie afgenomen en is eenzelfde aanpak als bij COPD effectief. Training van de quadricepsmusculatuur van de bovenbenen bijvoorbeeld leidt tot verbetering van de mogelijkheid tot zitten en staan bij patiënten met afgenomen spierkracht zoals bij ernstig COPD, inactieve ouderen of hoogbejaarden. In dat geval gaat het uitdrukkelijk niet om het trainen van het inspanningsvermogen, maar om training van de spieren: gerichte krachttraining (zie ook hoofdstuk 6). Ook dat kan een vraag zijn aan de fysiotherapeut.

> **Intermezzo 12.1: De functionele toestand bij ernstig COPD: met zitten en opstaan**
> Voor het bepalen van de functionele toestand bij COPD vergeleken Ozeali en collega's het nut van de 'six minutes walking test' (6MWT) met de 'sit-to-stand test' (STST). Bij de 6MWT draait het om de maximale afstand die binnen zes minuten wandelend wordt afgelegd. Bij de STST gaat de patiënt binnen een minuut zo vaak mogelijk staan vanuit zithouding daarna weer zitten. De prestaties van 53 ouderen met COPD en vijftien gezonde ouderen, gemeten met zowel de 6MWT als de STST, vertoonden beide een goede correlatie met leeftijd, kwaliteit van leven, dyspneu en spierkracht. Bij de COPD-patiënten bleek de cardiovasculaire belasting van de STST significant minder dan die van de 6MWT. Na de 6MWT was bij hen de pols 11/min sneller, de systolische bloeddruk 5 mmHg hoger en de percutane-$O_2$-saturatie ($SpO_2$) meer dan 3% afgenomen vergeleken met hun toestand na de uitvoering van de STST.
> De 6MWT heeft zich bij reactivering van COPD-patiënten door de fysiotherapeut bewezen als een voorspeller voor de mortaliteit en als een gevoelige maat voor het inspanningsvermogen. De 6MWT is meer van toepassing op meting van het prestatievermogen van de minder ernstige dan van de ernstige, verzwakte COPD-patiënt. Nieuw is dat de in de orthopedie ontwikkelde STST een accurate maat blijkt voor het inspanningsvermogen en de spierkracht van de onderste extremiteiten bij ouderen met ernstig COPD. De STST representeert de voor ouderen belangrijke transferfunctie: van zitten naar opstaan en vise versa. De STST is op het spreekuur en thuis veel beter uitvoerbaar dan de 6MWT, en meet de voor de oudere COPD-patiënt belangrijke transferfunctie. De STST is goed uitvoerbaar door de praktijkondersteuner bij de patiënt thuis. De 6MWT is meer een geëigende test voor de fysiotherapeut.

Diëtisten zullen vooral ingezet worden bij de patiënt met ernstiger COPD die meestal ook bekend is bij de longarts. De vetvrije massa index (VVMI) wordt bepaald bij ondergewicht en lage $FEV_1$. De diëtist wordt geconsulteerd bij afgenomen VVMI tot 16 kg/m² of minder bij mannen (< 15 bij vrouwen), zie ook tabel 12.6.

| Tabel 12.6 Lichaamssamenstelling/gewicht en diëtist bij COPD. |
|---|
| – WMI: bij BMI < 21 of $FEV_1$ < 50% pred |
| – WMI < 16 kg/m²: naar diëtist |

12.4 Hoe ziet de zorg voor de individuele COPD-patiënt eruit?

### 12.4.1 OPSPORING EN PREVENTIE

Bij opsporing en preventie gaat het om case finding (zie ook paragraaf 6.2.1): dat betekent vroegtijdige opsporing bij de risicogroepen. De twee belangrijkste risicogroepen zijn rokers en patiënten met astma. Belangrijke vragen hierbij zijn:
- Hoe gaat de praktijk om met rokende patiënten met luchtwegklachten?
- Worden ze uitgenodigd voor een consult en eventueel spirometrie?
- Wat is de werkwijze van de doktersassistente bij de triage aan de telefoon?
- Heeft ze de gelegenheid om een passende afspraak te maken bij de huisarts of de praktijkondersteuner?
- Worden de patiënten die bekend zijn met astma periodiek onderzocht op hun longfunctie?
- Maakt de praktijk gebruik van herhaalreceptuur om de risicogroep van astmapatiënten in beeld te krijgen?

### 12.4.2 DIAGNOSTIEK

Meerdere consulten kunnen nodig zijn voor het stellen van de diagnose. De anamnese moet 'goed' zijn: MRC-dyspneuscore lijkt onmisbaar. Daarnaast vindt lichamelijk onderzoek plaats, een $FEV_1$ en FVC voor en na bronchusverwijding of behandeling en bij Gold III en IV volgt consult bij de longarts (second opinion/complexe zorg delen). De vraag is of de praktijk voldoende gelegenheid heeft voor het maken van follow-upafspraken. Vastgesteld moet worden wat de gang van zaken is als de patiënt niet komt opdagen. De huisarts speelt een centrale rol bij het stellen van de diagnose door het beoordelen van de ernst van de klachten, lichamelijk onderzoek en spirometriedoelen vaststellen. Overleg tussen huisarts en praktijkondersteuner in de diagnostische fase is productief. De praktijkondersteuner kan intermediair zijn bij transmurale zorg, contact onderhouden met longverpleegkundige of longarts en het transmurale EMD bijhouden.

## 12.4.3 BEHANDELING EN ZORG

Behandeling en zorg is tweeledig: stoppen met roken en follow-up. Het stoppen met roken kan bestaan uit:
- roken reeds bespreken in de diagnostische fase;
- bij elke patiënt de volledige MIS aanbieden;
- steeds aanstippen bij elk volgend contact.

Het terugkerende gesprek over stoppen met roken impliceert professionele betrokkenheid van praktijkondersteuner en huisarts, zoals uiteengezet in het hoofdstuk 6. Belangrijk is om vast te stellen of stoppen met roken een onderwerp van gesprek is in de praktijk. De follow-up kan bestaan uit:
- evaluatie van de behandeling (zijn de doelen bereikt?);
- spirometrie naar behoefte (bijvoorbeeld wijziging medicatie, astmacomponent);
- comorbiditeit in de gaten houden.

De praktijkondersteuner heeft een centrale rol bij de follow-up. De frequentie van controles is niet in standaarden vast te leggen, het hangt af van het doel, of het diagnostisch proces al is afgerond, of de leefstijl voldoende is aangepast, en of er problemen zijn met het gebruik van de medicatie. Zelfzorg is werkzaam bij COPD, maar op de langere termijn lijkt minimaal een jaarlijkse face-to-facecontrole op zijn plaats, naast een check van de driemaandelijkse herhaalreceptuur. De medicamenteuze behandeling is besproken in hoofdstuk 5. Voeding en gewicht en de hulp van de fysiotherapeut werden hierboven besproken. Voor behandeling met zuurstof komen patiënten in aanmerking die al bekend zijn bij de longarts. Meting van $FEV_1$ en percutane-$O_2$-saturatie dragen bij aan selectie voor en monitoring van de betreffende patiënten voor beoordeling door de longarts (zie tabel 12.7).

| Tabel 12.7 Zuurstof bij COPD. |
| --- |
| - $FEV_1$ < 40% pred of $SpO_2$: naar longarts voor beoordeling |
| - $O_2$ > 16h/etmaal |
| - $O_2$ naar behoefte: niet standaard |

Zuurstof bij COPD is niet werkzaam tegen benauwdheid. Zuurstof meer dan zestien uur per etmaal toegediend bevordert de levensverwachting. Slechts bij uitzondering wordt zuurstof toegepast voor het tegengaan van benauwdheid. Voorspellers voor het effect van deze laatste behandeling zijn niet beschikbaar.

#### 12.4.4 EXACERBATIES

Het goed definiëren van 'exacerbatie' is behulpzaam bij het maken van goede afspraken tussen patiënt, praktijkondersteuner en huisarts. De definitie exacerbatie COPD staat in tabel 12.8 (zie ook hoofdstuk 8).

Tabel 12.8 Definities exacerbatie COPD en plaats van behandeling.

| Exacerbatie | Definitie | Plaats van behandeling |
|---|---|---|
| licht | toename klachten, eigen medicatie is toereikend | zelfzorg thuis |
| matig | toename klachten, nieuwe zorgvraag, extra medicatie | huisarts |
| ernstig | toename + afname $O_2$-saturatie | huisarts, longarts, eerste hulp |

Lichte exacerbatie betekent: activiteit van de patiënt zelf. Geef de patiënt de gelegenheid om naderhand te vertellen hoe het hem vergaan is bij de aanpassing van zijn eigen medicatie. Bij een matige exacerbatie, dus bij de noodzaak tot verandering van medicatie door de behandelaar, komen de werkafspraken binnen de praktijk om de hoek kijken. Is de doktersassistente allereerst in staat tot triage van de COPD-patiënt met een exacerbatie? Bij de dagelijkse praktijk gaat het, in tegenstelling tot bij het werk bij ANW-dienst op de huisartspratijk, meestal niet primair om spoed of geen spoed. Het gaat er meer om of de patiënt de gelegenheid krijgt om te zeggen wat er aan mankeert en wat hij zelf al heeft gedaan om de toename van zijn klachten in te dammen. De mate waarin de praktijkondersteuner betrokken kan zijn bij ernstige exacerbaties hangt sterk af van de lokale omstandigheden en de dagelijkse beschikbaarheid van de praktijkondersteuner. Zeker is dat ernstige exacerbaties van COPD, net zoals die bij astma, gebruikt moeten worden voor evaluatie van het beleid. In het team van behandelaars van doktersassistente tot longarts kan onderling een aantal vragen gecommuniceerd worden:
– Wat was de oorzaak van de exacerbatie?

- Was de exacerbatie te vermijden geweest?
- Is de gevolgde aanpak bij een volgende gelegenheid voor verbetering vatbaar?

> **Intermezzo 12.2: 'Zo nodig' gebruik zuurstof**
> 'Zo nodig' gebruik van zuurstof bij COPD wordt met enige regelmaat toegepast om het inspanningsvermogen van de patiënt te verbeteren, hoewel evidence-based richtlijnen ervoor ontbreken. De indruk bestaat dat een aantal COPD-patiënten baat heeft bij 'zo nodig' gebruik van zuurstof. In een dergelijke groep van twintig matig tot ernstige COPD-patiënten, werd het effect van zuurstof 'zo nodig' ($O_2$, cilinder A) vergeleken met dat van perslucht (cilinder B). De deelnemers werd gevraagd twee activiteiten waarbij ze gewend waren $O_2$ te gebruiken uit te voeren (bijvoorbeeld traplopen, buiten wandelen of stofzuigen), de ene keer met A en de andere keer met B (cross-over). De objectieve uitkomstmaat was de hersteltijd (gemeten aan de hand van percutane-$O_2$-saturatie en hartfrequentie). De subjectieve uitkomstmaat was het oordeel van de patiënt over: 1) de vraag of A dan wel B het beste had geholpen en 2) de vraag of de minste van de twee opties (A of B) het beter had gedaan dan 'niets'. Er was weinig verschil in hersteltijden tussen het gebruik van A en B. Zeven patiënten die perslucht terecht hadden aangewezen als het toegediende middel, waren van mening dat dit toch beter had geholpen dan 'niets'. Vijf van de twintig wezen $O_2$ aan als het werkzame middel bij een van beide activiteiten, vijf deden dit goed bij beide activiteiten. Deze laatste subgroep van vijf patiënten, die A en B bij beide activiteiten dus correct hadden aangewezen, had een kortere hersteltijd die statistisch niet significant maar klinisch wellicht wel relevant was. Deze kleine studie laat zien dat een enkele fysiek beperkte COPD-patiënt aantoonbaar baat heeft bij zuurstof 'zo nodig'. Het is niet bekend welke factoren een eventueel gunstig effect kunnen voorspellen.

Een exacerbatie van COPD is een leermoment, ook voor de patiënt zelf. Bij dit proces kan de praktijkondersteuner behulpzaam zijn. Bij het vaststellen van de ernst van een exacerbatie is percutane-$O_2$-saturatiemeting een geschikt hulpmiddel. De meting is extra informatief wanneer een uitgangswaarde van de COPD-patiënt, buiten de exacerbatie, bekend is. Het schema in tabel 12.9 geeft een mogelijkheid tot interpretatie, onder andere tijdens een exacerbatie.

Tabel 12.9 Percutane-$O_2$-saturatiemeting bij COPD.

| |
|---|
| < 92%: indicatie voor art. zuurstofsaturatie |
| 4% daling vanaf baseline = significant |
| baseline bepalen bij ernstig COPD |
| mag bij training niet dalen onder 90% |

### 12.4.5 PALLIATIEVE ZORG

Bij palliatieve zorg gaat het erom dat de kwaliteit van leven bij terminale COPD overeenkomt met die bij longcarcinoom. Overleg tussen huisarts en longarts is essentieel: het gaat om intensieve zorg op maat. Palliatieve zorg thuis in de terminale fase van COPD komt betrekkelijk zelden voor, want de meeste patiënten met COPD overlijden aan een andere oorzaak dan COPD. En van de patiënten die overlijden aan de rechtstreekse gevolgen van COPD, terminaal longfalen, overlijdt een deel in ziekenhuis of verpleeghuis. Voor de patiënt met terminaal longfalen voor wie het beter is om thuis te overlijden, wordt zorg op maat ontwikkeld. De taakverdeling tussen longarts en huisarts kan van geval tot geval variëren. Criteria bij 'ziekenhuiszorg' thuis bij eindstadium COPD zijn:
- een professional (de huisarts) neemt de verantwoordelijkheid voor de zorg op zich;
- de patiënt kan dagelijks bezocht worden door een van de teamleden;
- de duur van de ziekenhuiszorg thuis is in het algemeen twee weken of korter;
- er is overdracht aan het eind van de zorgperiode;
- ziekenhuiszorg thuis moet hetzelfde resultaat hebben als de zorg in het ziekenhuis;

Palliatieve zorg voor COPD-patiënten die nog niet in de terminale fase verkeren is van een andere orde. Hierbij gaat het om vragen als:
- Hoe actief moet het 'stoppen met roken'-beleid nog zijn?
- Is benauwdheid hier misschien een juiste indicatie voor enige vorm van morfine?

- Legt de zorg voor de patiënt niet te veel beslag op de familieleden en verzorgenden?

## 12.5 Toetsing kwaliteit van de zorg

Regelmatige evaluatie van het zorgproces bij COPD, zoals aangeduid in de vorige paragraaf, is een manier om de kwaliteit van de COPD-zorg te toetsen. Een andere manier van toetsen is feedback over gegevens van de praktijk als geheel. Prescriptiecijfers zoals genoemd onder de samenwerking met apothekers, zijn vooral geschikt voor feedback aan huisartsen die vragen hebben over hun eigen voorschrijfpatroon. Een aantal van de indicatoren voor COPD-zorg, zoals genoemd in hoofdstuk 10, leent zich voor een zekere mate van toetsing van COPD-zorg in de praktijk als geheel. Bedacht moet worden dat een toets op uitkomst voor de groep COPD-patiënten, zoals het HbA1c bij diabetes mellitus, niet beschikbaar is voor COPD. Toetsing bij COPD is vooralsnog meer gericht op het proces. Geschikte voorbeelden lijken:
- Van welk percentage patiënten in zorg is het rookgedrag bekend: roker/ex-roker/nooit-roker?
- Van welk percentage is de MRC-dyspneuscore in het laatste jaar bepaald?
- Bij welk percentage patiënten met MRC 1 en 2 is gezond bewegen nagevraagd in het laatste jaar?
- Bij welk percentage COPD-patiënten met MRC 3 of minder is reactivering of revalidatie voorgesteld?
- Bij welk percentage COPD-patiënten is de BMI berekend in het laatste jaar?
- Bij welk percentage COPD-patiënten met BMI < 21 is de VVMI is vastgesteld in het laatste jaar?
- Van welk percentage COPD-patiënten is de $FEV_1$ gemeten in het laatste jaar?
- Bij welk percentage COPD-patiënten is de inhalatietechniek gecontroleerd in het laatste jaar?
- Welk percentage van de COPD-patiënten kreeg het laatste jaar vaccinatie tegen influenza?

Een (klein) protocol in het EMD, zoals bij diabetes mellitus, is onmisbaar om deze gegevens vast te leggen en desgewenst beschikbaar te maken. Bedenk dat het zorgplan COPD begint bij de huisarts, en

sta de huisarts met raad en daad bij. De praktijkondersteuner doet er – samen met de huisarts – verstandig aan om de tijd te nemen om tot een diagnose te komen. De praktijkondersteuner kan ervoor zorgen dat de patiënt niet uit het oog wordt verloren voordat het diagnostisch proces is afgerond. Noteer alleen de zekere diagnoses als ICPC-code. Beperk het aantal aanvullende gegevens. Zorg voor het vastleggen van deze gegevens op een manier waarop ze gemakkelijk in te voeren en eenvoudig te reproduceren zijn. Richtlijnen voor het zorgplan COPD zijn:
- codeer alleen patiënten met een zekere diagnose (diagnose kan zelden in één keer);
- gebruik alleen ICPC-codes;
- aanvullende gegevens beperken tot longfunctie, roken, allergie en medicatie;
- vereisten voor het opslaan van gegevens in EMD: eenvoudig in te voeren/eenvoudig terug te halen.

### Kernpunten
**De zorgstandaard COPD:**
- is de voorloper van een DBC-COPD;
- de huidige financiering van de COPD-zorg (o.a. M&I) blijft nog enkele jaren doorlopen;
- het effectueren van een zorgstandaard in de eigen praktijk is een uitgelezen taak voor de praktijkondersteuner;
- essentie van de zorgstandaard COPD is zorgverlening conform de vigerende standaarden.

# Literatuur

Allegra L, Blasi F, Diano P, Cosentini R, Tarsia P, Confalonieri M, Dimakou K, Valenti V. Sputum color as a marker of acute bacterial exacerbations of COPD. Respir Med 2005;99:742-7.

Anonymus. *Respiratory Disease Specific Programme 2000-2007.* Macclesfield, Adelphi Group Products, 2008

Anthonisen Anthonisen NR, ManfredaJ, Warren CPW, et al. Antibiotic therapy in exacerbations of chronic pulmonary disease. Ann Int Med 1987;106:196-204.

Aveyard P, Brown K, Saunders K, Alexander A, et al. Weekly versus basic smoking cessation support in primary care: a randomised controlled trial. Thorax 2007;62: 898-903.

Bandura A. Negative self-efficacy and goal effects revisited. J Appl Psychol.2003;88: 87-99.

Beg MF, Alzoghaibi MA, Abba AA, Habib SS. Exhaled nitric oxide in stable COPD. Ann Thorac Med 2009;4:65-70.

*CBO-richtlijn behandeling van Tabaksverslaving, 2004.*

Christenhusz L Pieters M, Seydel E, van der Palen J.Prospective determinants of smoking cessation in COPD patients within a high intensity or a brief counseling intervention. Patient Educ Couns 2007;66:162-6.

Christiakis NA, Fowler JH. The collective Dynamics of Smoking in a Large Social Network. N Engl J Med 2008;358:2249-58.

Critchley J, Capewel S. *Smoking cessation for secondary prevention of coronary heart disease.* The Cochrane database for smoking cessation. 1, 2004.

Dekhuijzen PN, Smeele IJ, Smorenburg SM. Niet-medicamenteuze behandeling bij COPD. Ned Tijdschr Geneeskd. 2006;150:1233-7.

Derom E, Louis R, Tiesler C, Engelstatter R, Kaufman JM, Joos GF. Effects of ciclesonide and fluticasone on cortisol secretion in patients with persistent asthma. Eur Respir J 2009;33:1277-86.

Doll, Peto et al. Mortality in relation to smoking: 50 years' observations on male British doctors. Br Med J 2004;328:1519.

Effing T, Monninkhof EM, van der Valk PD, van der Palen J, van Herwaarden CL, Partridge MR, Walters EH, Zielhuis GA. Self-management education for patients with chronic obstructive pulmonary disease. Cochrane Database Syst Rev. 2007 Oct 17;(4):CD002990.

El Moussaoui R, Roede BM, Speelman P, Bresser P, Prins JM, Bossuyt P M. Short-course antibiotic treatment in acute exacerbations of chronic bronchitis and COPD: a meta-analysis of double-blind studies.Thorax 2008;63;415-422.

Fagerstrom K. Measuring degree of physical dependence to tobacco smoking with reference to individualization of treatment. Addictive Behaviors 1978;3:235-241.

Fagerstrom K. Time to the first cigarette. Monaldi Arch Chest Dis 2003;59:91-94.

Heatherton T, Kozlowski L, Frecker et al. The Fagerström test for nicotine dependence : A revision of the Fagerström tolerance questionnaire. Br J Addict 1991 ; 86 : 1119-27.

Heijmans MJWM, Spreeuwenberg P, Rijken PM. *Monitor zorg- en leefsituatie van mensen met astma en mensen met COPD. Trends en ontwikkelingen over de periode 2001-2008.* Utrecht: NIVEL, 2009.

Heijmans, MJMW. Astma- en COPD-patiënt zeer tevreden met praktijkondersteuner. Huisarts en Wetenschap 2009;8:373.

Hilbering SR, Jacobs JE, Bottema BJ, de Vries H, Grol RP. Smoking cessation in patients with COPD in daily general practice (SMOCC): six months' results. Prev Med. 2005;41:822-7.

Jill P. Pell, M.D., Sally Haw, B.Sc., Stuart Cobbe, M.D., David E. Newby, et al. Smoke-free Legislation and Hospitalizations for Acute Coronary Syndrome. N Eng J Med 2008;359:482-491.

Jones PW, Harding G, Berry P, Wiklund I, ChenW-H, Kline Leidy N. Development and first validation of the COPD Assessment Test. Eur Respir J 2009; 34:648-54.

Koh MS, Tee A, Lasserson TJ, Irving LB. Inhaled corticosteroids compared to placebo for prevention of exercise induced bronchoconstriction. *Cochrane Database of Systematic Reviews* 2007, Issue 3. Art. No.: CD002739. DOI: 10.1002/14651858. CD002739.pub3.

Kotz D, Wagena EJ, Wesseling G. Smoking cessation practices of Dutch general practitioners, cardiologists, and lung physicians. Respir Med. 2007 ;101:568-73.

Legemaate J. Ondersteuning in de huisartspraktijk: juridische aspecten. *Ned Tijdschr Geneeskd.* 2008; 152; 1309-12.

Luley J, Olivers S, Waters E. Interventions for promoting smoking cessation during pregnancy (Cochrane Review). In : TheCochrane Library, Issue 1, 2004. Oxford: Update Software.

Nides et al. Smoking cessation with varenicline, a selective alpha4beta2 nicotinic receptor partial agonist: results from a 7-week, randomized, placebo- and bupropion-controlled trial with 1-year follow-up. Arch Intern Med 2006;166:1561-1568.

Parkes G, Greenalgh T, Griffin M, Dent R. Effect on smoking quit rate of telling patients their lung age: the Step2quit randomised controlled trial. Br Med J 2008; 336:598-600.

Pieterse ME. *Stoppen met roken met behulp van de huisartspraktijk.* [proefschrift] Enschede: Universiteit Twente, 1999.

Postma, DS, Calverley, P. Inhaled corticosteroids in COPD: a case in favour. Suissa S, Barnes PJ. Inhaled corticosteroids in COPD: the case against. Eur Respir J 2009; 34:10-16.

Prignot J. A tentative illustration of the smoking initiation and cessation cycles. Tobacco Control 2000. 9 : 113.

Prochaska JJ, Spring B, Nigg CR. Multiple health behavior change research: an introduction and overview. *Prev Med* 2008 Mar;46:181-8.

Puhan MA, Vollenweider D, Streurer J, Bossuyt PM, Ter RG. Where is the supporting evidence for treating mild tot moderate chronic obstructive pulmonary disease exacerbations with antibiotics? A systematic review, *BMC Med* 2008;6-28.R

Quantrill SJ, White R, Crawford A et al. Short burst oxygen therapy after activities of daily living in the home in chronic obstructive pulmonary disease. *Thorax.* 2007; 62:702-5.

Rabe KF. Treating COPD — The TORCH Trial, P Values, and the Dodo. *N Eng J Med.* 2007;356:851-854.

Ram FS, Rodriguez-Roisin R, Granados-Navarete, Garcia-Aymerich J, Barnes NC. Antibiotics for excerbations of obstructive pulmonary disease. *Cochrane Database Syst Rev* 2006;2:CD004403.

Roede BM, Bresser P, Prins JM, Schellevis F, Verheij TJ, Bindels PJ. Reduced risk of next exacerbation and mortality associated with antibiotic use in COPD. *Eur Respir J* 2009;33:282-8.

Rubak S, Sandbaek A, Lauritzen T, Christensen B. Motivational interviewing: a systematic review and meta-analysis. *Br JGen Pract* 2005;55:305-12.

Smeele I, Hennekam M,Wind J, Verstijnen M, Kamphuis H. Astma-COPD praktijkinventarisatie. *Tijdschrift voorpraktijkondersteuning* 2008:1;67-9.

Smeele I, Thoonen B. Blaascasus mengbeeld? *Tijdschrift voor praktijkondersteuning* 2008;1:77 en 84.

Stead LF, Perera R, Bullen C, Mant D, Lancaster T. Nicotine replacement therapy for smoking cessation. *Cochrane Database of Systematic Reviews* 2008, Issue 1. Art. No.: CD000146. DOI: 10.1002/14651858.CD000146.pub3.

Stratelis et al. The impact of repeated spirometry and smoking cessation advice on smokers with mild COPD. *Scan J PrimHealth Care* 2006;133-9.

Torres A. COPD guidelines in relation to infections: a critical analysis. *Breathe* 2009;5:317-21.

Vestbo J. Clinical assessement staging, and epidemiology of chronic obstructive pulmonary disease exacerbations. *Proc AmThor Soc.* 2006;3:252-6.

Vogt, F., Hall, S., Marteau, T.M. General practitioners' and family physicians' negative beliefs and attitudes towards discussing smoking cessation with patients: a systematic review. *Addiction.* 2005 ;100:1423-31.

West R, Sohal T. "Catastrophic" pathways to smoking cessation: findings from national survey. *Br Med J* 2006;332:458-

Willemsen MC. The new EU cigarette health warnings benefit smokers who want to quit the habit: results from the Dutch Continuous Survey of Smoking Habits. *Eur J Public Health.* 2005;15:389-92.

Wind, L.A., Chavannes, N.H., Kaper, J., Frijling, B.D., Laan, J.R. van der, Wiersma, Tj. en Goudswaard, A.N. Samenvatting vsn de standaard standaard 'Stoppen met roken' van het Nederlands Huisartsen Genootschap. *Ned Tijdschr Geneeskd.* 2008;152;1459-64.

Websites

www.astmafonds.nl
www.CBO.nl

www.cahag.nl
www.ketenkwaliteitcopd.nl

www.longalliantie.nl

# Uitwerking casuïstiek

2  Wat is astma en COPD?

Casus 2.1 Mevrouw Pastari op het spreekuur: de diagnostische fase

BIJ VRAAG 2.1
Mevrouw Pastari kan nog gewoon wandelen met leeftijdsgenoten. De longen hebben een grote reservecapaciteit. Een patiënt bij wie een van de twee longen is verwijderd kan redelijk normaal blijven functioneren. Het hoeft dus geen verbazing te wekken dat bij een patiënt pas COPD ontdekt wordt wanneer zijn FEV met de helft is afgenomen. Deze patiënt kan dan onmiddellijk worden aangemerkt als GOLD III: ernstig COPD.

BIJ VRAAG 2.2
Wisselende obstructie zou wijzen op astma met minder ernstige chronische obstructie. Hierbij is doorvragen aan de patiënt van eminent belang. Een vervolgafspraak is daarbij soms onmisbaar. Thuisgebruik van een piekstroommeter of een eenvoudige handspirometer kan aanvullende waarde hebben.

BIJ VRAAG 2.3
Allergisch astma reageert beter op behandeling met ICS dan niet-allergisch astma. Niet-allergisch astma is een moeilijker behandelbare aandoening. De standaard beveelt aan om bij alle patiënten met astma een allergietest uit te voeren. Allergisch astma is een fenotype (soort) astma dat een andere benadering kan behoeven dan niet-allergisch astma.

### BIJ VRAAG 2.4

Een X-thorax kan gemaakt worden ter uitsluiting van longcarcinoom, longemfyseem, hartfalen, enzovoort. De indicatie voor een X-thorax verdient bespreking met de huisarts. Wat moet worden aangetoond? Wat moet worden uitgesloten? Een X-thorax betekent een zekere belasting met röntgenstralen.

### BIJ VRAAG 2.5

Wachten met ICS tot de patiënt gestopt is met roken zou de voorkeur kunnen hebben. Uitleg van dit dilemma aan de patiënt kan behulpzaam zijn bij het maken van de keus door patiënt en huisarts samen. Het eventuele effect van behandeling met ICS kan de diagnose astma bevestigen en de motivatie van de patiënt voor adequate behandeling verhogen. Doorrokers behoren tot de minder therapietrouwen onder de astmapatiënten. Doorroken betekent minder kans op effect van ICS. De aanvankelijk frequente controle van mevrouw Pastari bij het starten met ICS kan gebruikt worden om de vinger aan de pols te houden bij haar voor wat betreft het blijven doorroken.

### BIJ VRAAG 2.6

De Nederlandse Norm voor Gezond Bewegen voor volwassenen is eenvoudig: per dag een halfuur matig intensief bewegen, op vijf tot zeven dagen per week. Als mevrouw Pastari dagelijks gedurende een halfuur in een flink tempo gaat, dan kan duidelijk blijken dat haar kortademigheid als ernstiger moet worden beoordeeld dan aanvankelijk gedacht. Uitnodigen tot activiteit is behulpzaam om het probleem duidelijk te krijgen. Bij een patiënt die zich inspant om een normaal dagelijks leven te leiden, is het gemakkelijker om een gestandaardiseerde test af te nemen. Bij voorkeur een test die inzicht verschaft in de noodzaak tot aanvullende maatregelen in het kader van reactivering. De aangepaste versie van de MRC-dyspneuscore staat in tabel 2.9. Deze score vormt samen met bepaling van de $FEV_1$ een tandem waarmee het probleem van de patiënt met chronische luchtwegobstructie in beeld komt.

### BIJ VRAAG 2.7

Mogelijk is de barrière voor het doen van spirometrie bij de patiënten van de huisarts te groot wegens het ontbreken van een eenvoudige handspirometer in de praktijk. In het overleg tussen praktijkondersteuner en huisarts kan het diagnostische traject van mevrouw Pastari worden besproken. Wat heeft prioriteit: het uitsluiten van aandoeningen die een andere aanpak behoeven, is er ruimte voor een gefaseerde benadering, is het nadelig om enige tijd te nemen voor het maken van onderscheid tussen astma of COPD bij mevrouw Pastari? De beperkte mogelijkheden om astma van COPD te onderscheiden noodzaakt soms tot het geven van een proefbehandeling of geduldig afwachten. De praktijkondersteuner kan de patiënt monitoren, dat wil zeggen: het effect van het ingestelde beleid bijhouden. Een oproepsysteem is een onderdeel van monitoring. Over het nut van een oproepsysteem vanuit de huisartspraktijk kan met de patiënt worden overlegd. Met het 'eigen spreekuur' kan de praktijkondersteuner bijdragen aan de 'trajectcontrole' tijdens de fasen van diagnostiek, behandeling en begeleiding van de patiënt met astma en COPD. De huisarts kan zich intussen afvragen of hij gebruik gaat maken van een eenvoudige spirometer tijdens het consult bij patiënten die zich presenteren met nieuwe klachten, zoals mevrouw Pastari.

## 3 Praktijk- en patiëntenpopulatie

Casus 3.1 De praktijk van inventarisatie

### BIJ VRAAG 3.1
Mogelijke aanvullende benaderingen kunnen zijn:
- tijdens het spreekuur direct eenvoudig longfunctieonderzoek laten doen;
- bij de aanvraag voor herhaalreceptuur patiënten uitnodigen voor longfunctieonderzoek tijdens het consult.

### BIJ VRAAG 3.2
De praktijk moet zich dan richten op patiënten die zich met klachten presenteren op het spreekuur en op patiënten die zich melden voor herhaalreceptuur. NB Het is de ervaring van veel praktijkondersteuners dat de plaats van longfunctieonderzoek bij de follow-up afneemt naarmate de praktijkondersteuner een groter aantal spreekuurcontacten met de betreffende astma-/COPD-patiënt achter de rug heeft.

### BIJ VRAAG 3.3
Case finding kan leiden tot adequate, vroegtijdige nauwkeurige diagnosestelling bij astma en COPD door de huisarts. De praktijkonder-

steuner kan daarop anticiperen en de patiënt heeft baat bij tijdige diagnosestelling en vooral de daarmee samenhangende snelle behandeling.

## 4 Het onderzoek van de patiënt

Casus 4.1 Heeft meneer Lusaka astma of COPD?

BIJ VRAAG 4.1
- Meneer Lusaka heeft luchtwegobstructie volgens de GOLD-criteria: zijn FER bedraagt 0.56 vóór bronchusverwijding. Na bronchusverwijding komt de FER zeker niet boven 0.7 uit.
- De ernstgraad van luchtwegobstructie van meneer Lusaka volgens de GOLD-criteria is 'matig', want zijn FEV na bronchusverwijding is $2,55/3,23 \times 100\%$ pred = 76% pred. GOLD II (matig COPD) heeft een FEV die varieert van wel 80-50% pred. De meeste COPD-patiënten bij de huisarts vallen in deze categorie.
- De toename in FEV na bronchusverwijding bedraagt 10%. Het huidige NHG-criterium is 12%. De toename is niet dus toereikend voor 'reversibiliteit'. Gezonde personen, zonder astma of COPD, vertonen gemiddeld 4% toename van hun FEV na toediening van salbutamol. Enige reversibiliteit is bij meneer Lusaka dus niet uitgesloten.

BIJ VRAAG 4.2
- De diagnostische prednisolontest wordt niet meer aanbevolen in de NHG-Standaard. Deze test was bedoeld om, bij twijfel aan een astmacomponent, meer zekerheid daarover te krijgen: goed effect van prednison zou wijzen op astma. Bij meneer Lusaka is een proefbehandeling met ICS gedurende zes weken tot een jaar een redelijk alternatief voor de prednisolontest, wanneer de huisarts gerede twijfel heeft aan het bestaan van een astmacomponent.
- Een proefbehandeling met ICS is anno 2010, bij gebrek aan beter, soms een mogelijkheid om te differentiëren tussen astma en COPD.
- Sommigen menen aan de vorm van de flow/volumecurve te kunnen vaststellen of het gaat om astma of COPD. In de NHG-Standaard noch in de literatuur is heldere criteria te vinden voor het maken van onderscheid tussen astma en COPD op basis van de flow/volumecurve. De anamnese en de uitkomst van $FEV_1$ en FVC

onder de diverse omstandigheden (voor en na behandeling) zijn de beproefde middelen. Het lukt niet altijd om het onderscheid tussen astma en COPD in één consult te maken. Diagnostiek vergt vaak follow-up c.q. monitoring. Daar ligt de kracht van de praktijkondersteuner.
- Alleen de flow/volumecurve van meneer Lusaka op zich is geen reden om eventuele proefbehandeling met ICS te ontraden.

5   Medicamenteuze behandeling

Casus 5.1 Meneer Anysoli en medicatie bij astma

BIJ VRAAG 5.1
Vóór aanpassing van de astmamedicatie zijn er drie opties.
1   (Tijdelijk) verhogen van de dosering ICS.
    Hiervoor pleit dat de huidige dosering (200 mcg/dag) betrekkelijk laag is en dat deze patiënt in staat lijkt met verhoging van ICS te anticiperen op nieuwe episoden van astma, uitgelokt door niet te vermijden externe prikkels (hooikoorts, huisstofmijt, koude buitenlucht en bedompte binnenruimten). Verder pleit ervoor dat slechts met één middel tegelijk (ICS) gevarieerd hoeft te worden. Hiertegen pleit dat niet alle patiënten zoals meneer Anysoli in staat worden geacht om hun dosering ICS tijdig aan te passen aan de (veranderende) omstandigheden. Bij sommigen zijn de prikkels onberekenbaar: de prikkels komen voor hen 'uit de lucht vallen'. En het concept van zelf de medicatie aanpassen is niet voor iedere persoon(lijkheid) geschikt of haalbaar. Een aantal patiënten hecht meer aan het concept: alles onder controle (total control) met vaste regelmaat van inhaleren. Bij meneer Anysoli leidde de combinatie van lage dosering ICS bij astma en het inzicht bij de patiënt over de voor hem nieuwe aanpak, waarbij het gebruik van luchtwegverwijders achterwege zou kunnen blijven, tot de keus voor optie 1: verhogen ICS.
2   Overgaan op de vaste combinatie ICS en LABA (in Nederland verkrijgbaar als Symbicort, Seretide of Foster).
    Ervoor pleit dat meneer Anysoli met enige regelmaat benauwd is (minstens eenmaal per week). Verwacht mag worden dat meneer Anysoli bij dagelijkse inname van ICS+LABA in het geheel geen last meer zal hebben van benauwdheid.

Ertegen pleit het risico van overdosering met LABA en eventueel van onderdosering van ICS. Het schema (zie bijlagen) laat de speelruimte zien bij het toevoegen van LABA aan ICS bij astma: vanaf een lage of een hoge dosering ICS. Het aandeel ICS (DDD's) voorgeschreven in vaste combinatie met LABA is sterk toegenomen sinds de introductie van deze middelen in 2000. Welk deel van deze stijging op rekening komt van astma is niet bekend. Immers, ook bij COPD is het voorschrijven van de vaste combinatie ICS en LABA sterk toegenomen, en in de meeste medicatie-registraties wordt er boven de leeftijd van vijftig jaar van uitgegaan dat luchtwegmedicatie betekent: medicatie voor COPD.

Bij meneer Anysoli komt optie 2 aan de orde wanneer aanpassing van de dosering ICS onvoldoende effect heeft. Een periode van drie maanden tot een jaar lijkt nodig om dat te kunnen beoordelen.

3 De formoterol 'zo nodig' vervangen door de vaste combinatie ICS + LABA als rescuemedicatie naast de ICS. Deze optie is bekend als het SMART-concept.

Ervoor pleit dat meneer Anysoli, het SMART-concept volgend, met enige regelmaat 'automatisch' een extra dosering ICS krijgt, juist in perioden waarin extra prikkels optreden. Dit zou kunnen leiden tot afname in het totale medicatiegebruik voor astma bij gelijkblijvend resultaat.

Complicerend is dat de SMART-benadering de voordelen (behandeling op maat met slechts één inhalator) en de nadelen (een voor de individuele patiënt op de lange duur waarschijnlijk onjuiste verhouding tussen ICS en luchtwegverwijding) versterkt.

Bij meneer Anysoli komt optie 3 aan de orde wanneer de aanpassing van de dosering ICS onvoldoende effect heeft, maar zijn astma toch weer niet zoveel symptomen geeft dat de vaste combinatie met ICS en LABA aangewezen zou zijn. Mogelijk komt meneer Anysoli uiteindelijk voor de behandeling van zijn astma uit op intermitterende behandeling met ICS, eventueel in vaste combinatie met LABA. De acceptatie van intermitterende behandeling met ICS onder behandelaars lijkt groter dan de aandacht die de vigerende richtlijnen besteden aan deze mogelijkheid.

## 6 Niet-medicamenteuze behandeling

Casus 6.1 Mevrouw Spelt moet stoppen met roken

**BIJ VRAAG 6.1**
Het probleem met veel kwaliteitsplannen, standaarden en protocollen is dat ze onder bepaalde omstandigheden nauwelijks van toepassing zijn op de individuele patiënt. Acute (ervaren) bedreiging van de gezondheid is zo'n omstandigheid. De casus laat zien dat extra inspanning (een oproep tot follow-up) nodig is om de draad weer op te pakken na een episode van 'acute comorbiditeit'.

**BIJ VRAAG 6.2**
Het lijkt weinig consequent en niet geloofwaardig voor de patiënt om onderzoek te doen, afwijkingen te vinden en daar vervolgens niets mee te doen. Afwijkende spirometrie verdient follow-up. Als de huisartspraktijk niet over mogelijkheden hiertoe beschikt binnen praktijk, huisartsengroep of eerste lijn, dan zijn sluitende afspraken met de longarts een must.

**BIJ VRAAG 6.3**
In het hoofdstuk niet-medicamenteuze therapie worden de mogelijkheden voor stoppen met roken bij COPD in de huisartspraktijk besproken. Hoe zien de werkafspraken tussen praktijkondersteuner en huisarts eruit? Spirometrie en zorgvuldige follow-up (zie de hoofdstukken 4 en 9) ondersteunen het proces van gedragsverandering bij roken, juist bij COPD zijn die mogelijkheden aanwezig. Follow-up bij de groep rokende COPD-patiënten laveert tussen een beroep op eigen verantwoordelijkheid en verantwoordelijkheid van de zorgverlener voor een goed proces. Continuïteit voor deze patiënten betekent soms: ze letterlijk achter de broek zitten, al was het maar om te voorkomen dat ze tussen wal en schip van eerste en tweede lijn vallen.

## 7 Astma bij kinderen

Casus 7.1 Karel

**BIJ VRAAG 7.1**
– Doel van het longfunctieonderzoek is het bevestigen van het ver-

moeden dat er sprake is van astma. De $FEV_1$ is afgenomen ten opzichte van de voorspelde waarde, maar Karels 'personal best $FEV_1$' is nog niet bekend. De 'personal best $FEV_1$' is de voorspelde waarde van de betreffende patiënt: een ideaal basisgegeven.
- De meerwaarde van de reversibiliteit op salbutamol zou kunnen zijn: houvast geven aan de waarschijnlijkheidsdiagnose astma. Probleem bij kinderen is dat de reversibiliteitstest nog minder dan bij volwassenen voorspelt of er sprake is van astma of niet. De testeigenschappen van de reversibiliteitsbepaling schieten tekort.
- De $FEV_1$ is nauwkeuriger te bepalen dan de piekstroom, de voorspelde waarde kent minder spreiding dan de uitkomst van de piekstroom, en de $FEV_1$ sluit beter aan op longfunctiebepaling op volwassen leeftijd dan de piekstroom. De voordelen van de $FEV_1$ wegen zwaarder, mits de bepaling beschikbaar is tijdens het contact met de patiënt. Dit vermeende nadeel is eenvoudig op te lossen met een handspirometer.

BIJ VRAAG 7.2
- De reden om de behandeling te starten met ICS in plaats van salbutamol 'zo nodig': de huisarts maakt op basis van anamnese, lichamelijk onderzoek en de (vermoedelijk tijdelijk) afgenomen longfunctie de inschatting dat behandeling met ICS aangewezen is. De huisarts meent dat effect van ICS of symptomen en longfunctie de diagnose astma zal bevestigen. De behandeling met ICS is er tevens op gericht om de 'personal best $FEV_1$' van Karel te bepalen, waarmee een goed uitgangspunt kan worden verkregen voor het vervolg. Er is geen sprake van acute benauwdheid bij Karel, zodat salbutamol niet het middel van eerste keus hoeft te zijn. Salbutamol om achter de hand te hebben is mogelijk. Eén middel tegelijk is overzichtelijker voor de patiënt en zijn ouders dan twee, zeker in een fase waarin het 'leerproces' nog in volle gang is.
- De behandeldoelen van astma bij kinderen omvatten:
    - geen of weinig klachten, acceptabele nachtrust, normale dagelijkse activiteiten;
    - voorkomen van exacerbaties;
    - zo weinig mogelijk hinder van de interventies;
    - bereiken/behouden van een optimale longfunctie.
- De behandeldoelen bij astma zijn niet anders dan die bij volwasse-

nen met astma. Vanaf de leeftijd waarop bij kinderen de longfunctie gemeten kan worden, is er ook geen verschil met de metingen die bij volwassenen met astma worden gebruikt om vast te stellen of de doelen bereikt zijn.

BIJ VRAAG 7.3
- Het doel van de NO-meting is een indruk te krijgen van de eosinofiele inflammatie ('inflammometrie'). Bij een aantal kinderen met astma is deze meting op zijn plaats. Karel lijkt er een van te zijn.
- Andere methoden naast de NO-meting: directe informatie over inflammatie van de luchtwegen kan worden verkregen door microscopisch of biochemisch onderzoek van het sputum. Sputum kan worden verkregen door spontaan of geïnduceerd ophoesten, of via bronchoscopie. De histamine- of metacholineprovocatietest wordt gebruikt als een indirecte meting van de luchtweginflammatie.

BIJ VRAAG 7.4
Minimaal gaat het om anamnese en lichamelijk onderzoek, aangevuld met een enkele spirometrische parameter. Meting van inflammatie is zelden nodig. Meting van NO is wel een optie, vanwege het extreme gebruiksgemak en grote betrouwbaarheid van de NO-meting.

## 8 Beleid bij exacerbaties

### Casus 8.1 Exacerbatie bij mevrouw Ysdari

BIJ VRAAG 8.1
De casus laat zien dat het antibioticabeleid vooral proefondervindelijk is ('empirical treatment'). Het is de vraag of verbetering tijdens de klinische opname van mevrouw Ysdari veroorzaakt werd door de antibiotica, dan wel door verbeterde toediening van prednisolon en luchtwegverwijders.

BIJ VRAAG 8.2
Mogelijk moet het streven naar thuisbehandeling van mevrouw Ysdari worden opgegeven ten gunste van een verpleeghuis. De praktijkondersteuner kan continuïteit bieden door telefonisch contact te houden en/of mevrouw Ysdari thuis te bezoeken. Herhaalde observa-

tie van een dergelijke patiënt, ook in de thuissituatie, geeft inzicht in eventuele toename van de kortademigheid, afname van de algehele conditie en het prestatievermogen, het ontstaan van cyanose of perifeer oedeem, en afname van bewustzijn of verwardheid.

Casus 8.2 Exacerbatie bij mevrouw Van Dam

BIJ VRAAG 8.1
De casus van mevrouw Van Dam laat zien dat nadere observatie naar de oorzaak van de dyspneu bij COPD nodig is wanneer het klinisch beeld wordt gecompliceerd door mogelijke cardiale comorbiditeit.

BIJ VRAAG 8.2
Nadere analyse naar een eventuele cardiale oorzaak kan geschieden op de dyspneupolikliniek of bij de reguliere controle door de longarts. De praktijkondersteuner kan bij mevrouw Van Dam behulpzaam zijn door continuïteit in het contact met de tweede lijn. Afstemming van het beleid met de transmurale longverpleegkundige kan nodig zijn ter implementatie van 'de diagnose en het behandelplan' die voortvloeien uit de consultatie van longarts en cardioloog gezamenlijk ('dyspneupolikliniek').

# 9   Follow-up

Casus 9.1 Follow-up mevrouw Pastari

BIJ VRAAG 9.1
De aanvankelijk frequente controle van mevrouw Pastari bij het starten met ICS kan gebruikt worden om de vinger aan de pols te houden voor wat betreft het blijven doorroken. In hoofdstuk 2 kunt u lezen wat daarvan het belang is.

Casus 9.2 Follow-up mevrouw Haver

BIJ VRAAG 9.1
Mevrouw Haver zal in de eerste plaats geholpen moeten worden om te accepteren dat de ernstgraad van haar astma continu gebruik van ICS noodzakelijk maakt.

## BIJ VRAAG 9.2

Mogelijk percipieert mevrouw Haver haar klachten minder goed, maar een dergelijke verklaring is tegenstrijdig met het regelmatig gebruik van salbutamol. In haar geval helaas zonder voldoende dosering ICS. De astma van mevrouw Haver is van een zodanige ernstgraad dat behandeling zonder ICS absoluut onvoldoende is.

## BIJ VRAAG 9.3

Een middel om bij mevrouw Haver onderbehandeling met ICS te voorkomen, is om haar de kortwerkende luchtwegverwijder voor 'zo nodig' geheel te onthouden en te vervangen door de vaste combinatie ICS+LABA. (Behandeling volgens het SMART-concept.)

### Casus 9.3 Follow-up mevrouw Wesent

## BIJ VRAAG 9.1

Mevrouw Wesent zal in de eerste plaats geholpen moeten worden om haar astma te onderkennen. Zaak is erachter te komen welke (seizoens)omstandigheden zorgen voor het optreden van astma. Daarbij zal ze moeten leren wat bij haar de meest effectieve aanpak is: veel of weinig luchtwegverwijders nemen alvorens over te gaan op ICS.

## BIJ VRAAG 9.2

Mogelijk is mevrouw Haver gevoelig voor haar klachten, blijkens kortademigheid zonder afname in $FEV_1$.

## BIJ VRAAG 9.3

Gelet op haar allergiecomponent, haar gevoelige klachtenperceptie en normale longfunctie tijdens klachtenepisoden, is mevrouw Wesent een goede kandidaat voor ICS in een vroeg stadium. Een middel om bij mevrouw Wesent onderbehandeling met ICS te voorkomen, is om haar de kortwerkende luchtwegverwijder voor 'zo nodig' geheel te onthouden, net als bij mevrouw Haver, en te vervangen door de vaste combinatie ICS+LABA. Mogelijk zou klachtenbehandeling met alleen ICS voor mevrouw Wesent voldoende en dus de beste aanpak kunnen zijn. (Behandeling voorbij het SMART-concept.)

Casus 9.4 Follow-up mevrouw Haver en mevrouw Wesent

BIJ VRAAG 9.1
De astma van mevrouw Haver is ernstiger en meer chronisch dan dat van mevrouw Wesent. Mevrouw Wesent heeft 'episodisch', 'seizoengebonden', dan wel 'intermitterend' astma.

BIJ VRAAG 9.2
De praktijkondersteuner kan, in goed overleg met de huisarts, mevrouw Haver en mevrouw Wesent helpen bij het leren omgaan met hun astma en medicatie.

BIJ VRAAG 9.3
De praktijkondersteuner hoeft voor de begeleiding van mevrouw Haver (ziektebeeld chronisch astma) niet dagelijks in (de buurt van) de huisartspraktijk aanwezig te zijn. Bij mevrouw Wesent (ziektebeeld meer vluchtig) is dagelijkse aanwezigheid in (de buurt van) de huisartspraktijk meer aangewezen.

## 10 Kwaliteit van astma- en COPD-zorg

Casus 10.1 De praktijk van kwaliteitszorg

BIJ VRAAG 10.1
Bij het eerste onderzoek van mevrouw Cornalie werd de diagnose COPD door de huisarts gesteld op basis van klachten, voorgeschiedenis, longfunctie en X-thorax. De $FEV_I$ was < 50% pred vóór behandeling en > 50% pred na behandeling met tiotropium. Dit betekent dat er sprake is van een grensgeval. Huisarts en patiënt waren beiden tevreden met de diagnose en het effect van de behandeling. De therapietrouw van mevrouw Cornalie en de mogelijkheid van laagdrempelige follow-up bij de huisarts, wogen zwaarder dan het voordeel van verder diagnostisch onderzoek bij de longarts.

BIJ VRAAG 10.2
Werkafspraken tussen huis- en longarts over het te volgen of gevolgde diagnostisch traject, moeten van geval tot geval worden gemaakt. En dat is haalbaar. De incidentie (het aantal nieuwe gevallen per jaar) van COPD in uw praktijk is beperkt. Het gaat om een fractie van de

prevalente gevallen, zoals bij alle chronische aandoeningen. Bij COPD gaat het slechts om enkele gevallen per jaar per gemiddelde huisartspraktijk.

BIJ VRAAG 10.3
De grootste zorg bij deze groep patiënten is het voorkomen van terugval. Van geval tot geval dient de inhoud van de follow-up te worden besproken. Afspraken moeten worden gemaakt over wat de longarts doet en wat de huisarts, bijvoorbeeld bij de noodzaak tot aanpassing van de medicatie. Bij mevrouw Cornalie ging het om toevoegen van ICS en LABA aan de behandeling. Hoe wordt het nakomen van de afspraken gecheckt?

BIJ VRAAG 10.4
Bij minder goed ingestelde patiënten lijkt er een grotere kans op het maken van vervolgafspraken dan bij patiënten die 'afhaken'. Bij de minder goed ingestelde patiënt geldt dat het resultaat van de behandeling van de aandoening nog beter kan. Afhaken heeft vaak een achterliggende oorzaak.

BIJ VRAAG 10.5
Comorbiditeit onder de patiënten met één of meer chronische aandoeningen neemt bij het ouder worden steeds verder toe. Het is aan de huisarts om als 'specialist in diversiteit' vorm te geven aan de zorg voor deze groep. En dat kan niet zonder samenwerking met praktijkondersteuner en specialistische zorgverleners. Als gevolg van de verbetering van de medische zorg ontstaat een groep van vooral ouderen die vaak meerdere chronische aandoeningen hebben. Het lijkt niet zinvol dat deze mensen achtereenvolgens en bij herhaling diverse specialistische poliklinieken bezoeken. De huisartspraktijk is *de* plaats voor integrale zorg voor deze groep patiënten. De plaats hierbij van de generalistisch werkende praktijkondersteuner, die van meer markten thuis is dan alleen diabetes, COPD of hulp bij stoppen met roken, lijkt zonneklaar.

## 11 Zorgverlening in de praktijk

**Casus 11.1 De praktijk van het longspreekuur**

BIJ VRAAG 11.1
De komst van elke nieuwe patiënt in de praktijk is een goed aanknopingspunt voor een gesprek, zeker wanneer de patiënt last heeft van een chronische aandoening zoals astma. Al was het maar om afspraken te maken over het voorschrijven van onderhoudsmedicatie. Door het voorschrijven van de betreffende medicatie maakt de huisarts zich verantwoordelijk voor het beleid. Wat kunnen huisarts en patiënten van elkaar verwachten voor wat betreft de behandeling? De huisarts kan de rol van de praktijkondersteuner astma/COPD verduidelijken. Samen met de patiënt of de praktijkondersteuner kan worden nagegaan of het beleid voor nuancering vatbaar is.

BIJ VRAAG 11.2
a Allergisch astma (dat is een gunstige vorm), zonder chronische luchtwegobstructie (ook dat is gunstig).
b De vaste combinatie ICS+LABA remt de ontsteking en zet de luchtwegen open. Vanwege de vaste combinatie is niet duidelijk welk van de twee componenten bij mevrouw Van As de werkzame is. Overbehandeling met de ene of de andere component is een reëel risico.
c Roken gaat het effect van ICS tegen. Mogelijk wordt mevrouw Van As daardoor overbehandeld met LABA.

BIJ VRAAG 11.3
a Doel van longfunctiemeting bij mevrouw Van As is het aantonen van wisselende luchtwegobstructie en het uitsluiten van chronische luchtwegobstructie.
b $FEV_1$ en FVC.
c Voor het aantonen van chronische luchtwegobstructie moet minstens tweemaal gemeten worden.

BIJ VRAAG 11.4
a De $FEV_1$ geeft van alle genoemde parameters de meeste informatie bij minimale inspanning.

b Mevrouw Van As heeft vanmorgen haar pufje ICS+LABA genomen (omdat ze naar de huisarts moest). Dat staat het bepalen van de reversibiliteit vandaag in de weg.

BIJ VRAAG 11.5
- Met deze meting is chronische luchtwegobstructie uitgesloten, tenzij de longfunctie van mevrouw Van As normaal ruim boven de voorspelde waarde ligt. Een 'personal best' waarde kan deze valkuil dichten, maar is bij mevrouw Van As niet bekend.
- Met deze meting is niet aangetoond dat de longfunctie sterk kan wisselen.
- Aan mevrouw Van As legt u uit dat ze waarschijnlijk over een normale (blaasbalg)functie van de longen beschikt. Dat betekent dat noch het astma noch het roken wat dit betreft tot blijvende schade heeft geleid. Daarmee zou u haar kunnen feliciteren.

BIJ VRAAG 11.6
Deze antwoorden zijn met de voorgaande uitleg al aan de orde geweest. U zou haar kunnen vragen om de antwoorden zelf te formuleren. Daarmee kunt u checken of ze uw uitleg begrepen heeft. Het durven stellen van zulke vragen is de eerste stap op weg naar kwaliteitszorg bij astma en COPD.

BIJ VRAAG 11.7
Belangrijk is dat u zich realiseert waarom u welke actie uitvoert. Iets voor een uitwisseling binnen de praktijk met huisarts, doktersassistente en praktijkondersteuner.

BIJ VRAAG 11.8
Om de motivatie tot stoppen te achterhalen vraagt u: 'Overweegt u wel eens om te stoppen met roken, en zo ja, op welke termijn?'
Om de barrières om te stoppen op te sporen vraagt u: 'Wie of wat zou u tegenhouden om te stoppen met roken?'

BIJ VRAAG 11.9
- De twee mogelijkheden voor vermindering van de inhalatiemedicatie nu ze niet meer rookt, geen beperkingen en symptomen

heeft en over een normale, niet-wisselende longfunctie blijkt te beschikken zijn: van ICS+LABA naar alleen ICS; de dosering ICS verminderen en eventueel een seizoengebonden, intermitterende behandeling met ICS.
- Uw tijdschema wordt op de lange termijn vooral bepaald door wat mevrouw Van As nodig heeft. Een periode van twee weken is geschikt voor het evalueren van veranderingen op de korte termijn.
- Het door de neus uitademen van in de longen geïnhaleerd ICS is, onder de geschetste omstandigheden, een (niet evidence-based) methode om eventuele orale antiallergiemedicatie te reduceren.

BIJ VRAAG 11.10
Het follow-upschema kan eindigen in een een- tot driejaarlijks consult en longfunctiemeting ($FEV_1$) om obstructie uit te sluiten.
- Herhaalrecepten: elke drie maanden conform de huidige praktijk.
- Telefoon- en spreekuurcontacten: afhankelijk van uw eigen gewoonten en afspraken met de patiënt.
- Longfunctiemeting: kan beperkt blijven tot periodieke bepaling van de $FEV_1$.

# Bijlagen

Bijlage 1 Inhalatiemedicatie en stofnamen

| | | |
|---|---|---|
| ICS | inhalatiecorticosteroïden | beclometason budesonide fluticason ciclesonide |
| LABA | long acting bèta-2-antagonist | salmeterol formoterol |
| Anticholinergica kortwerkend/langwerkend | | ipratropiumbromide tiotropiumbromide (TIO) |

Bijlage 2 Medicatie stapsgewijs in de praktijk

| Astma | COPD |
|---|---|
| kortwerkende bèta-2-antagonist zn. | kortwerkende bèta-2-anticholinergicum |
| ICS lage dosering | LABA/TIO |
| ICS hoge dosering, of: ICS laag + LABA (TIO) | LABA/TIO+ICS |
| ICS hoog + LABA + per os: leukotriënen antagonist/theofylline/prednisolon | LABA/TIO/ICS + per os: prednisolon/theofylline |

Bijlage 3 Samenvatting NHG-Standaard Astma

DE DIAGNOSE ASTMA
- De diagnose astma wordt gesteld op basis van anamnese en lichamelijk onderzoek, ondersteund door longfunctieonderzoek.
- Allergietests (totaal en allergeenspecifieke IgE) zijn naast de anamnese geschikt om onderscheid te maken tussen:

1 'allergisch' astma, met allergie (IgE-gemedieerd) voor:
- huisstofmijt, huisdieren, pollen;
- beroepsgebonden allergenen;
- voedselallergie speelt waarschijnlijk geen rol van betekenis bij astma;

2 'niet-allergisch' astma met niet-IgE-gemedieerde prikkels:
- lichamelijke inspanning en koude lucht: 'inspanningsastma';
- indoor pollution: tabaksrook, baklucht, verflucht, parfum;
- outdoor pollution: 'fijn stof' (roetdeeltjes);
- virale infecties;
- acetylsalicylzuur, NSAID's, bètablokkers en ACE-remmers.

- Het effect van ICS ('de hoeksteen van de astmabehandeling') is meer uitgesproken bij allergisch, dan bij niet-allergisch astma.
- Onderzoek van het aan astma ten grondslag liggende duo inflammatie en hyperreactiviteit is beperkt beschikbaar:
  1 sputumeosinofielie is niet haalbaar in de klinische praktijk;
  2 bronchusprovocatie is belastend;
  3 meting van NO in uitademingslucht is een nieuwkomer.
- Apparatuur voor NO-meting tijdens het spreekuur is beschikbaar.
- De relatie tussen roken en astma is gecompliceerd, bijvoorbeeld:
  - roken kan astmasymptomen uitlokken;
  - roken heeft een negatief effect op de werking van ICS;
  - roken beïnvloedt het immuunsysteem (allergische prikkels);
  - roken en astma kunnen beide oorzaak zijn van chronische obstructie;
  - doorrokers zijn minder therapietrouw.

## DE BEHANDELING VAN ASTMA

- Voorop staat het bereiken van de behandeldoelen:
  - afwezigheid van symptomen en beperkingen;
  - geen behoefte aan kortwerkende bètamimetica;
  - normale $FEV_1$;
  - de patiënt is tevreden over de behandeling.
- Kortwerkende bèta-2-mimetica als stap 1 in de behandeling staan ter discussie. ICS op geleide van de symptomen zijn een optie als eerste keus bij de behandeling van intermitterend astma.
- Bij het niet-bereiken van de behandeldoelen met een matige onderhoudsdosis van een ICS (stap 2), wordt het vermijden van uitlokkende factoren, de therapietrouw en de inhalatietechniek gecontroleerd.

- Stap 3 bestaat vervolgens uit een langwerkend bèta-2-sympathicomimeticum (LABA) toegevoegd aan ICS; onderhoudsbehandeling met LABA zonder ICS betekent onderbehandeling van astma.
- Voordeel van de vaste combinatie ICS en LABA zijn gebruiksgemak en therapietrouw en de mogelijkheid van dosistitratie (geen kortwerkende luchtwegverwijder meer nodig, alles in één device, SMART-concept).
- Nadeel van de vaste combinatie ICS en LABA is potentiële overbehandeling met elke van beide componenten bij ongecontroleerd voortgezet gebruik.

BELANGRIJKSTE WIJZIGINGEN TEN OPZICHTE VAN DE VORIGE NHG-STANDAARD
- De term 'Astma met persisterende obstructie' is vervangen door de 'dubbeldiagnose' astma én COPD.
- De beschrijvende diagnose 'astma met persisterende obstructie' had wel als voordeel dat huisarts en patiënt bij die benaming geconfronteerd worden met het feit dat minstens een van de behandeldoelen (het behouden van een normale longfunctie) niet bereikt is.
- De prednisolontest om astma van COPD te onderscheiden is vervallen.
- Een goed alternatief voor de prednisolontest is: gecontroleerde behandeling (onder andere $FEV_1$) van mogelijk astma met ICS gedurende weken tot maanden.
- Longfunctieonderzoek bij astma kan meestal volstaan met het meten van $FEV_1$ en FVC; een toename in $FEV_1 \geq 12\%$ EN 200ml (niet of maar bij kleine longen altijd EN) ten opzichte van de waarde vóór bronchusverwijding ondersteunt de diagnose astma.
- De meest voorkomende oorzaak van chronische luchtwegobstructie is roken. Astma is na roken een tweede, veelvoorkomende oorzaak van chronische luchtwegobstructie.
- De astmacomponent bij chronische luchtwegobstructie dient van geval tot geval te worden vastgesteld. Herhaalde meting van de longfunctie ($FEV_1$) na voortgezette behandeling lijkt in de setting van de huisartspraktijk het meest geëigende middel.
- Reden voor verwijzing naar de longarts is het niet bereiken van één

of meer van de behandeldoelen, ondanks maximale behandeling (vermijden van allergische en niet-allergische uitlokkende prikkels, de juiste medicatie inclusief therapietrouw en inhalatietechniek).
- Anderzijds is afbouw van de medicamenteuze behandeling op zijn plaats omdat er ook patiënten met astma zijn met langdurige remissies na het staken van de medicatie.

## Bijlage 4 Samenvatting NHG-Standaard COPD

### BELANGRIJKSTE WIJZIGINGEN
- De definitie van COPD wordt gebaseerd op ratio $FEV_1/FVC$.
- De indeling in ernstgraad geschiedt op basis van $FEV_1$.
- 'Astma met persisterende obstructie' is uit.
- De dubbeldiagnose 'COPD én astma' is in.
- De 'diagnostische prednisolontest' is uit.
- De indicatie voor acetylcysteïne is vervallen.
- Bij frequente exacerbaties (>1 / jaar): ICS.

### RICHTLIJNEN DIAGNOSTIEK
*Anamnese*
- Mate van hinder van luchtwegklachten, beperkingen.
- Aantal jaren roken, gemiddelde aantal sigaretten per dag (een pakjaar = 20 sigaretten per dag gedurende één jaar).
- Differentiaaldiagnostiek: astma (voorgeschiedenis, atopie, alle leeftijden); hartfalen (cardiovasculaire voorgeschiedenis, > 60 jaar).

*Lichamelijk onderzoek*
- Let op de mate van dyspneu.
- Onderzoek de longen.
- Meet lengte en gewicht.

### AANVULLEND ONDERZOEK: SPIROMETRIE
- Voorafgaand aan test: acht uur geen kortwerkende bronchusverwijder en 12-24 uur geen langwerkende bronchusverwijder.
- Meet $FEV_1$ en FVC. Relevantie flow/volumecurve?
- Bij een $FEV_1/FVC$ ratio < 0.7: herhaal de meting na bronchusverwijding of herhaal op later tijdstip, na eventuele behandeling.

- Bij licht verlaagde waarden na bronchusverwijding en bij twijfel tussen astma en COPD: herhaal spirometrie na 3-6 weken. Dit laatste is echt nieuw in de standaard!

EVALUATIE

Stel de diagnose COPD bij volwassen patiënten met dyspneu en/of hoesten, al dan niet met slijm opgeven, in combinatie met:
- relevante rookgeschiedenis > 20 jaar roken of > 15 pakjaren) én een $FEV_1/FVC$-ratio na bronchusverwijder < 0.7 (deze ratio is echter sterk leeftijdsafhankelijk);
- een toename van de $FEV_1$ ten opzichte van de waarde vóór bronchusverwijding met > 12% van pred zou passen bij astma (een toename van 400-450 ml zou pas echt relevant zijn);
- dyspneu bij ouderen of bij een cardiovasculaire voorgeschiedenis kan ook wijzen op hartfalen (lab Pro-BNT, ECG, consult cardioloog);
- voor beleid bij een verminderde voedingstoestand bij COPD: zie tekst Standaard.

RICHTLIJNEN BELEID

*Niet-medicamenteus*
- Stoppen met roken is de basis van de behandeling.
- Bij onvoldoende motivatie of bij falen: bespreek motivatie en barrières steeds opnieuw bij een volgend contact.
- De behandelaar van COPD is volledig bekend met de NHG-Standaard Stoppen met roken. Wat is er specifiek aan stoppen met roken bij COPD?
- Adviseer voldoende te bewegen en ga na of het lukt om het advies op te volgen: dagelijks een halfuur matig intensief wandelen of fietsen; sommigen hebben baat bij een sportschool.
- De MRC-dyspneuscore is behulpzaam bij het stellen van de indicatie voor reactiverende ondersteuning bij reactiveringsprogramma (fysiotherapeut, sportschool?).
- Adviseer griepvaccinatie.

*Medicamenteus*
- Start met een kortwerkend bèta-2-sympathicomimeticum of/en ipratropium.
- Bij onvoldoende effect: vervang kortwerkende luchtwegverwijders door langwerkend bèta-2-mimeticum of anticholinergicum. De

vraag is wat is: het doel van de behandeling met langwerkende luchtwegverwijders: onderbehandeling voorkomen; dyspneu opheffen; gebruiksgemak (slechts twee- of zelfs eenmaal daags inhaleren); opheffen hyperinflatie. Als het doel zeker is, dan langwerkende luchtwegverwijders niet te lang uitstellen.
- Bij frequente exacerbaties (twee of meer per jaar): hoge dosis ICS.

| Dosering langwerkende luchtwegverwijders | | | |
|---|---|---|---|
| Middel | Inhalatiepoeder | Dosisaerosol | Maximum/dag |
| Tiotropium | 1 dd 2 × 2,5 microg | - | 18 microg |
| Formoterol | 2 dd 6-12 microg | 2 dd 12 microg | 48 microg |
| Salmeterol | 2 dd 50 microg | 2 dd 25 microg | 100 microg |

*Controle*
Twee weken na elke medicatiewijziging (bij ernstige klachten eerder).
- Bij stabiele situatie: ten minste eenmaal per jaar (bij ernstig COPD frequenter).
- Besteed aandacht aan klachten en beperkingen, rookstatus en motivatie om te stoppen, voldoende dagelijkse beweging, inhalatietechniek, therapietrouw en comorbiditeit.
- Meet de $FEV_1$.

*Consultatie*
- COPD op relatief jonge leeftijd (arbitrair < 50 jaar, alfa-1-trypsinedeficiëntie vanaf 30 jaar!).
- Bij $FEV_1$ < 50% pred.
- Bij twijfel aan de diagnose COPD ook verwijzen bij $FEV_1$ > 50% pred voor DD.
- Bij niet-bereiken van de met de patiënt overeengekomen behandeldoelen.
- Bij snel progressief beloop: dus $FEV_1$ meting op gezette tijden herhalen, zeker gedurende de eerste 1-3 jaar!

## BEHANDELING ERNSTIGE EXACERBATIE

### Medicamenteus
- Salbutamol, dosisaerosol 4-10 puffs in inhalatiekamer (1 puff per keer).
- Eventueel: salbutamol per injectie s.c. (0,5 mg/ml).
- Herhaal inhalaties na enkele minuten.
- Voeg bij onvoldoende verbetering ipratropium 2-4 puffs toe (1 puff per keer).
- Bij verbetering: prednisolon 1 dd 30 mg gedurende 7-14 dagen.
- Controle bv na 6 uur en 24 uur: $FEV_1$, $O_2$-saturatie, overdracht aan HAP.
- Reserveer antibioticum (amoxicilline of doxycycline, 7-10 dagen) voor: verschijnselen van infectie (temp.>38,5 °C, algeheel ziek zijn), en zeer slechte longfunctie ($FEV_1$), en onvoldoende verbetering na vier dagen.

Verwijs als:
- er binnen een half uur geen verbetering optreedt;
- de patiënt uitgeput raakt;
- er onvoldoende zorgmogelijkheden thuis zijn;
- eerdere exacerbaties noodzaakten tot een ziekenhuisopname.

| Ernstgraad COPD volgens de (spirometrische) GOLD-criteria | | |
|---|---|---|
| Goldstadium | $FEV_1$/FVC ratio | $FEV_1$ (% van de voorspelde waarde) |
| I Licht | < 0.7 | ≥ 80 |
| II Matig ernstig | < 0.7 | 50-80 |
| III Ernstig | < 0.7 | 30-50 |
| IV Zeer ernstig | < 0.7 | < 30 (of < 50 in geval van resp insuff) |

### CONCLUSIES
- De les van de NHG-Standaard COPD wil zijn dat de huisarts in staat is om het merendeel van de COPD-patiënten zelf te begeleiden.
- De klinische vaardigheden omvatten vooral een gewone anamnese en lichamelijk onderzoek, en handvaardigheid in het periodiek meten van enkele longfunctieparameters en percutane zuurstofsaturatiemeting.

- De specifieke vaardigheid in gespreksvoering bij COPD heeft betrekking op gedragsverandering bij nicotineverslaving en het motiveren tot 'normale' dagelijkse lichamelijke inspanning.
- De praktijkondersteuner kan in hoge mate bijdragen aan een succesvolle organisatie van de praktijk en de patiëntenzorg.
- Het is de taak van de huisarts om de praktijkondersteuner te superviseren bij het werk. Het stellen van de diagnose en het bewaken van differentiaaldiagnostische valkuilen is en blijft de primaire verantwoordelijkheid van de huisarts.
- Bij het werken volgens de NHG-Standaard COPD wordt de huisarts ondersteund door diverse transmurale initiatieven van de Nederlandse longartsen en door het huidige financieringsstelsel met M&I-verrichtingen en praktijkondersteuning.

## Bijlage 5 Samenvatting NHG-Standaard Stoppen met roken

- De NHG-Standaard stoppen met roken sluit naadloos aan bij de multidisciplinaire CBO-richtlijn behandeling van tabaksverslaving en de reeds langer bestaande minimale interventie bij stoppen met roken (MIS).
- De schadelijke effecten van actief en passief roken zijn een omvangrijk gezondheidsprobleem. Aan de oplossing daarvan levert de huisarts een bijdrage door van zijn patiënten de rookstatus in kaart te brengen, hen te adviseren om te stoppen met roken en hen daarbij interventies ter ondersteuning aan te bieden.
- Nicotineafhankelijkheid (analoog aan afhankelijkheid van cocaïne en alcohol) wordt onderkend als een belangrijke oorzaak van roken. Ontwenningsverschijnselen horen bij afhankelijkheid en leiden tot barrières bij het stoppen met roken. De motivatie van de patiënt zelf is bepalend voor succes bij stoppen.
- Stoppen met roken is niet specifiek voor astma/COPD bij volwassenen en kinderen. Stoppen met roken is een doel bij cardiovasculair risicomanagement (CVRM), bij de behandeling van hart- en vaatziekten, ter primaire preventie van kanker en stoppen met roken verbetert de uitkomst van de zwangerschap. Diverse andere NHG-Standaarden gaan op dit alles in.

INTERVENTIES
- Ondersteunende interventies bij stoppen met roken zijn heel divers. De NHG-Standaard noemt er drie:

- Ten eerste, in geval van gebleken geringe motivatie: 'Heeft u er bezwaar tegen dat ik terugkom op stoppen met roken bij een volgend contact?'
- Ten tweede, wanneer de patiënt overweegt om binnen afzienbare tijd te stoppen, een korte motivatieverhogende interventie. U zet voor- en nadelen dan samen met de patiënt op een rijtje.
- Ten derde, wanneer de patiënt aanstalten maakt om te gaan stoppen, dan is er uw intensieve ondersteunende interventie.
- In hoofdstuk 6 over niet-medicamenteuze therapie bij COPD en elders in het boek vindt u nadere uitwerkingen en voorbeelden van deze interventies.
- De huisarts geeft volgens de NHG-Standaard aan alle rokers het advies om te stoppen met roken. Misschien is het meer haalbaar dat de huisarts in voorkomende gevallen de patiënt het verband uitlegt tussen (passief) roken en de aandoening of risicofactor in kwestie, en vervolgens samen met de patiënt kijkt waar zijn 'barrières' zitten (wat zou u tegenhouden om..?). Deze benadering past bij het normale werk en lijkt kosteneffectief.
- Vervolgens kan uw vraag voor toestemming aan de 'weigerende' patiënt (of liever gezegd aan de 'vooroverweger' of 'precontemplator') om terug te komen op stoppen met roken in een volgend contact, het ijs doen breken. Het advies van de NHG-Standaard om andere dingen te plaatsen tegenover het 'genot van tabak' lijkt minder werkzaam dan de patiënt zelf zijn alternatief te laten vinden. Het is beter dat de patiënt zelf tabak krijgt van het roken dan dat de praktijkondersteuner of de huisarts zich uitsloof.
- De NHG-Standaard onderkent als barrières om te stoppen:
  - eerdere, mislukte stoppogingen;
  - ontwenningsverschijnselen;
  - (angst voor) gewichtstoename;
  - het ontbreken van steun bij familie, vrienden of op het werk.
- Als medicatie ter ondersteuning bij stoppen met roken worden genoemd: nicotinevervangende middelen en bupropion of nortryptiline (antidepressiva). Nieuw is het middel varenicline, waarvan de werkzaamheid in dezelfde orde van grootte ligt als de eerdergenoemde middelen. Nadere informatie over het gebruik van medicatie bij stoppen met roken vindt u in hoofdstuk 6 over niet-medicamenteuze therapie bij COPD.

- De aanpak bij patiënten met COPD verschilt niet wezenlijk van die bij de vele andere patiënten die van het roken af willen.
- De NHG-Standaard kent geen overkoepelende theorie over stoppen met roken. De meeste 'stoppen met roken'-arbeid wordt buiten de spreekkamer verricht. De concepten waarmee gewerkt wordt lopen uiteen van gedragsverandering, verslaving, invloed van de aandoening in kwestie, invloed van de sociale omgeving en overheidsmaatregelen. Zo wordt in Zweden 'smokeless tobacco' als snuiftabak ('Swedish Snuss') verstrekt aan de mannelijke bevolking, waardoor het aantal mannelijke rokers tot 20% is gedaald.

PREVENTIE
- De praktijkondersteuner in Nederland kan bijdragen aan tertiaire preventie, door stoppen met roken door patiënten met 'zuivere' COPD (dat wil zeggen: chronische luchtwegobstructie die uitsluitend door roken zou zijn veroorzaakt) te bevorderen.
- De praktijkondersteuner kan bijdragen aan secundaire preventie door stoppen met roken te bevorderen in de risicogroepen van de rokende astmapatiënten en de rokers met luchtwegsymptomen (maar nog zonder chronische luchtwegobstructie).
- Primaire preventie van roken, dat wil zeggen: in het geheel niet beginnen met roken, vereist verdergaande (overheids)maatregelen.

DE PRAKTIJKONDERSTEUNER ASTMA/COPD EN DE NHG-STANDAARD STOPPEN MET ROKEN

Maak het gesprek met de roker vooral niet te zwaar: de roker tegenover u vindt het zelf al erg genoeg. Liever betrokken informeren en uitleggen dan vrijblijvend adviseren.

Bij astma/COPD is uw taak betrekkelijk duidelijk, leg uit dat astma naast roken helaas een extra risicofactor is voor het ontstaan van chronische luchtwegobstructie (COPD) en maak de patiënt deelgenoot van uw wetenschap dat ICS minder goed werken bij rokers.

### Bijlage 6 Samenvatting NHG-Standaard Astma bij kinderen

Het aantal kinderen met astma in de gemiddelde huisartspraktijk is gering vergeleken met het aantal volwassenen met astma en COPD. De NHG-Standaard Astma bij kinderen maakt onderscheid tussen:

- de symptoomdiagnose 'recidiverend piepen en hoesten' bij kinderen < 5 jaar;
- de diagnose astma bij kinderen > 5 jaar.

### KINDEREN JONGER DAN VIJF JAAR
- Bij kinderen onder de vijf jaar is het moeilijk om de diagnose astma te stellen. Een goed begin is het registreren van de symptomen en het beloop ervan.
- Aanvullend onderzoek bij de kinderen onder de vijf jaar blijft in de huisartspraktijk beperkt tot allergieonderzoek en het gebruik van een eenvoudig symptomendagboek. Het symptomendagboek documenteert het beloop van de klachten en geeft de ouders inzicht in de mate van ernst van de aandoening.
- Passief roken wordt mogelijk onderschat als oorzaak van astmasymptomen bij kleine kinderen.
- De plaats van ICS bij de behandeling van astmasymptomen is bij deze leeftijdsgroep nog niet uitgekristalliseerd.

### KINDEREN OUDER DAN VIJF JAAR
Het beleid bij kinderen van vijf jaar en ouder met astma verschilt niet van dat bij volwassenen met een eerste episode van astma. De essentie is het vermijden van uitlokkende factoren en het toepassen van de juiste medicatie en op de juiste manier toegediend. De NHG-Standaard suggereert het gebruik van de $FEV_1$ en eventueel de FVC als de longfunctieparameter. De $FEV_1$ heeft de voorkeur boven de piekstroom bij:
- het stellen van de diagnose;
- het vastleggen van het spontane beloop;
- het effect van medicatie;
- het bepalen van de prognose van het kinderastma.

Herhaalde meting van de $FEV_1$ – zowel tijdens als na een klachtenepisode – geeft meer informatie dan een eenmalige bepaling van de reversibiliteit met salbutamol. Voortschrijdend inzicht over het effect van passief en actief roken bij astma bij kinderen kan motiveren tot het noodzakelijke en terugkerende gesprek over 'roken'. Astma bij kinderen is vaak een eerste episode van licht, en vaak voorbijgaand, intermitterend astma. Dit stelt de huisarts voor keuzes voor medicatie die nog niet volledig wetenschappelijk zijn onderbouwd.

- Behandeling met kortwerkende bèta-2-mimetica alleen kan ten onrechte leiden tot uitstel van behandeling met ICS.
- Bij de behandeling met ICS speelt het dilemma: intermitterende klachten intermitterend behandelen met ICS of langdurig behandelen met ICS bij afwezigheid van astmasymptomen.
- De plaats van de vaste combinatie ICS en LABA bij kinderen staat niet vast.

Relevante adressen

www.astmafonds.nl
Het Astma Fonds is zowel een fonds als een patiëntenvereniging. Het fonds behartigt de belangen van mensen met astma en COPD.

www.cahag.nl
De COPD & Astma Huisartsen Advies Groep (CAHAG) is een netwerkorganisatie van (kader)huisartsen met speciale belangstelling voor COPD en astma. Ze zijn regionaal en landelijk betrokken bij kwaliteits- en deskundigheidsbevordering van COPD en astmazorg, zowel in de huisartsgeneeskunde, de eerstelijn als de ketenzorg.

www.longalliantie.nl
De Long Alliantie Nederland (LAN) is het landelijke forum op het gebied van preventie en zorg van chronische longaandoeningen.

# Adviesraad

**Iris van Gijtenbeek**
Praktijkondersteuner in huisartsenpraktijk 't Veen te Hattem
Expertise: CVRM en Astma en COPD

**Jacolien Potkamp**
Praktijkondersteuner in huisartsenpraktijk De Hof van Blom te Hattem
Expertise: CVRM en Astma en COPD

**Georgette Tijs**
Praktijkondersteuner in Huisartsenpraktijk Bergerhoef te Alkmaar
Expertise: Astma en COPD en Diabetes

**Fiona Willemsen**
Praktijkondersteuner in Medisch Centrum Oud-West te Nijmegen
Expertise: Diabetes en Stoppen met roken

# Register

2-sympaticomimetica 98
6MWT 217
aansprakelijkheid 197
acute exacerbatie van COPD zie
   AECOPD 159
Acute Exacerbation of Chronic Obstructive Pulmonary Disease zie
   AECOPD 161
ademgeruis, verminderd 63
ademhaling, versneld 63
ademhalingsoefeningen 106
adherence 175
AECOPD 159
   –, differentiaaldiagnose 166
   –, preventie 167
airtrapping 94
algoritme 186
allergie 37, 59
   –, erfelijkheid 151
allergietest 62, 76
allergisch astma 139
allergisch spectrum 76
allergische rinitis 173
alveoli 21
Alvesco 84
angst 109
anti-inflammatoire middelen 81
antibiotica 92, 161
anticholinergica 80, 163
antidepressiva 112, 126
antioxidantia 95
apotheker 189
arterieel bloed 29
astma
   –, -protocol 60

–, allergisch 139
–, anamnese 34
–, behandeldoelen 55, 88
–, beschikbare medicatie 98
–, bij kinderen 137
–, bij nul- tot vierjarigen 150
–, bloedonderzoek 184
–, chronisch 41, 55
–, diagnostiek 182
–, differentiaaldiagnose 40
–, erfelijkheid 151
–, ernstig persisterend 91
–, exacerbatie 158
–, follow-up 171
–, intermitterend 41, 55
–, licht persisterend 90
–, matig persisterend 90
–, medicamenteus stappenplan 88
–, medicamenteuze behandeling 78
–, niet-allergisch 139
–, oorzaak 21
–, persisterend 55
–, prevalentie 41
–, risicofactoren 35
–, spirometrie bij 183
–, waarschuwingssignalen 62
–, zorgverlening volgens NHG-Standaarden 182
atopie 138
autogene drainage 107
basiszorginschrijftarief 211
beclometason 84, 100, 149
bedrijfsarts 108

benauwdheid 21
benchmarking 190
beslisboom 186
bèta-2-agonisten 80
bèta-2-mimetica 82
Bèta-2-sympaticomimetica 98, 99
–, kortwerkend 98
–, langwerkend 98
bewegen 187
BHR 144
BIG-registratie 196
bloedsomloop 27
BMI 108, 187
body mass index zie BMI 108
borstademhaling 30
bovenste luchtwegen 24
breath actuated inhalator 83
bronchiaalboom 25
bronchiale hyperreactiviteit zie BHR 144
bronchioli 21
bronchiëctasieën 33
bronchusobstructie 21
bronchusprovocatietest 139
budesonide 100, 174
budesonide/formoterol 100
bupropion 126
CARA 20
case finding 105, 172
CAT 110
CAT-proof 110
CBO-richtlijn Tabaksverslaving 120
CCQ 110
chronic obstructive pulmonary disease zie COPD 20
chronisch astma 41, 55
chronische aspecifieke respiratorische aandoeningen zie CARA 20
chronische benauwdheid 34
chronische bronchitis 21, 161
chronische luchtwegobstructie, oorzaken 33
ciclesonide 84, 100
combinaties luchtwegverwijders 99

combinaties ontstekingsremmers 99
comorbiditeit 109, 173
–, bij astma 44
–, bij COPD 44
compliantie 175
conductieve zone 26
controller-medicatie 174
COPD 21
COPD
–, -protocol 60
–, -zorgplan 60
–, anamnese 34
–, behandeldoelen 94
–, behandeling bij exacerbatie 96
–, beschikbare medicatie 98
–, comorbiditeit 44
–, definities exacerbaties 159
–, diagnostiek 184
–, differentiaaldiagnose 40
–, exacerbatie 158
–, financiering van zorg 211
–, follow-up 171
–, indeling naar ernst 55
–, indicatiestelling voor verwijzing 165
–, indicatoren voor zorg 186
–, medicamenteus stappenplan 93
–, medicamenteuze behandeling 78
–, oorzaken van exacerbaties 160
–, oorzaken 32
–, prevalentie 42
–, risicofactoren 35
–, spirometrie bij 185
–, terminaal 222
–, toetsing van zorg 223
–, transmurale zorg 215
–, waarschuwingssignalen 63
–, zeer ernstig 70
–, zorg voor de individuele patiënt 218
–, zorgverlening volgens NHG-Standaarden 184
COPD Assessment Test zie

CAT 110
coping 109
costodiafragmaal mechanisme 32
craving 127
cromoglycaat 150
cyanose 62
DBC-COPD 211
deeltjesgrootte 82
depressie 109
deskundigheidsbevordering 196
diabetes mellitus 45
diagnose behandelcombinatie zie DBC 211
diagnosecode 59
diagnostisch onderzoek 35
diagnostisch proces 20, 41
differentiaaldiagnose 40
diffusie 29
diëtiste 108
doktersassistente 195
dosisaerosol 83
dosisaerosol met voorzetkamer
 –, inhalatietechniek 86
dosisaerosol
 –, inhalatietechniek 85
dossiervoering 198
drogepoederinhalator 82
dubbeldiagnose 54, 185
dyspneupolikliniek 46, 166
eczeem 139
EIA 139
elektronisch medisch dossier zie EMD 58
EMD 58, 129, 215
emfyseem 40, 73, 79, 159
enzymtekort 33
eosinofiele inflammatie 78
equal pressure point 106
erfelijke aanleg 151
ergometrie 107
exacerbatie 70, 158
exercise-induced asthma zie EIA 139
externe motivatie 175
Fagerstrom-index 116
familieanamnese 36

feedback 223
FENO 60, 145, 148, 164
fenoterol 80
fenotype 139
FER 38, 49, 64
$FEV_1$ 38, 49, 64, 68, 141
$FEV_1$/FVC-ratio 71
$FEV_1$
 –, bij kinderen 138
FEVM 64
flow/volumecurve 64, 68
fluticason 100, 149
follow-up
 –, frequentie 173
forced expiratory ratio zie FER 49
forced expiratory volume in one second zie $FEV_1$ 48
forced vital capacity zie FVC 48
formoterol 80, 84, 100, 163, 174
formoterol/beclometason 101
formoterol/budesonide 101
Foster 84
fractional exhaled nitric oxide zie FENO 145
FVC 38, 49, 64, 68, 141
fysiotherapeut 107
gaswisseling 27
gedragstherapie 113
geforceerde expiratiemanoeuvre zie FEVM 64
GINA-guidelines 148
Global Initiative for Chronic Obstructive Lung Disease zie GOLD 20
glucocorticosteroïden 81
GOLD 20
 –, -richtlijnen 38, 39, 50, 68, 70, 131
Haemophilus influenzae 163
halsoverkop-stoppers 115
handspirometer 69
happy smoker 114, 145
hartfalen 46, 56, 173
hartritmestoornis 41
hemodynamische disfunctie 46
HIS-systeem 202

histamine 60
histamineprovocatietest 41, 70
hoesten 34, 73, 137
hooikoorts 173
houdingsdrainage 107
huffen 107
huidpriktest 184
huidtest 76, 151
huisstofmijt 41
hulp bij het stoppen met roken 56
hulpademhalingsspieren 62
hyperinflatie 41, 50
hyperreactiviteit 60, 80, 140
hypoxemie 70
ICPC-code 58, 184, 224
ICS 37, 76, 78, 80, 82, 88, 95, 98, 149
ICS+LABA 100, 164, 174
ICS
–, bij kinderen 138, 153
–, kortwerkend 98
–, langwerkend 98
IgE 76, 91, 140
immunomodulantia 100
individueel controleschema 173
individueel hulpplan bij stoppen met roken 113
inflamm-aging 44
inflammatiecomponent 78
influenzavaccinatie 109
inhalatie 82
inhalatiecorticosteroïden zie ICS 37
inhalatiecorticosteroïden
–, langwerkend 98
inhalatiemedicatie 78
–, bijwerkingen 88
inhalatiemethode, keuze van 83
inhalator
–, gebruik bij kinderen 93
–, keuze van 93
inspanningsastma 82, 139
inspanningsonderzoek 106
inspanningstolerantie 34, 73
inspanningstraining 29, 106
inspiratoire capaciteit 47

intermitterend astma 41, 55
interne motivatie 175
intervisie 205
inventarisatie van astma/COPD-patiënten 58
inwendige ademhaling 27
inwerkingssnelheid 101
ipratropiumbromide 80
juridische aspecten 197
kanker 56
ketenzorg 211
kinderen met astma
–, intermitterende behandeling 149
–, medicatie 152
–, proefbehandeling 149
–, richtlijnen in omgang met ouders 138
–, zie ook astma bij kinderen 149
klachtencommissie 197
klachtenregeling 197
kooldioxide 27
kortademigheid 34, 73, 107, 187
kortwerkende
luchtwegverwijders 80, 101
krastest 76
kwaliteit van leven 188
kwaliteit van zorg 182, 186
kwaliteitsbewaking 60
kwaliteitsmeting van zorg 189
kwaliteitsplan 204
LABA 100, 163
lange werkzaamheid 100
langwerkende
luchtwegverwijders 80, 101
leefstijlverandering 106, 122, 176
leukotriënen receptorantagonisten zie LTRA 82
levensverwachting en roken 132
lichamelijk onderzoek 62
longarts 91, 107, 166
longblaasjes 21
longembolie 41
longemfyseem 21
longen 22
longfunctie 59

longfunctiecriteria 69
longfunctieonderzoek
–, bij kinderen met astma 141,
143
longhilus 23
longkanker 75
longontsteking 41
longrevalidatie 107
longspreekuur 16, 194
–, opzetten van 198
–, praktijkvoorbeeld 205
–, stappenplan astma/COPD 203
longverpleegkundige 195
lower limit of normal 42
LTRA 82
luchtpijp 24
luchtverontreiniging 60
luchtwegklachten 75
luchtwegmalacie 33
luchtwegobstructie 68
luchtwegverwijders 79, 89, 94, 98,
163
masker 83
mass mean aerodynamic diameter
zie MMAD 82
maximal expiratory flow zie
MEF 68
medicatie-uitdraai 58
meest minimale interventie zie
MMI 133
MEF 68, 141
MI 122
middenrifademhaling 32
minimale interventiestrategie zie
MIS 116
MIS 116
MMAD 82
MMI 133
monotherapie 88
montelukast 82
Moraxella catarrhalis 163
motivational interviewing zie
MI 122
motivational tension 115
motiverende gespreksvoering 122

MRC-dyspneuscore 51, 94, 187,
213
multimorbiditeit 173
N-acetylcysteïne 95
neusklem 143
neutrofiele granulocyten 78
NHG-Standaard
–, Astma bij kinderen, samenvatting 254
–, Astma bij kinderen 137
–, Astma, samenvatting 245
–, COPD, samenvatting 248
–, Stoppen met roken, samenvatting 252
–, Stoppen met roken 120
Nicotin Replacement Therapy zie
NRT 112
nicotineafhankelijkheid 116
nicotinekauwgom 125
nicotinepleisters 112, 125
nicotinesubstitutie 124
nicotineverslaving 173
niet-allergisch astma 139
nortryptiline 126
NRT 112, 124
nurse-practioner 196
omazulimab 91
onderhoudsbehandeling 100
onderste luchtwegen 24
ontspanningsoefeningen 106
orale medicatie 100
overgewicht 173
palliatieve zorg 222
parasympaticolytica 98, 99
–, kortwerkend 98
–, langwerkend 99
passief roken 33, 60, 138, 151
–, bij kinderen met astma 147
patiënteninstructie 66
patiëntenpopulatie 58
patiëntenregistratie 59
peak expiratory flow zie PEF 64
PEF 64, 68, 139, 144
percentage astma- en COPD-
patiënten 59

percentage of the predicted value 69
persisterend astma 55
personal best FEV1 55, 59, 143
Phadiatop 59, 76
physicians assistant 196
piekstroom zie PEF 64
piepen 137
pleura 23
pneumonie 41
pneumothorax 41
poederinhalator 83
–, inhalatietechniek 84
POH
–, bekwaamheid van 198
–, en zorgstandaard COPD 211
–, rol bij zelfmanagement 167
–, taakomschrijving 13
–, taken bij exacerbaties 167
–, taken bij follow-up 172
–, verantwoordelijkheid 15
polyfarmacie 44
praktijkondersteuner huisarts zie POH 13
praktijksamenstelling 59
prednisolon 91, 164
priktest 76
productieve hoest 159
protocol 16, 60, 186
pulmonale hypertensie 33, 56
pulmonale voorgeschiedenis 36
pulsoximetrie 109
pursed-lips breathing 106
Qvar™ Extrafijne Aerosol 84
radioallergosorbenttest zie RAST 76
RAST 76, 151
recall bias 175
recepten 58
–, voorschrijven 197
recidiverend piepen en hoesten 137
reliever-medicatie 174
residuaal volume zie RV 63
restrictieve longfunctiestoornis 71
restvolume 47
reversibiliteitsmeting 142

reversibiliteitstest 60, 71
rinitis 139
roken 32, 60, 112, 187
–, bij astma/COPD 130
–, invloed van de omgeving 119
–, levensverwachting en 132
–, primaire preventie 130
–, secundaire preventie 130
–, tertiaire preventie 131
rokende kinderen 145
rokende ouders 147
rokerscarrière 113
rokershoest 55
rookprofiel 116
rookstoptherapie 122
rookverbod 119
rookverbod in de horeca 134, 146
rookverslaving 112
RV 47, 63, 71
SABA 101
salbutamol 80
salbuterol 149
salmeterol 80, 163
salmeterol/fluticason 101
screening 105
second opinion 72
selectievertekening 113
selective α4β2 Nicotine Receptor Partial Agonist 127
self efficacy 120
serologisch onderzoek 76
sit-to-stand test zie STST 217
six minutes walking test zie 6MWT 217
slijmproductie 21
slijmvliezen 21
small airways disease 79
SMART-concept 174
Smoke Free Kids 146
sociale omgeving 119
Spiriva 94
spirogram 47
spirometrie 49, 63
–, aantal metingen 68
–, bij kinderen met astma 140, 151

–, doel 69
–, fouten bij 67
–, observatie bij 67
–, patiënteninstructie 66
sputum 34, 159
sputumonderzoek 60
stoppen met roken 48, 89, 112, 119
–, begeleiding bij medicatie 127
–, driestappenplan 120
–, intensieve interventie 122
–, kort eenmalig advies 121
–, korte interventie 122
–, medicatie 124
–, meest minimale interventie 133
–, motivatiestadia 118
–, praktijkplan 134
Streptococcus pneumoniae 163
STST 217
supervisie 205
Symbicort Maintenance and Reliever Therapy zie SMART-concept 174
symptomendagboek 65, 138, 144, 150
taakherschikking 171, 194
taakverdeling in de praktijk 195, 198
terbutaline 80
teugvolume 47
theofylline 81, 163
therapietrouw 88, 175
thorax, tonvormig 63
tidal volume 47
Tiffeneau-index 38
tiotropium 80, 94
tiotropiumbromide 101, 163
TLC 47, 63, 71
tonvormige thorax 63
totale longcapaciteit zie TLC 47
trachea 24
trying smoker 145
uitwendige ademhaling 27
varenicline 127
VC 49
veneus bloed 29
verantwoordelijkheid 194
vernevelaar 83
–, inhalatietechniek 87
veroudering, versneld 44
verslavingsconsulent 123
verwijzers 199
vetvrije massa zie VVM 108
vitale capaciteit zie VC 49
voedingstoestand 108, 187
volume/tijdcurve 64, 68
volumestroom 64
voorzetkamer 83, 86
VVM 108
waarschuwingssignalen 62
Wet BIG 196
X-thorax 40, 62
–, indicatie voor 75
zelfmanagement 96, 144, 164
ziekenhuiszorg thuis 222
zorgplan COPD 158
zorgstandaard COPD 211
zuurstof 27, 109, 221

GPSR Compliance

The European Union's (EU) General Product Safety Regulation (GPSR) is a set of rules that requires consumer products to be safe and our obligations to ensure this.

If you have any concerns about our products, you can contact us on

ProductSafety@springernature.com

In case Publisher is established outside the EU, the EU authorized representative is:

Springer Nature Customer Service Center GmbH
Europaplatz 3
69115 Heidelberg, Germany

www.ingramcontent.com/pod-product-compliance
Lightning Source LLC
LaVergne TN
LVHW010255260326
834688LV00044B/1297